Carl-Auer

*»Unser Leben gehört uns nicht allein.
Dieses Haus, das wir unser Ich nennen,
ist bewohnt von denen, die vor
uns kamen. Ihre Spuren sind in unseren Seelen
eingraviert. Erst ihre Geschichten machen uns
zu dem, was wir sind.«*

Daniel Speck

Sieglinde Schneider
Gabriele ten Hövel

Vorüber ist nicht vorbei

Geschichten und Reflexionen zur Aufstellung in der Einzelarbeit

Mit einem Geleitwort von Gunthard Weber

2023

Themenreihe »Systemaufstellungen«
hrsg. von Gunthard Weber
Reihengestaltung: Uwe Göbel
Umschlaggestaltung: B. Charlotte Ulrich
Umschlagmotiv: © Sieglinde Schneider
Redaktion: Eva Dempewolf
Satz: Drißner-Design u. DTP, Meßstetten
Printed in Germany
Druck und Bindung: CPI books GmbH, Leck

MIX
Papier | Fördert gute Waldnutzung
FSC® C083411
www.fsc.org

CPI klimaneutral
Mehr Bäume.Weniger CO_2

Erste Auflage, 2023
ISBN 978-3-8497-0475-9 (Printausgabe)
ISBN 978-3-8497-8431-7 (ePUB)

Bibliografische Information der Deutschen Nationalbibliothek:
Die Deutsche Nationalbibliothek verzeichnet diese Publikation in der Deutschen Nationalbibliografie; detaillierte bibliografische Daten sind im Internet über http://dnb.d-nb.de abrufbar.

Informationen zu unserem gesamten Programm, unseren Autoren und zum Verlag finden Sie unter: **https://www.carl-auer.de/**
Dort können Sie auch unseren Newsletter abonnieren.

Carl-Auer Verlag GmbH
Vangerowstraße 14 • 69115 Heidelberg
Tel. +49 6221 6438-0 • Fax +49 6221 6438-22
info@carl-auer.de

Inhalt

Geleitwort

Dieses Buch braucht eigentlich kein Geleitwort. Das Wesentliche und Besondere, das, was die Arbeit von Sieglinde Schneider unverwechselbar macht und hervorhebt, beschreibt Gabriele ten Hövel einfühlsam und treffend in ihrem Vorwort. Es ist mir eine große Freude, dass es dieses lang erwartete Buch jetzt tatsächlich gibt und seine Inhalte nun in der Welt und zugänglich sind, und dieser Freude möchte ich hier Ausdruck verleihen. Das Entstehen des Buches habe ich begleitet und halte es für das anregendste und innovativste Aufstellungsbuch seit Langem. Besonders freut mich, dass Sieglinde Schneider die grundlegende Arbeit des Klassischen Familienstellens, das zwischen 1980 und 2000 vor allem von Bert Hellinger begründet wurde und dem auch ich mich sehr verbunden fühle, damit weiterführt und auf eine sehr eigenständige und kreative Weise für den Bereich der Einzelgespräche weiterentwickelt hat. Bert Hellinger hielt das anfangs nicht für möglich.

Wer Sieglinde Schneider kennt, weiß, dass sie ein Beziehungsmensch ist. Der lebendige Austausch mit anderen und ihr unbändiges Interesse, ja ihre Leidenschaft, Menschen und deren So-Gewordensein zu erfassen und zu verstehen, sind ihr Lebenselixier. Sie untersucht, fahndet und entdeckt dabei, auf welche Weise Lebens- und Beziehungsschwierigkeiten oder Symptome von Menschen Sinn machen, wenn sie sie in Zusammenhang mit Ereignissen, Schicksalen und Dynamiken in der Vergangenheit (vor allem in den Herkunftsfamilien) betrachtet. Darin ist sie meisterlich. Sind diese meist unbewussten Zusammenhänge am Licht, werden damit auch neue Beziehungsgestaltungen möglich.

Texte über die eigene Arbeit zu verfassen, ist hingegen nicht Sieglinde Schneiders Stärke. Es ist deshalb eine glückliche Fügung, dass sich Gabriele ten Hövel bereit fand, gemeinsam mit ihr ihre Erfahrungen und Erkenntnisse über die Aufstellungsarbeit im Einzelsetting in eine schriftliche Form zu übertragen. Gabriele ten Hövel war es schon vor über zwanzig Jahren gelungen, Bert Hellingers zentrale Einsichten und Vorgehensweisen gemeinsam mit ihm in dem lesenswerten Interviewband *Anerkennen, was ist – Gespräche über Verstrickung und Lösung* zu veröffentlichen.

Neugierig, staunend und bewegt nahm ich in den Jahren 1988 bis 1991 an mehreren Seminaren Bert Hellingers teil. Mein Ziel war es, aus der Außenperspektive zu beobachten, wahrzunehmen und zu verstehen, was sein Handeln leitete und was die Einsichten und Annahmen waren, die zu seinen Interventionen führten. Oft waren mir die Zusammenhänge, die er sah, anfangs fremd.

Wenn ich Sieglinde Schneider heute aufstellen sehe, geht es mir ebenso. Sehe ich sie mit einem Klienten oder einem Paar mit Playmobilfiguren arbeiten, schüttele ich öfters den Kopf und denke: Wie kann sie sich, die Aufstellung einer Klientin betrachtend, so sicher sein und behaupten: »Da fehlt jemand!«? Ließ sie dann die Klientin in deren Aufstellung eine zusätzliche Figur hinzustellen, fühlte die sich schon dadurch entlastet. Oft fordert sie die Klienten zusätzlich auf, sich zu Hause zu erkundigen, ob das, was durch die Aufstellung zu Tage trat, der Wirklichkeit entspricht. Und tatsächlich gab es dann in diesem Fall eine erste Beziehung des Vaters, aus der ein Kind hervorgegangen war, über das und über dessen Mutter in der Familie nie gesprochen wurde. Wenn sich so ein vermuteter Zusammenhang bestätigt, überzeugt das natürlich noch mehr. Die Treffsicherheit, mit der Sieglinde Schneider in ihrer Arbeit durch ihre Intuition, ihre große Erfahrung und oft anhand nur weniger Fragen auf sinnstiftende Zusammenhänge stößt und damit neue Sichtweisen ermöglicht, ist immer wieder frappierend. Die Zumutung der Wahrheit befreit.

Dieses Buch birgt eine Fülle unterschiedlichster und bewegender Familiengeschichten, in denen die Leser den Weg von den Anliegen der Klienten bis hin zum Ans-Licht-Kommen von Folgen besonderer Ereignisse oder familiärer Schicksale und Verstrickungen erleben können. Für diejenigen, die selbst mit Familienaufstellungen arbeiten, lohnt es sich besonders, die Fallgeschichten mehrmals zu lesen, um je nach Fall und Anliegen die unterschiedlichen Fokussierungen und Vorgehensweisen nachzuvollziehen, die Sieglinde Schneider wählt. Die Arbeit mit (Playmobil-)Figuren in Einzel- oder Paarsitzungen ermöglicht es zudem, größere Familiensysteme aufzustellen und sich mehr Zeit zu nehmen als in Aufstellungsgruppen. Ich habe Aufstellungen von Sieglinde Schneider gesehen, in denen schließlich bis zu 30 Stellvertreter von Mitgliedern der Ursprungsfamilien eines Paares standen, und habe verfolgen können, wie im Prozess immer mehr Hinweise auf Parallelen in beiden Herkunftsfamilien aufleuchteten, die plausibel werden ließen, warum sich das Paar wählte und wo seine Schwierigkeiten ihren Ursprung hatten.

Dieses Buch zu lesen lohnt sich!

Wiesloch, im Frühjahr 2023
Gunthard Weber

Vorwort

In diesem Buch wird ganz viel gefragt: nach Hypothesen, nach Grundannahmen, wie im Einzelnen der Weg geht vom Anliegen eines Klienten bis zu Einsicht in bisher nicht erahnte Zusammenhänge und Dynamiken. Es wird nach allem gefragt, was dazu dient, in einer Klientengeschichte weiterzukommen. Auch danach, wie und woher die Fragen kommen.

Dieses Buch bietet auf vielfältige Weise Werkzeug, Anregungen und Ideen für alle, die Aufstellungen leiten oder selbst aufstellen möchten: welche Grundannahmen dem Aufstellen eigen sind; worauf zu achten ist; wie Aufstellende ihre Sinne und ihre Wahrnehmung schärfen können; wie man zu Hypothesen kommt und sie in Fragen übersetzt, testet, verwirft; wie man sich immer wieder neu auf das einlassen kann, was ist – ohne festzuhalten an starren »Regeln« oder »Ordnungen«.

Eine Grundannahme der Aufstellungsarbeit bezieht sich auf die – nicht nur Aufstellungen eigene – allgemeine Erfahrung: Was in Familiengeschichten faktisch vergangen ist, wirkt auf bewussten und unbewussten Pfaden weiter. Vorüber ist nicht vorbei.

Aufstellungsarbeit lebt davon, dass sie sich auf Ereignisse bezieht, die bis zu vier Generationen zurückliegen können. Zum Beispiel: Wie geht es auf einem bayerischen Bauernhof zu? Wie befremdlich kann die Logik einer Dorfgemeinschaft sein? Wie selbstverständlich gehören Inzest, gestorbene, untergeschobene, abgeschobene Kinder, verschwiegene Väter, weggejagte und vergewaltigte Frauen, verrückt gewordene oder als »schwächlich« titulierte Tanten zum Repertoire von Familiengeschichten?

Dieses Buch ist deshalb auch ein Geschichtenbuch. Sie können einfach darin schmökern und Geschichte(n) lesen. Welche Geschichte Sie interessieren könnte, finden Sie über das ausführliche Inhaltsverzeichnis heraus. Sie werden merken: Jede Geschichte fasziniert auf ihre eigene Weise, zieht hinein in eine ganz eigene Welt. Manchmal ist es auch so, als wäre sie mit einem Mal lesen noch lange nicht auserzählt.

Es sind Geschichten, wie das Leben sie eben schreibt: merkwürdig, verwirrend, dramatisch, ungerecht, überraschend, brutal. Was

Menschen alles tun, ertragen, aushalten aus blinder Loyalität oder Liebe – kaum zu glauben! Die Geschichten lassen keinen kalt. Sie sind so vielfältig ausgewählt und so lebendig erzählt, dass jede und jeder damit etwas anfangen kann.

Auch wenn die Kost manchmal schwer sein mag: Dieses Buch liest sich leicht, und es hat durchaus Unterhaltungswert. Nein, hier macht sich niemand lustig oder lacht auf Kosten anderer. Unterhaltsam ist es, weil die Geschichten mitnehmen, anrühren, staunen machen und so vielleicht auch bei Ihnen als Leserin oder Leser etwas in Bewegung bringen – Erinnerungen wachrufen, vielleicht Mitgefühl erzeugen, Erleichterung oder ein »Aha! So hab ich das noch gar nicht gesehen!«

Sie können dieses Buch von vorne nach hinten lesen, Sie können aber auch hineinlesen, wo es Sie thematisch gerade anlockt. Einige Kapitel sind mehr theoretischer Natur (mit praktischen Beispielen zur Illustration), andere befassen sich mit bestimmten Themenkomplexen. Nehmen Sie das Buch, wie Sie es brauchen: als Arbeitsbuch, als Geschichtenbuch, als Inspirationsquelle, ...

Es war sehr spannend, dieses Buch mit Sieglinde Schneider zu schreiben. Sie bringt alles mit, was Menschen, die ein Anliegen haben, brauchen (und fasziniert): Erfahrung, soziale Fantasie, handwerkliches Können, gute Fragetechniken, Empathie und Hartnäckigkeit. Sie redet Tacheles, wo es nötig ist, unverblümt und direkt. Dazu kommt ein gerüttelt Maß an Humor und Coolness – nicht jeder Klient ist gleich begeistert von dem, was Sieglinde Schneider da mit ihm oder ihr »macht«: Sie bohrt und fragt und ist ehrlich, und dann packt sie ihre Playmobilfiguren aus (Augenrollen ... Wir sind doch nicht im Kindergarten!).

Ein paar typische Sieglinde-Sätze, die durchaus gleich zu Anfang kommen können:

Für wen sind Sie so rebellisch?
Warum ziehen Sie Projekte an Land, die nichts werden?
Gell, Sie haben sich in Ihrem Leben immer angestrengt?
Wo ist dir die Süße des Lebens verlorengegangen?
Vielleicht musst du aufhören, schwanger zu sein, ohne schwanger zu sein?
Gegen Traummänner hat man keine Chance.
Ein Glas Sekt auf die Lust!
Die Seele braucht ein gemeinsames Grab für Täter und Opfer.

Sieglinde Schneider hat etwas, was man nicht lernen kann, sondern was einem vielleicht gegeben ist oder was sich auf die Dauer entwickelt, ohne dass man dafür etwas tun kann: eine Schnelligkeit, Behändigkeit und Eleganz, mit der sie in fremden Familiengeschichten – man könnte fast sagen: navigiert. Wie eine Kapitänin, die die Untiefen und die Launen des Meeres kennt, weil sie sich darin seit Jahren ohne Schwimmring bewegt. Sie assoziiert, kombiniert und legt die Lösung auf den Tisch, und man fragt sich: Wie ist sie jetzt darauf so schnell gekommen?

Dazu ist sie ein Sprachgenie: Wer immer kommt – ob Obdachloser oder Stardirigent, hochrangiger Adel oder ganz normale Bauersleute, der Handwerker oder die Topmanagerin, die Millionenerbin oder der Hartz-IV-Empfänger –, sie erreicht »die Leut« auf der Frequenz, die sie brauchen, um ins Schauen, Fühlen und Erinnern zu kommen. So öffnet sich ihnen ein bisher verschlossenes Fenster und gibt einen ganz anderen Blick auf das eigene Leben und die Familienlandschaft frei.

Ich war immer wieder fasziniert und auf seltsame Weise erfüllt davon, Zeugin zu werden, wie Menschen mit diesen Tiefen und Untiefen ihrer Geschichte und ihres Erlebens in Kontakt kommen und plötzlich mit sich selbst und ihren Mitmenschen Frieden schließen können.

Ich hoffe, dass es Ihnen ähnlich ergeht.

Hamburg, im Januar 2023
Gabriele ten Hövel

I Aufstellung in der Einzelarbeit

GABRIELE TEN HÖVEL *»Die Aufstellung gibt seelischen Bildern und Kräften Raum und führt uns in Dimensionen, die nur sehr schwer zu beschreiben sind. Wir können so etwas wie seelische Phänomene erleben, die weit über das bloße Betrachten hinausgehen.« Das ist ein Zitat von dir. Was heißt das? Was ist die Grundannahme dahinter?*

SIEGLINDE SCHNEIDER Wir alle haben ein unbewusstes, inneres Bild von unserer Familie. Das bestimmt auch unser Handeln. In der Aufstellung kommt dieses Bild nach außen – also bei mir mit Figuren auf den Tisch.

Wenn wir mit Stellvertretern in einer Gruppe aufstellen, fühlt jeder, der aufgestellt wird, die Beziehung zu anderen und darüber hinaus die Beziehungsdynamik. Sie erleben innerlich einen Prozess. Der lässt sich von außen nicht einfach ablesen. Deshalb fragen wir ja die Stellvertreter.

In der Aufstellung mit Figuren, also ohne Stellvertreter, ist es zwar anders. Aber auch hier sehen wir mehr als nur: Wo gucken die Aufgestellten hin? Auch hier können wir »sehen«, was sie umtreibt.

Wenn ein Klient ein Beziehungsbild aufstellt und beschreibt, was er wie, warum macht, fängt er schon an – man könnte sagen – »gefühlt zu beschreiben«. Und schon ändert sich etwas: Das innere Bild, mit dem der Klient gekommen ist, gerät in Bewegung.

Wie geht das im Einzelnen? Lässt sich das beschreiben?

Eine Klientin stellt Figuren auf den Tisch. Schon währenddessen kommt bei vielen innerlich etwas in Bewegung. Sie sieht das Bild, sie fühlt etwas, sagt etwas, erkennt plötzlich Zusammenhänge.

Dann beschreibe ich, was ich sehe. Ich frage nach Fakten, nach Erinnerungen, die das, was da auf dem Tisch steht und wirkt, verständlich machen könnten.

Ein kleines Beispiel: Ein Mann hat ein Symptom – er wählt dafür eine Figur aus und stellt sie neben seinen väterlichen Opa. Sie schauen sich nicht an.

Ich frage: »Wissen Sie etwas über diesen Opa?«

»Nein.«

Ich: »Wie ist es, wenn sich das Symptom und der Opa anschauen?«

Er: »Da wird's mir ganz komisch ... Ah! Jetzt fällt mir noch was ein ...«

Jetzt kommen über das Gefühl mit einem Mal Erinnerungen oder Informationsfetzen hoch, die vorher nicht zugänglich waren.

Wir sind Lotsen, wir geben nur einen Anstoß

Welche »Lücke« genau füllt die Familienaufstellung in der Einzelarbeit?

Menschen leiden unter etwas, aber sie können es aus ihrer Lebenswirklichkeit heraus nicht erklären. Sie kommen in die Beratung und sagen: »Mir geht's eigentlich gut. Ich habe einen tollen Beruf, ich mag meine Frau, meine Kinder gedeihen, und trotzdem habe ich das Gefühl, mein Leben ist elend und trostlos, als wäre ich im falschen Film.«

Oder jemand sagt: »Ich sitze wie hinter einer Milchglasscheibe, und dahinter zieht das Leben vorüber.«

Oder: »Ich habe das Gefühl, ich laufe neben mir her.«

Dann frage ich mich: Wo machen diese Gefühle oder Verhaltensweisen, die in seiner Realität keinen Sinn machen, Sinn – wo könnten sie Sinn machen? Hier ist die Aufstellungsarbeit hilfreich, weil die Klienten erfahren können, dass sich in der Realität, in der sie leben, oft eine andere Realität spiegelt.

Also: Wo ist jemand in etwas eingebunden, was in ein anderes Schicksal gehört?

Ja. Das ist ein Kernpunkt meiner Arbeit. Ich bin immer etwas irritiert, wenn jemand anruft und sagt: »Ich brauche jetzt dringend eine Familienaufstellung, das ist die einzige Hilfe für mich.« Das stimmt so nicht. Es ist dann die richtige Hilfe, wenn ich an etwas leide, was nicht aus meinem eigenen Leben erklärbar ist. Das gibt es allerdings sehr häufig.

Es gibt auch die Vorstellung, eine Aufstellung ist schon die Lösung.

Aufstellungsarbeit bringt etwas in Bewegung. Wenn das innere Bild im Laufe der Aufstellung verändert wird, nimmt der Klient ein neues Bild auf. Das führt zu einer Veränderung.

Wie dieser Prozess in einer Person abläuft, was dann letztlich seine Lösung ist, können wir nicht wissen. Manchmal gehen Klienten mit einem guten Gefühl nach Hause und sind erleichtert. Doch nach drei Tagen rufen sie an, weil es ihnen nicht mehr so gut geht.

Hast du ein Beispiel?

Eine junge Frau kam. In der Arbeit mit ihr kam die Oma in den Blick. Sie hatte Schlimmes erlebt. Die Enkelin konnte das während der Sitzung spüren. Aber erst danach kamen der Klientin die Trauer und der Schmerz in ihrer ganzen Wucht nochmal hoch. Nachdem die Enkelin diese Trauer spüren und gleichzeitig der Oma zuordnen konnte, war sie frei davon.

Wir wissen nicht, was dem Klienten hilft

Irving Yalom hat so eine schöne Geschichte in einem seiner Bücher erzählt: Er hat mit einer Kollegin gearbeitet, die er gut kannte. Sie war sehr krank, wurde im Krankenhaus sehr depressiv und hat ihn angerufen. Er hat etwa zehn Stunden mit ihr gearbeitet. Nach einem Vierteljahr trifft er sie wieder, und sie schaut sehr aktiv aus, sehr strahlend. Er freut sich und denkt: »Toll, der konnte ich jetzt wirklich helfen.«

Er unterhält sich mit ihr und wartet darauf, dass sie sagt: »Schön, dass du für mich da warst« oder so etwas Ähnliches.

Schließlich kann er sich nicht mehr zurückhalten und fragt: »Was ist passiert, dass es dir so gut geht?«

Sagt sie: »Jetzt muss ich dir was erzählen. Wir hatten im Krankenhaus so eine schreckliche Krankenschwester, die war so was von biestig, und ich war immer froh, wenn die wieder raus war aus dem Zimmer. Eines Tages war ich wieder so fertig und habe gedacht: Mein Leben ist sinnlos, alles vergeblich und so weiter. Da kam diese Krankenschwester, beugt sich über mich und sagt: ›Zeigen Sie Ihrer Familie endlich, dass Sie Klasse haben.‹ Das hat mein Leben verändert. Das stimmt, habe ich gedacht, wenn ich so rumjammere: ›Jetzt muss ich wohl sterben‹, was haben die für einen Eindruck von mir!«

Yalom war etwas enttäuscht. So ist das! Wir wissen nicht, was letztlich dem Klienten hilft. Wir geben nur den Anstoß. Das Weitere haben wir nicht in der Hand. Und zu glauben, wir wüssten die Lösung, wäre vermessen. Wir sind nur Lotsen.

Wie viele Generationen gehst du zurück?

Soweit die Erinnerung in einer Familie reicht, also bis zu den Großeltern und Urgroßeltern. Auch als Kind erinnert man sich meist an die noch lebenden Großeltern, manchmal sogar an die Urgroßeltern. Man kennt die Oma und aus Erzählungen vielleicht auch deren Eltern. Bei Firmen, beim Adel und bei Bauernhöfen kann die Erinnerung aber noch weiter zurückgehen. Es geht immer darum, was hat Bedeutung für meine Existenz. Beim Adel zum Beispiel ist es wirklich spannend, von wie weit zurück die Dinge wirken.

Das »Gruppengewissen«

Du sagst ja, Familienschicksale kommen oft erst eine oder mehrere Generationen später ans Licht. Warum genau? Was ist die Hypothese im Hintergrund?

Da wirkt oft etwas völlig blind aus einer Art »Gruppengewissen« heraus, wie Bert Hellinger das genannt hat. Dieses Gruppengewissen duldet keinen Ausschluss und kein Unrecht und sorgt für einen Ausgleich an dem bzw. durch den Späteren – wie gesagt: völlig unbewusst.

Wir sind eben liebende Kinder und wollen, dass jeder dazugehören darf. Kinder sind diejenigen, die Ausgleich schaffen wollen, wenn jemand benachteiligt war, ungesehen, untergeschoben oder ausgegrenzt war.

Warum?

Aus kindlichem Mitgefühl, aus kindlicher Größenfantasie. Kinder wollen die hereinholen, die dazugehören. Sie wollen gutmachen und ausgleichen. Kinder denken, sie müssen den Eltern oder Großeltern helfen oder im eigenen Leben richtig machen, was bei diesen schief gelaufen ist. Kinder sind zutiefst loyal ihren Eltern und anderen gegenüber, denen sie viel verdanken. Sie tun sich schwer damit, gut zu leben, wenn es denen, die sie lieben, schlecht geht.

Wenn du sagst »Kinder wollen ...«, dann hört sich das an, als wenn es doch ein bewusster Akt wäre. Nur wirkt ja aber das »Gruppengewissen« unterhalb dieser Bewusstseinsschwelle.

Ja natürlich. Lass uns das an einem Beispiel zeigen:

1. Geschichte: »Kinder sind Liebende«

Da kommt ein junger Mann zu mir und sagt: »Ich bin verrückt.«

»Verrückt sind Sie sicher nicht«, entgegne ich, »aber vielleicht sind Sie ver-rückt.«

Er hatte sein Abitur mit 1,0 gemacht, hat aber nicht gefeiert. Er sagt, er war fast depressiv. Dann machte er sein Examen als Student mit der Note 2. Danach hat er sich den Oberschenkel gebrochen, kam ins Krankenhaus und sagt: »Da war ich glücklich.« Ein junger Mann, der glücklich ist im Krankenhaus?

Warum glaubte er, verrückt zu sein? Weil er sich sein eigenes Verhalten nicht erklären konnte?

Ja. Er war natürlich nicht verrückt. Ich habe mich gefragt: Für wen macht er das? Für wen kann er sich nicht über seine Gaben freuen, sich glücklich fühlen?

Bei der Aufstellung hat er sich ganz nah zum väterlichen Opa gestellt. Dieser Opa war 17 Jahre alt, als der Hof seiner Eltern abgebrannt ist. Die waren bettelarm und haben sich mühsam wieder etwas aufgebaut. Dann musste der Opa in den Krieg, kam schwerverletzt zurück. Kurze Zeit darauf mussten sie aus Schlesien fliehen. Sie haben alles zurücklassen müssen. Der Großvater hat wieder neu angefangen. Aber er musste oft ins Krankenhaus und kam nie mehr richtig auf die Beine.

»Da sehen Sie Ihre tiefe Liebe zum Opa. Der hatte kein Glück und konnte nichts mehr zuwege bringen. Wie können Sie es sich da erlauben, Erfolg und Glück einfach zu nehmen?«

Der junge Mann sitzt da und weint. Eine Viertelstunde lang hat er nur geweint. Ich habe mich gefragt: Ist das jetzt seine Trauer um den Opa oder ist das die nicht gelebte Trauer und der Schmerz seines Opas?

Ich sage: »Stellen Sie sich mal vor, Sie gehen aufs Grab zum Opa und bringen ihm einen schönen, bunten Blumenstrauß für die Fülle des Lebens und sagen: ›Opa, schau, es geht gut weiter.‹«

»Darf ich das? Darf ich wirklich glücklich leben?«, fragt er, mehr in sich hinein.

»Ja«, sage ich, »nichts freut den Opa mehr, als dass Sie etwas aus Ihrem Leben machen.«

Um dazuzugehören, tun Kinder alles – ohne es kognitiv zu wissen

So ist es oft: Tief in unserem Inneren sind wir loyal wie Kinder, auch wenn wir längst erwachsen sind. Wir sind dann wie ver-rückt, hineingerückt in das Leben eines anderen.

Kinder sind Liebende. Aber sie wissen nicht, was sie tun – ist das nicht eher ein archaischer, seelischer Prozess?

Bert Hellinger hat aufgrund seiner Beobachtungen gesagt, das Gewissen reagiert nicht darauf, was gut oder böse ist. Das Gewissen misst sich daran: Gehöre ich dazu oder gehöre ich nicht dazu, wenn ich lebe, wie ich lebe, und tue, was ich tue? Um dazuzugehören tun Kinder alles. Auch wenn ich zum Beispiel in einer mafiösen Familie aufwachse, will ich dazugehören: Es gibt diese tiefe Loyalität auch im Schicksal. Eine tiefe, blinde Bindung – das nennen wir »kindliche Liebe«.

Wir empfinden es oft unbewusst als Verrat, wenn es uns besser geht als Vater oder Mutter oder anderen in der Familie. Das ist mit ein Grund, warum so viele Leute sich nicht trauen, ihren Erfolg zu nehmen. Die Erfahrung sagt: Menschen agieren in ihrem Leben auf eine Art und Weise, die etwas mit ihren Ahnen zu tun hat, ohne es kognitiv zu wissen.

Im Unbewussten sind wir eingebunden, im Unbewussten wissen wir über zwei, drei, vier Generationen Bescheid über alles, auch wenn nur ein Bruchteil davon ins Bewusstsein kommt.

Wir kennen natürlich alle die bewusst erlebte Dynamik: Ich will dazugehören, da bin ich loyal. Aber wie tief das in uns unbewusst verankert ist, das nehmen wir nicht wahr. Das ist archaisch. Selbst Kinder, die wirklich schlecht behandelt, misshandelt, missbraucht werden, sind trotzdem an die Eltern ganz tief gebunden. Ein Kind lebt dann, als würde es sagen: »Ich mach's für dich richtig« oder entgegengesetzt: »Mir soll es nicht besser gehen als euch.«

Wir sind mehr Täter aus Liebe als Opfer

Könnte man das nicht einfach auch einen archaischen Überlebenstrieb nennen? Man kann ja als kleines menschliches Wesen nicht überleben, ohne zur Gruppe zu gehören.

Für mich ist es beides. Das Bestreben dazuzugehören ist in unserem biologischen Überlebenstrieb verankert. Ich kann nicht überleben ohne die anderen. Aber mir ist der Begriff der kindlichen Liebe so wichtig. Er verweist darauf, wie aktiv Kinder und auch Erwachsene in ihren kindlichen Gefühlen auf ihre Umwelt Einfluss nehmen.

Und für mich kommt noch etwas ganz Entscheidendes dazu: Vieles lässt sich leichter verändern oder annehmen, wenn wir die Liebe hinter einem problematischen Verhalten sehen. Wir sind viel mehr »Täter aus Liebe« als Opfer. In der Beratung und Therapie verändert die Frage »Für wen tust du das alles, für wen fühlst du da?« sofort das gesamte Setting.

Das öffnet ja offenbar auch Ressourcen, wenn die Klienten sich nicht als Opfer fühlen, sondern sich selbst verstehen, wie und warum sie so agieren und aktiv sind – wenn auch in eine Richtung, die ganz sprichwörtlich nach hinten losgeht? Hast du dafür ein Beispiel?

2. Geschichte: »Der Papa will das nicht«

Ich habe in Mexiko in manchen Fortbildungskursen mit Straßenkindern gearbeitet, die die Therapeuten mitgebracht hatten.

Da war ein Junge – so aggressiv mit seinen zwölf Jahren, dass sie in dem Haus, wo sie die Straßenkinder aufgesammelt haben, gesagt haben: »Wir können ihn nicht mehr behalten.«

Die Therapeutin hat auch gesagt: »An den kommt man nicht mehr ran.«

Er hat die Erzieher, die Therapeutin nie angeschaut, wenn sie mit ihm gesprochen haben. Sie hat ihm gesagt: »Da ist jemand da für dich, die arbeitet mit den Kindern. Geh mit mir hin zu ihr, sonst darfst du nicht mehr hier im Haus bleiben.«

Der Junge saß da, auch mich hat er nicht angeschaut – aber die Playmobilfiguren haben ihm gefallen.

Ich habe gesagt: »Miguel, du musst gar nichts sagen. Du nimmst einfach die Figuren und stellst dich und deine Eltern auf.«

Er hat sie wirklich aufgestellt, und ich konnte mit ihm arbeiten.

Er war ganz klar. Seine Figur schaute auf seinen Vater. Der war ein Mörder. Er hat auf der Straße Menschen erstochen. Auch Miguel hatte schon öfters auf der Straße andere mit dem Messer attackiert und verletzt.

Ich sagte zu ihm: »Ja, schau her, du machst das auch. Willst du auch ins Gefängnis wie dein Papa?« Der Vater hatte sich im Gefängnis umgebracht. »Wie schaut dein Papa dich an, wenn du das auch machst?«

Sagte er ganz leise: »Er will das nicht.«

Ich habe seine Figur den Papa anschauen lassen und gesagt: »Papa, du bleibst mein Papa, auch wenn ich anders lebe als du. Auch wenn ich in die Schule gehe, einen Beruf lerne, Geld verdiene und es mir gut geht.«

Er ging näher zum Tisch, nahm seine Figur und suchte einen Platz dafür. Dann wollte er noch zwei Figuren für seine Pflegeeltern dazustellen. Die hat er hinter sich gestellt.

Von der Pflegefamilie war er weggelaufen. Aber die Pflegeeltern wollten ihn trotzdem wieder zu sich nehmen und weiter im Kontakt mit seiner Mutter bleiben. Bisher hatte er das immer abgelehnt. Er wollte nirgends hin. Jetzt hatte er die Pflegefamilie hinter sich gestellt.

Ich sagte zu ihm: »Da bist du gut aufgehoben, die Mama freut sich auch.«

Dann ist er aufgestanden, hat gesagt: »So, jetzt ist das so.«

Er kam zu mir, gab mir einen Kuss auf die Wange, ging zur Therapeutin und gab auch ihr einen Kuss. Dann ist er rausgegangen.

Wir haben beide geheult.

Alle, denen wir etwas Existenzielles verdanken, brauchen im System einen Platz

Wer wird oft vergessen? Wer hat keinen Platz und »meldet« sich später wieder?

Frühere Partner, verstorbene Kinder, uneheliche Kinder, weggegebene Kinder, Verstoßene. Familienmitglieder, die Unrecht und Schlimmes getan oder auch erlitten haben: beispielsweise eine Tante, die im Dritten Reich in der Psychiatrie umgebracht worden ist, Kriegsschicksale und Ähnliches.

Warum sind vergangene Partner so wichtig?

Ganz einfach: Wenn ein Elternteil bei einem früheren Partner geblieben wäre, gäbe es das Kind nicht. Wenn die erste Frau eines Opas nicht gestorben wäre, hätte der Opa nicht die Oma geheiratet, gäbe es deren Kind und die Enkel nicht. Diese erste Frau muss den Platz bekommen.

Was genau heißt das »den Platz bekommen«? Reicht es, zu sagen: »Aha, die gibt es auch«?

Nein, das reicht nicht. Sie braucht Würdigung. Sie hat ihren Platz freigemacht für eine andere und so ermöglicht, dass diese andere Frau das Leben weitergibt. Ein anderes Beispiel: Wenn ein Kind aus erster Ehe vom zweiten Mann adoptiert wird, wird der leibliche Vater häufig wie ausradiert.

Die »Hintergrundmatrix«

Ich hatte mal in einem Seminar mit Eltern von behinderten Kindern einen Vater, der sagte: »Ich bin zum zweiten Mal verheiratet. Ich habe meine erste Ehe annullieren lassen.« Ich fragte: »Warum?« Er sagte: »Aus religiösen Gründen. Ich bin katholisch, meine zweite Frau auch. Eine kirchliche Trauung war uns wichtig. Die Familie meiner zweiten Frau bestand darauf.«

Die Annullierung einer Ehe bedeutet aber häufig: Ich lösche einen faktischen Teil meiner Geschichte. Ein Grund für die kirchliche Eheaufhebung ist: Es gab nie den Willen zur Ehe. Da muss man dann mit Zeugen nachweisen, dass man diese Ehe nur eingegangen ist, weil man dazu gezwungen wurde. Der zweite Grund ist: Die Ehe wurde nie vollzogen. Aber wie sollte das bei diesem Mann gehen? Er hatte drei Kinder von dieser ersten Frau. Wie er die Annullierung durchgekriegt hat, weiß ich nicht.

Was bedeutet die Annullierung einer Ehe systemisch?

Es ist die Verleugnung einer Ehe, einer Bindung – als hätte es sie nie gegeben. Das hat Folgen. Es ist, als würde das systemische Gewissen unbewusst darauf drängen, dass man dafür ein Opfer bringen muss. Manchmal stirbt dann das erste Kind in der zweiten Ehe oder wird behindert. Manchmal bleiben die nachfolgenden Kinder selbst kinderlos. Oder ein nachfolgendes Kind heiratet nie oder erlebt selbst, auf schmerzhafte Weise verlassen zu werden.

Und wenn die späteren Kinder davon wissen?

Wenn sie davon wissen – mit allen Hintergründen –, haben die ersten Kinder und die erste Frau wieder ihren Platz im System.

Das klingt etwas moralisch.

Nein, mit Moral hat das nichts zu tun – überhaupt nicht. Es geht nur darum, dass die Kinder ihr Leben nicht »ohne es zu wissen und ohne es zu wollen« an dem oder den »Annullierten« ausrichten müssen.

Ist das denn automatisch so?

Zumindest ist es möglich. Der Kern der Aufstellungsarbeit ist doch, dass wir durch Wissen, Verstehen und Erkennen, was in unserem Familiensystem geschehen ist, Verstrickungen loslassen und, soweit möglich, aussteigen können. Alle, denen wir etwas Existenzielles verdanken, brauchen im System einen Platz. Alle, die einen Preis gezahlt haben, müssen gewürdigt werden, sonst können ihre Nachkommen den Gewinn nicht nehmen. Das ist die »Hintergrundmatrix«, die ich für meine Hypothesen immer im Kopf habe.

Wer muss in Familien noch gesehen werden?

Uneheliche Kinder werden manchmal verschwiegen, früh verstorbene Kinder oder Fehlgeburten werden oft nicht mehr erwähnt und vergessen. Frühere Beziehungen, wenn sie schon durch »Tisch und Bett« verbunden waren, müssen offen anerkannt sein.

Zählt schon die Beziehung oder nur, wenn Kinder gekommen sind?

Auch die Beziehung allein kann bedeutsam sein. Aber wenn ein Kind entsteht, egal ob aus einem One-Night-Stand oder einer kurzen Beziehung oder einer langen Liebe und egal ob es lebt oder gestorben ist, verbindet das zwei Menschen dauerhaft – auch wenn sie längst auseinandergegangen sind. Das braucht einen Platz. Die dürfen nicht verschwiegen oder vergessen werden, nicht ausgeschlossen werden.

Wenn Kinder wissen, die Mama oder der Papa waren vorher schonmal mit jemand anderem verheiratet, aber sie haben sich getrennt, wenn sie wissen, Papa und Mama sorgen auch für die Kinder aus der ersten Ehe oder einer früheren Beziehung, ist es in Ordnung.

Warum ist das für Kinder so wichtig? Viele würden sagen: Das ist Schnee von gestern, für Kinder zählt nur das Hier und Jetzt.

Kinder müssen wissen: Papa ist der zweite Mann von Mama, und es gab einen ersten Mann. Denn als Kind verdanke ich dieser Trennung vom ersten Mann mein Leben. Das ist existenziell wichtig.

Ich bin immer wieder von den Socken, wie viele Klienten hier sitzen und zum Beispiel nicht wussten, dass die Mutter oder der Vater schonmal verheiratet waren. Ganz zu schweigen von »unordentlichen« Geschichten, über die man früher gar nicht gesprochen hat. Das hat nichts mit Moral zu tun, sondern damit, das, was war, anzuerkennen.

Von Clowns und Retter-Kindern: Der Platz

Es wird ja verschiedentlich kritisiert, dass die Vorstellung der »guten Lösung für alle« bei einer Aufstellung einer kindlichen Wunschvorstellung entspringe. Was sagst du dazu?

Ich kann nur kraftvoll in der Welt stehen, wenn ich meinen Platz habe und einnehme. Diese Einsicht verdanken wir Bert Hellinger. Das hat nichts Naives, das ist keine kindliche Wunschvorstellung.

Wenn wir in Aufstellungen mit Stellvertretern die Plätze so verändern, dass es möglichst allen gut geht, ändert das natürlich nichts an der realen Familiengeschichte. Aber es vermittelt ein neues seelisches Bild. Der Klient kann sich vorstellen, wer wo richtig stehen würde. Dieses Bild vom »richtigen Platz« bewirkt oft reale positive Veränderungen in Beziehungen. Und in der eigenen Seele entstehen heilsame Bilder. Die helfen, von der Vergangenheit irgendwie befriedet Abschied zu nehmen.

Wie machst du das in deiner Arbeit? Du hast ja keine Stellvertreter. Wo ist da der Fokus im Aufstellen?

Was die Stellvertreter in einer Aufstellung selber rückmelden oder machen, das erforsche ich durch Fragen an den Klienten. So ordne ich die Plätze in Rückkopplung mit dem Klienten.

Ein Klient stellt mit den Figuren sein Beziehungssystem auf, also beispielsweise die Eltern und Geschwister. Dann wird durch meine Fragen die eine oder andere Veränderung in der Konstellation vorgenommen. Vielleicht wird noch etwas dazugestellt, zum Beispiel ein Symptom. Daraus ergibt sich oft ein neuer, weiterführender Blick auf die eigene jetzige Lebenssituation und das eigene Anliegen.

Dann gehe ich mit dem Klienten meist zurück in seine Familiengeschichte, damit er sehen kann, wie und mit wem er in seinem Problem verbunden ist. Ich stelle dann die Figuren der Eltern nebeneinander und die Figur des Klienten gegenüber. Sukzessive werden alle, die zur Familie gehören, dazugestellt: Die einen stehen neben den Eltern, wenn es etwa um frühere Partner geht, mit denen es gemeinsame Kinder gibt. Oder wenn zum Beispiel die Eltern Geschwister mit einem besonderen Schicksal haben.

Hinter die Eltern kommen die Großeltern mit den Personen, die in dieser Generation dazugehören. Das geht so weit zurück, wie es notwendig ist.

Der Klient schaut dann als Kind seiner Eltern auf alle zurück, die dazugehören. Die Frage ist: Wer hatte ein besonderes Schicksal? Wie hat sich das auf ihn als Kind ausgewirkt? Wie auf seine Beziehungen, und wie scheint es schließlich auf sein Leben als erwachsener Mensch durch? Es geht um den Fluss des Lebens und wie er oder sie darin steht.

Du erzählst den Klienten oft anhand dieses Aufstellungsbildes das Familiengeschehen wie eine Geschichte. Das hat enorme Wirkung auf die Klienten. Sie sind emotional berührt, sie weinen, sie bestätigen das Gesagte oder verstärken es – das scheint sehr wichtig zu sein und mehr als nur ein rein kognitives Gespräch.

Natürlich. Es ist viel mehr als das. Es geht darum, zu sehen, zu erkennen und zu verstehen, wo die Lasten, die jemand in seinem Problem im Leben mitschleppt, eigentlich hingehören. Das erleichtert die Menschen und ermöglicht, anders zu fühlen und zu handeln.

So spüren wir in diesen Aufstellungen dem Fluss des Lebens nach. Der kommt von hinten und fließt nach vorne weiter. Das ermöglicht, etwas zurückzulassen, was belastet und behindert hat.

Es da zu lassen, wo es seinen Ursprung hat? Oder wieder dahin zu geben, wo es eigentlich herkommt und hingehört? Es ist also ein Suchprozess und eine Art der Entwirrung?

Ja genau. Es ist beides. Was tun wir als Kinder, wenn wir sehen, die Eltern sind in Not? Wir machen uns groß und sehen die Eltern wie klein. Wir werden zu »Retter-Kindern«. Der kindliche Größenwahn lässt Kinder glauben, sie könnten die Welt, die Eltern retten: »Wenn der Papa auf die Mama ärgerlich ist, soll er lieber über mich schimpfen.« Sie werden zu Blitzableitern: »Lieber soll es mich treffen, ich übernehme das.« Oder sie werden zu Clowns. Hape Kerkeling ist ein bekanntes Beispiel. In seinem autobiografischen Film heitert er alle auf: Er wird zum Clown, wenn alle so traurig sind.

So mischen sich Kinder, um zu helfen, auf unterschiedlichste Weise in die Schicksale der Eltern und der Früheren ein. Natürlich wissen sie nicht, was das mit sich bringt – es geschieht ja unbewusst.

Wie ist es, wenn du Menschen gegenübersitzt, die verächtlich gucken oder abweisend sind oder durch ihre Gestik und Mimik deutlich zu verstehen geben, dass sie nichts von alledem halten. Wie behältst du deinen inneren Kompass?

Der wird davon gar nicht berührt. Ich bin mir sicher. Nicht, weil ich eine Idee habe. Meine Sicherheit kommt daher, dass ein Klient die Figuren hingestellt hat. Sobald das System dasteht, beginnt der Prozess – wo immer er hinführt. Davor gibt es manchmal ein »Geplänkel«. Aber die Menschen sind ja gekommen! Also gehe ich davon aus, dass sie etwas wollen.

Und ich bin den Klienten gegenüber manchmal sehr deutlich. Hier ein Beispiel:

3. Geschichte: »Ich habe keinen Vater« – Wie der leibliche Vater einen Platz bekommen kann

Ich habe vor vielen Jahren mit einem 16-jährigen Jugendlichen gearbeitet, der rotzfrech war, völlig uninteressiert und abweisend dasaß, weil das Jugendamt ihn zu einer Beratung geschickt hat. Er fläzte sich auf den Stuhl und sagte: »Das ist doch scheiße, was die verlangen. Jetzt muss ich bei Ihnen eine dreiviertel Stunde verbringen.«

Dann hab ich mich auch so hingefläzt und nichts gesagt.

Sagt er: »Was ist hier los? Sie müssen was tun!«

Ich sage: »Ich muss gar nichts tun. Ich muss mit dir die Stunde verbringen.« Solange der so sitzt, kann ich ja nicht arbeiten.

»Verdienen Sie so Ihr Geld? So einfach will ich es auch haben.«

Ich darauf: »Dann lerne auch was Gescheites. Ich kann dir nicht helfen. Das Jugendamt hat dich geschickt. Ich kann mit dir nur arbeiten, wenn du bereit bist, dass ich hinschaue, warum du dein Leben zerstörst.«

Ich packe die Playmobilfiguren aus.

»Bin ich hier im Kindergarten gelandet?«

»In dem Ton redest du nicht mit mir«, sage ich. »Wenn du willst, dass ich dir helfe, wobei ich nicht weiß, ob ich es kann, dann zeige ich dir jetzt etwas. Du beantwortest mir vier Fragen. In der Zeit, in der ich dir was zeige, unterbrichst du mich nicht. Wenn du hinterher ›Scheiße‹ sagst, ist es in Ordnung, aber nicht, während ich arbeite.

»Ok«, sagt er.

»Wer ist dein Vater? Wer ist deine Mutter? Wo kommst du her? Warum bist du hier?«

Was kommt raus?

Die Vorgeschichte von Peter

Seine Mutter kommt aus Russland. Der Junge kennt seinen Vater nicht. Die Mutter ist mit ihm nach Deutschland gekommen, als er ein Jahr alt war, und hat hier wieder einen Mann, seinen Stiefvater Georg, geheiratet. Die Mutter war nicht bereit, zur Beratung zu kommen. Ich habe sie nur vorher einmal telefonisch gesprochen.

»Mit diesem Kerl will ich nichts mehr zu tun haben«, hat sie da über ihren Sohn gesagt, »der macht alles kaputt. Das soll das Jugendamt übernehmen. Der zerstört noch meine Ehe.«

Ich frage, was mit seinem russischen Vater ist.

Sie antwortet: »Ich weiß nicht, ob er schon ermordet ist oder nicht. Ich weiß, dass er in krumme Sachen verwickelt war. Mafiageschichten oder beim KGB, ich weiß es nicht. Es war nur schlimm, ich habe es nicht mehr ausgehalten, aber mein Sohn darf das nie erfahren!«

In der Sitzung sage ich zu Peter: »Stell deine Mutter, den Mann der Mutter, dich und deinen Vater auf.«

»Ich habe keinen Vater«, sagt er.

Ich sage ihm, dass auch er einen Vater hat, auch wenn er ihn nicht kennt. Wie solle er sonst entstanden sein?

Murrend stellt er seine Mutter hin. Den Pflegevater weit weg, neben die Mutter, sich mit etwas Abstand schräg vor die Mutter, und zwar so, dass er von ihr wegschaut.

Seinen Vater stellte er ganz weit weg ans äußerste Ende des Tisches, aber in etwa in seiner Blickrichtung.

Welche Hypothese oder welches Bild hattest du durch diese Aufstellungstopografie?

Mein Bild war: Er schaut auf seinen unbekannten Vater. Meine Hypothese dazu war: Er ist in seinem selbstzerstörerischen Verhalten diesem Vater ganz nah und – natürlich unbewusst – mit ihm verbunden.

Er wusste ja gar nichts über seinen Vater?

Nein, wirklich nichts.

»Mama, ich weiß gar nichts über Papa, das ist manchmal schwer für mich«

»Peter, jetzt zeige ich dir was, und unterbrich mich nicht: Stell dir vor, deine Mutter ist noch in Moskau. Du bist ein Jahr alt. Dein Vater umarmt deine Mutter mit dem kleinen Peter auf dem Arm. Dein Vater sagt: ›Ich habe ein schweres Leben, und ich weiß nicht, wie mein Leben weitergeht.‹ Und die Mutter sagt: ›Dieses Leben ist für mich zu anstrengend. Es ist mir zu gefährlich. Ich möchte mit unserem Sohn in Sicherheit leben. Ich muss gehen, auch wenn du dadurch deinen Sohn verlierst.‹

Der Vater sagt: ›Es tut mir so weh. Der Junge wird mir fehlen. Aber ich freue mich, wenn er groß wird und wenn es ihm gut geht‹. Es ist ein langer Abschied.

Und stell dir vor, du bist 16 und schaust deine Mutter an und sagst zu ihr: ›Mama, ich weiß ja gar nichts über Papa. Das ist manchmal schwer für mich. Ja, ich bin in Russland geboren. Ich bin irgendwie Russe.‹ Und zu deinem Pflegevater sagst du: ›Hallo Georg, danke, dass du für mich sorgst, aber ich bin und bleibe Russe.‹

Dann schau zu deinem Vater und sag: ›Papa, ich kenn dich nicht, ich habe keine Erinnerung mehr an dich. Ich weiß auch nicht, was in deinem Leben los ist. Ich kann hier in Deutschland nicht richtig Fuß fassen. Ich bin irgendwie dabei, mein Leben zu zerstören, als ob ich hier nicht gut leben darf. Papa, vielleicht bin ich dir da ganz nahe.‹ Und dann siehst du, wie dein Vater traurig blickt.«

Der Junge hat während meiner Worte auf seine Stiefel geblickt. Jetzt schaut er hoch und unterbricht: »Der guckt nicht traurig, der ist wütend.«

»Dann sag: ›Hallo Papa, was immer dein Leben ist, ich bin hier in Deutschland in Sicherheit. Ich bleibe immer Russe, und du bist immer mein Vater. Papa, ich hab viel Scheiß gebaut. Was immer dein Schicksal ist, jetzt muss ich nicht mehr kriminell werden. Jetzt gehe ich mit dem Geschenk des Lebens, das ich von dir habe, gut um. Mama, schau freundlich, wenn ich den Papa auch mag.‹ Mit dem, was du jetzt gesehen und gesagt hast, kannst du jetzt anfangen, was du willst.«

Eine lange Pause.

Dann sagt er: »Ich habe viel Scheiße gebaut. Sie sind doch Beraterin. Jetzt sagen Sie mir, wie man Ingenieur wird.«

Ich sag ihm was dazu.

Er: »Irgendwann bin ich Ingenieur, das werde ich schon hinkriegen. Dann bin ich auch unterwegs und werde mal nach Russland kommen. Das guck ich mir dann an.«

Beim Abschied fragte er: »Kann ich die Figur vom Vater mitnehmen? Die möchte ich mir jetzt in die Hosentasche stecken.«

4. Geschichte: Die ewige Nummer zwei

Wer kommt schon auf die Idee, den mangelnden Erfolg einer Sportlerin mit der Familiengeschichte in Verbindung zu bringen? Dass das mit dem »Platz« in der Familie zu tun haben könnte, kann man sich nicht so einfach ausdenken. Umso überraschender ist es dann, wenn Sieg oder Niederlage genau damit zu tun haben. Ein Beispiel: Ich sollte eine bekannte Sportlerin coachen. Die Mutter kam in Tränen. Bei Trainingsläufen oder Vorläufen war die Tochter immer erste. Aber bei Meisterschaften, der Deutschen Meisterschaft, der Europameisterschaft, blieb sie im Endlauf immer nur die Nummer zwei.

Ich habe gefragt: »Gibt es ein uneheliches Kind in der Familie? Gibt es ein totes Kind?«

Sie rückte auf dem Stuhl hin und her. »Wenn Sie so fragen, ja, es gibt ein totes Kind, ich war mit meinem ersten Kind im siebten Monat schwanger, bekam eine Infektion, und das Kind ist gestorben. Der Arzt hat damals gesagt, ich solle das nie späteren Geschwistern erzählen.«

»Dann ist Ihre lebende Tochter die zweite, nicht die erste«, sagte ich.

Ich habe das für sie gestellt: Sie selbst, daneben die erste totgeborene Tochter und dann die zweite lebende.

»Schauen Sie, in Ihrer Familie ist Ihre Tochter die zweite. Sie kann nicht die erste werden. Solange sie von der totgeborenen Schwester nichts weiß und denkt, sie ist die erste, was geschieht da unbewusst bei Ihrer Tochter? Sie stellt vielleicht unbewusst in ihrem Leben richtig, dass sie nicht die erste, sondern die zweite ist. Und das tut sie durch zweite Plätze im Sport.

Wenn Ihr totgeborenes Mädchen in der Familie den Platz als erste bekommt, kann Ihre Tochter in der Familie die zweite sein. Im Sport und sonst im Leben ist sie damit frei. Dann kann sie hier und auch im Beruf erste werden.«

»Das ist der Platz deiner Schwester«

Der Mutter hat es erst nicht eingeleuchtet. Sie ging etwas verärgert davon.

Vier Wochen später habe ich in den Nachrichten gesehen: Die Tochter war Europameisterin geworden. Die Mutter hat mich noch am Abend angerufen: »Sie sind sehr, sehr gut. Was haben Sie denn da gemacht? Ich war so wütend auf dem Heimweg und habe mir gedacht: So was Blödes, dass man mir Sie empfohlen hat.

Aber ich habe es daheim meinem Mann erzählt. Wir haben zusammengesessen und zum ersten Mal gemeinsam über das totgeborene Kind geredet. Dann haben wir eine Flasche Wein aufgemacht und darauf angestoßen, dass wir noch ein zweites Kind haben.«

Am nächsten Tag hat die Frau beim Frühstück ein Gedeck mehr aufgelegt. Die Tochter hat gefragt: »Kommt Oma schon wieder?« Sie habe darauf gesagt: »Nein, das ist der Platz deiner Schwester.« Die Eltern erzählten von der totgeborenen Schwester. Die Tochter wollte nur wissen, warum sie das bisher nicht erfahren hat. Dann hat sie noch gefragt: »Wie hätte sie denn geheißen?«

Jetzt war sie frei und konnte im Laufen erste werden, weil sie dort nichts mehr richtigstellen musste.

5. Geschichte: Vom harmlosen Symptom zur ganzen Tragik einer Familie

Der nächste Fall zeigt, was Kinder wissen müssen und von wie weit her Symptome mitunter kommen bzw. wo sie ihre Wurzel haben können. Wer hätte etwa gedacht, dass ein Schulschwänzen eine ganze Familie umkrempeln könnte. Hier sind drei Generationen involviert. Und der Enkel hätte es beinahe wie der Opa gemacht ...

In der Schule hatte ich vor vielen Jahren einen Schüler. Ein netter Kerl, der nur leider öfters die Schule geschwänzt hat. Die Lehrer haben mir gesagt: »Er ist beliebt in der Klasse, er ist ruhig, aber er schwänzt, und wenn er weiter schwänzt, müssen wir ihn entlassen.«

Die Mutter kam in die Sprechstunde. Sie war ganz offen. Auf meine Frage, was sie vermute, warum der Sohn öfters nicht zur Schule gehe, meint sie: »Er streitet dauernd mit seinem älteren Bruder. Sie schlagen sich halb tot und schützen sich voreinander, indem sich jeder in sein Zimmer einschließt. Vielleicht geht er manchmal nicht zur Schule, damit er zu Hause Ruhe vor seinem Bruder hat, wenn der in der Schule ist.«

Ich bitte die Frau, mit den Figuren die Familie aufzustellen.

Sie stellt sich und ihren Mann mit etwas Abstand gegenüber, den älteren der beiden Söhne nahe links neben sich und den jüngeren der beiden, um dessen Schwänzen es geht, links neben den Vater – aber so versetzt, dass er zwischen den Eltern hindurch ins Leere schaut.

Ich sage: »Ich spüre eine ziemliche Spannung zwischen Ihnen und Ihrem Mann.«

Sie lacht und meint: »Ja, wir streiten oft. Mein Mann kennt nur seine Arbeit.«

»Vielleicht tragen Ihre Söhne Ihren Ehestreit aus?«

Sie bezweifelt das.

»Ja, da fehlt ein Kind«

»Ich stelle Ihre Kinder mal ein bisschen auf die Seite. Ich hole sie mal raus aus dem Spannungsfeld.«

Ich stelle sie nebeneinander auf die Seite und frage sie: »Wenn ich die beiden Söhne so nebeneinanderstelle, wie fühlt sich das für Sie an?«

Da sagt sie mit einem heftigen Kopfschütteln: »Nein, das geht gar nicht. Da muss ein Platz zwischen ihnen frei bleiben«, und sie rückt die Figuren der Söhne etwas auseinander.

Ich frage: »Gehört denn da noch ein Kind dazwischen?«

Sie bekommt feuchte Augen und sagt: »Ja, da fehlt ein Kind, ich hätte zwischen den Söhnen noch eine Tochter gehabt.«

Sie war im siebten Monat schwanger und kam mit einer lebensbedrohenden Infektion ins Krankenhaus. Die Ärzte sagten ihrem Mann: »Entweder wir retten Ihr Kind oder Ihre Frau. Beide werden nicht überleben.«

Der Mann hat sich für seine Frau entschieden.

»Das habe ich ihm bis heute nicht verziehen«, sagt sie traurig.

Ich darauf: »Wissen Ihre Söhne, dass sie noch diese Schwester haben?«

»Nein«, sagt sie, »ich habe weder mit den Kindern noch mit meinem Mann je darüber geredet.«

»Vielleicht würde der Streit Ihrer Söhne aufhören, wenn dieses Kind einen Platz bekäme«, sage ich. »Stellen Sie sich mal vor, Sie schauen Ihre Tochter nochmal an und sagen zu ihr: ›Du musstest sterben, ich darf leben. Ich bin froh, dass dein Vater sich für mich entschieden hat. So kann ich Mutter für deine beiden Brüder sein.‹«

»Ich war dir böse, dass du mich gerettet hast«

Sie hat nach der Sitzung ihren Mann von der Arbeit abgeholt und ging mit ihm im Englischen Garten spazieren. Da haben sie dann zum ersten Mal miteinander über dieses gestorbene Kind gesprochen. Sie hat zum ersten Mal zu ihrem Mann gesagt: »Ich war dir so böse, dass du mich gerettet hast, aber ich glaube, es ist gut, und ich nehme jetzt, dass ich leben darf.«

Ihr Mann hat so was von geweint. Dann haben sie zu Hause die beste Flasche Wein aufgemacht und sie zu zweit getrunken.

Am nächsten Tag haben sie den beiden Söhnen erzählt, dass sie eigentlich noch eine Schwester hätten. Sie haben alles erzählt und ein kleines Bild für die Schwester aufgehängt. Der Streit zwischen den Brüdern hat sofort aufgehört. An dem Beispiel kann man sehen, dass auch schon so früh verstorbene Kinder dazugehören und ihren Platz haben müssen.

Aber in diesem Fall gab es noch einen weiteren sehr bedeutsamen Aspekt. Man kann da sehen, wie die verschiedenen Schicksale in Familien ineinandergreifen. Die Brüder haben zwar nicht mehr gestritten. Aber der jüngere hat weiterhin die Schule geschwänzt.

Jetzt kamen beide Eltern in die Beratung. Diesmal bitte ich den Vater, die Familie mit den Figuren aufzustellen. Er stellt ähnlich auf wie seine Frau, sich und seine Frau gegenüber, links von der Frau den älteren Sohn, rechts neben der Frau etwas seitlich versetzt und leicht zur Mutter gedreht die verstorbene Tochter. Den jüngeren Sohn stellt er nahe zu sich, und zwar so, dass er zwischen den gegenüberstehenden Eltern hindurch in die Ferne schaut.

Welche Frage hast du bei einer solchen Konstellation da im Hinterkopf?

Als Erstes: Wo schaut er hin?

Ich frage den Vater also: »Wo schaut denn Ihr Sohn hin? Was ist denn in Ihrer Familie passiert?«

Wer hätte ins Gefängnis gehört?

Da erzählt er: »Mein Vater ist in U-Haft gestorben. Er hat sich dort erhängt, obwohl sich später herausgestellt hat, dass er unschuldig war. Ich war damals neun Jahre alt, ich durfte nicht auf die Beerdigung. Meine Söhne wissen nicht, dass mein Vater in U-Haft war und sich erhängt hat. Wir haben ihnen gesagt, er ist an einem Herzinfarkt gestorben. Mein Onkel, der Bruder meines Vaters, ist in der Irrenanstalt gestorben. Ich will doch mit so einer Familie nichts zu tun haben!«

Ich sage: »Wenn der eine im Gefängnis ist und der andere in der Irrenanstalt. Was machen die beiden denn da? Ist jemand in Ihrer Familie wirklich verrückt geworden?«

»Nein«, sagt er.

»Für dieses Schicksal von Vater und Onkel muss es einen Grund geben«, erwidere ich. »Gibt es in Ihrer Familie jemanden, der ins Gefängnis gehört hätte? Was ist mit Ihrem Opa?«

Warum hast du danach gefragt? Welche Hypothese hattest du im Kopf?

Ich habe mich gefragt: Was ist mit dem Opa, das heißt einem Vater, dessen beide Söhne so enden?

Und tatsächlich: Der Mann zögert etwas, dann sagt er: »Mein Opa war in München hoch angesehen. Er hat einen Mann erschossen, in Notwehr.« Er zögert wieder.

Ich frage: »Wer sagt das? Was wissen Sie wirklich?«

Er darauf: »Mein Opa hatte ein Verhältnis mit der Hausangestellten. Der Erschossene war mit ihr verlobt. Man sagte, dieser Verlobte sei von hinten erschossen worden.«

Frage ich ihn: »Wer hätte also eigentlich ins Gefängnis gehört? Wer hätte verrückt werden müssen? Ihr Vater und sein Bruder tragen das.«

Das war für den Mann sofort einleuchtend. Ich half ihm, in der Vorstellung nochmals seinen Vater anzuschauen und ihn wieder anzunehmen. In der Folge ist er dann zum ersten Mal auf das Grab seines Vaters gegangen.

»Wie haben Sie gewusst, dass ich mich umbringen will?«

Eine Woche später kommt die Mutter wieder in die Sprechstunde und erzählt ganz aufgeregt: »Letzten Freitag bin ich vormittags von meinem nahegelegenen Büro kurz nach Hause gegangen, um etwas zu holen. Irgendwie ahnte ich, mein Sohn schwänzt wieder.«

Sie wohnten in einer schönen Villa, und als sie ins Haus ging, sah sie, der Schulranzen ist da. Aber ihren Sohn fand sie nicht. Sie suchte ihn im ganzen Haus, ging schließlich in den Keller: Da saß ihr Sohn mit einem Strick in der Hand. Er wollte sich offenbar aufhängen.

Die Eltern waren natürlich zutiefst erschrocken. Da erzählt der Vater beiden Söhnen abends die ganze Geschichte von seinem Vater, dessen Bruder und deren Vater, dem Uropa der Kinder. Von diesem Uropa, der eigentlich ins Gefängnis gehört hätte.

In der Schulpause kam der Sohn zu mir. Ich hatte Pausenaufsicht. Er stand neben mir und sagte: »Wie haben Sie gewusst, dass ich mich umbringen will?«

»Ich habe es nicht gewusst«, sagte ich.

Und er sagte nur: »Wir waren auf dem Grab vom Opa.«

Damit war es mit dem Schwänzen vorbei.

Was mich danach noch wirklich beeindruckt hat: Ich traf die Frau ein gutes Jahr später einmal zufällig in der Stadt beim Einkaufen. Wir kamen ins Reden, und sie sagte: »Als uns klar geworden ist, was da alles passiert ist, sind wir aus der Villa ausgezogen« – diese Villa hatten sie von diesem Opa des Mannes geerbt. »Wir haben sie verkauft und wohnen jetzt in einem anderen Haus, und seitdem ist die Aggression meines Sohnes weg. Jetzt ist er ein anderes Kind.«

Reflexion:

In diesem Fall kommen mehrere Aspekte zusammen: Die erste Hypothese anhand dessen, wie die Söhne aufgestellt waren, ging ja wohl davon aus, dass der Streit der Söhne und das Schulschwänzen mit der früh verstorbenen Schwester zu tun haben. Dann ergab sich wieder aus der Art der Aufstellung, dass das Schicksal des Großonkels und Opas in den Blick kam (Dynamik: Kinder tragen für ihre Eltern). Und schließlich: Der Enkel »folgt« dem Opa, dessen Selbstmord verschwiegen wurde.

Die Loyalität überspringt oft eine Generation – das weiß ich aus Erfahrung.

Faszinierend finde ich auch, dass Orte »vergiftet« sein können.

Hier konnte man auch sehen, dass Klienten oft viel mehr wissen, als sie denken. Und manches fällt ihnen dann über die aufgestellten Figuren oder im Gespräch über ein bestimmtes Wort, das ich gebrauche, wieder ein.

Wie meinst du das? Im Sinne von: Wir »wissen« viel mehr als wir – kognitiv – zu wissen glauben? Wir »wissen« mehr, als wir von der Information her wissen können, auch wenn es uns nie gesagt wurde?

Vieles haben wir als Kinder oder auch später gehört und wieder vergessen. Aber es ist irgendwie gespeichert. Manches ahnen wir oder können wir uns zusammenreimen aus dem, was wir wissen.

6. Geschichte: Vom Hof gejagt – Mobbing, das von weit her kommt

Ich hatte eine Klientin, die im Beruf nie richtig Fuß fassen konnte. Sie hatte immer das Gefühl: »Ich tue alles mögliche, aber ich werde nicht gesehen, nicht geschätzt. Ich werde gemobbt. Es wird immer schwieriger.«

Sie stellt auf: Vater, Mutter und eine Figur dafür, dass sie gemobbt wird. Dafür nimmt sie eine Frauenfigur und stellt sie nah zum Vater.

Ich frage zur Familie des Vaters – drei Mal. Doch ihre Antwort bezieht sich immer auf die Familie der Mutter.

Ich war nach dem Bild der Aufstellung überzeugt, dass ihr Thema eher in die Familie des Vaters gehört.

Weil sie die Figur für das Mobbing so nah zum Vater gestellt hat?

Ja. Aber sie sprach nur von der Mutter. Da kann ich nichts erzwingen. Sonst hätte ich überhaupt keinen Zugang zum Unbewussten der Klientin. Wenn da etwas geschützt gehört, kann ich nichts erzwingen. Also habe ich mit dem anderen Familienteil gearbeitet. Meine Hypothese bei Paaren ist ja, dass Paare sich wählen, weil sie ein gleiches Familienthema haben.

Das war in diesem Fall deine Hilfskonstruktion?

Ja, und da sie das einzige Kind war, konnte es nicht schaden, mit der mütterlichen Familie zu arbeiten.

Du hast ja noch von einer zweiten Hypothese gesprochen: Dass ein Einzelkind häufig sowohl vom Vater als auch von der Mutter etwas trägt.

Ganz häufig. Wenn sie, wie in dieser Aufstellung, so nah beim Vater steht, ist sie meistens tiefer mit der Mutter verbunden – so paradox das klingen mag. Aber das spielte hier keine große Rolle.

Ich habe sie gefragt: »Wo ist eine Frau nicht geachtet?«

Wir kamen in der ersten Sitzung nicht weiter. Aber sie ging und sagte: »Es hat richtig gutgetan. Sie haben recht, meine Mutter ist vielleicht gar nicht so fürchterlich, wie ich bisher dachte.«

Nach zwei Wochen kam sie wieder. Jetzt war es möglich, die Familie des Vaters aufzustellen. Sie stellt die Figur für das Mobbing hinter den Vater, etwas schräg, also nicht neben ihn. Dann kam die Geschichte:

»Die Magd muss gehen«

Die Oma wollte eigentlich in die Stadt gehen und Hutmacherin werden. Weil ihre Mutter krank wurde, musste sie aber wieder nach

Hause. Die Oma musste also zurück auf den Hof – aber glücklich war sie da nie.

Zwei Kilometer weit von dem Ort, wo die Eltern der Oma wohnten, lag der Brenner Hof. Dort lebte der Opa. Man hat sich erzählt, dass er eigentlich Zwillinge mit einer Magd hatte. Offiziell hieß es, der Knecht sei der Vater. Warum heiratet der Knecht die Magd nicht? Er ist weggegangen – sehr ungewöhnlich damals. Das Gerücht war: Die Zwillinge sind vom Opa. Es wurde immer drüber geredet, dass die Magd und der Opa sich sehr mochten. »Meine Familie hat das Gerücht immer abgetan – üble Nachrede, hieß es.« Der Opa lernt die Oma kennen und sie heiraten. Und die Magd mit ihren Zwillingen lebte auf dem Hof. Nach einem Jahr sagte die Oma: »Entweder ich oder die Magd!« Die Magd musste gehen – mit ihren Kindern. Niemand weiß, was aus ihnen geworden ist.

Ich zeige auf die Figuren, so wie der Vater und der Opa stehen, und sage zu ihr: »Wenn hier Ihr Vater ist und da ist Ihr Opa. Er liebt diese Magd und seine zwei Kinder. Aber er muss eine Bäuerin heiraten oder eine Bauerstochter. Die sagt: ›Die Magd muss gehen.‹ Das ist natürlich verständlich. Aber das Schlimme ist, die Magd bekommt keinen Platz. Sie muss – als erste Frau des Opas – mit den Kindern gehen. Das ist ein schweres Schicksal.«

Sagt sie: »Vielleicht ist das der Grund, warum mein Vater immer gesagt hat, er wollte nie den Hof haben. Er ist gegangen, danach ist der Hof verkommen. Meine Mutter hat ihm das nie verziehen. Sie war ihm böse. Er hätte Bauer sein können und war stattdessen Bauarbeiter.«

Ich dazu: »Wie soll er den Hof auch nehmen! Das geht nicht, wenn seine Halbgeschwister nicht mal den Platz kriegen. Eigentlich wären sie in der traditionellen Erbfolge die Erben gewesen. Was ist das für eine Hypothek! Welche Belastung!«

»Jetzt versteh ich meinen Vater«, sagt sie.

Sie hat die Kinder nicht mehr gefunden, aber den Namen der Frau herausgefunden.

»Dann können Sie auf das Grab vom Opa für die drei einfach mal was Schönes hinlegen.«

Sagt sie: »Und ich muss nicht mehr gemobbt werden.«

Reflexion:

Du sprichst von der »Lotsenfunktion« als Aufstellerin. Wie war das in dieser Geschichte?

Wenn jemand mit einem Problem kommt, unterscheide ich: Entweder ist es etwas Akutes oder es ist was Übernommenes. In dem Moment, wo ein Klient gesammelt aufstellt, ist sein Familiensystem wie anwesend. Und ich bin wie mit im System – ohne Teil davon zu werden: Ich sitze nur da, höre plötzlich einen Satz. Bei dieser Frau war es so: Sie sagt etwas von Kindern und davon, dass das vielleicht blöd klingt und es niemand glauben kann, und ich denke: Hier musst du nach Kindern suchen – ich wusste aber noch nichts. Dann kam die Geschichte mit den Zwillingen.

Wir sind während einer Aufstellung im System, und ich gehe mit dem Klienten – so weit, bis bei dem Klienten Ideen, neue Informationen oder Gefühle hochkommen. Die ganze Kraft und die Lösungen kommen aus dem System.

Wenn Klienten zu dir kommen und können nicht aufhören zu erzählen. Hat die Aufstellung dann auch etwas Fokussierendes?

Unbedingt. Das ist ein wunderbares Instrument. Durch die Figuren bekommt alles sofort eine Struktur. Die Aufstellung sorgt auch dafür, dass die Problembeschreibung unterbrochen wird. Denn durch die verstärkt sich nur das Problem.

Generell ist das der Vorteil der Aufstellungsarbeit mit Figuren in der Einzelsitzung: Ich kann damit sehr schnell einen Redeschwall oder sich im Kreis drehende Problembeschreibungen unterbrechen, indem ich einfach sage: »Wir schauen uns das mal an.« Dann kommt das innere Bild von den Familienbeziehungen über die Figuren nach außen. Das ist konkret, strukturiert und lenkt den Blick auf die Ereignisse in der Familie, die wesentlich sind.

7. Geschichte: »Bei Bulimie kommt alles von der Mutter«

Ich hatte eine Frau, die kam mit einem riesigen Redeschwall. Sie wollte ihrer Tochter helfen, die Bulimie hat. Sie sagte, ihre Familie sei so chaotisch und sie habe deshalb so ein schlechtes Gewissen: »Ich habe mal gelesen, bei Bulimie kommt alles von der Mutter, nichts vom Vater. Stimmt das?«

Das war der Grund, warum sie bei mir eine Aufstellung machen wollte.

Ich ließ sie zunächst ihre Gegenwartsfamilie aufstellen und danach ihre eigene Herkunftsfamilie. Sofort bekam ihre Erzählung eine Struktur, und die Bulimie der Tochter kam in einen erweiterten Kontext.

»Dann bin ich ja gar nicht schuld«

Noch bevor wir genauer zur Familiengeschichte gearbeitet haben, sagte sie: »Wenn ich jetzt über die Figuren auf meine Familie schaue, sieht meine Familie gar nicht so chaotisch aus. Das erleichtert mich schon.«

Was war der Prozess in dieser Aufstellung?

Ihre Tochter stand bei ihr und schaute auf die Oma, die Mutter der Klientin.

»Was ist mit Ihrer Mutter?«, frage ich die Klientin.

Was kam raus? Die mütterliche Großmutter hatte Selbstmord begangen. »Sie haben immer gesagt, sie sei an einer Lungenentzündung gestorben.«

Ich sage: »Das ist ja schrecklich. Und warum bringt Ihre Oma sich um?«

»Ich weiß nicht, aber es gab schonmal einen Selbstmord in der Familie von der Oma.«

»Dann stellen Sie jemanden für den Selbstmord in dieser Familie dazu.«

Sie hat eine Frauenfigur ganz nah zur Oma gestellt. Ihre Tochter, um die es ja ging, hat zu ihrer Großmutter geschaut. Die Klientin guckt still auf die Figuren. Dann sagt sie: »Da fällt mir ein, meine Mutter hatte als Jugendliche auch Essstörungen – das hab ich ganz vergessen. Die war ja lange in der Klinik.«

Das hat sie sehr bewegt und entlastet: »Dann bin ich ja gar nicht schuld!«

Das heißt, die Tochter war mit ihrer Oma verbunden?

Ja. Und es kam noch etwas anderes dazu: Kurz vor Ende der Sitzung kam die Klientin nochmal ins Erzählen: »Mein Mann ist vor vier Jahren gestorben. Da war meine Tochter 16 Jahre alt. Wir hatten eine Trauerbegleitung. Das hat meine Tochter gut hingekriegt.« Und in dem Moment sagte sie plötzlich: »Jetzt fällt mir was ein! Da habe ich noch nie dran gedacht. Unsere Tochter heißt Annette. Mein Mann hat mir kurz vor dem Tod erzählt, er hatte eine Schwester, die Annette geheißen hat, und die ist im Mutterleib gestorben. Man hat ihm, dem Vierjährigen, die Schuld gegeben, weil er so ein agiles, lebendiges Kind war. Die Mutter hat mit ihm gespielt und rumgetollt. Sie will ihn festhalten, stürzt, und das Baby stirbt im Bauch.«

»Dass sie überhaupt einen Namen hatte ...«, sagte ich verwundert

»Das war ganz klar, da kommt bald die Annette auf die Welt. Es muss im siebten Monat gewesen sein.«

»Erzählen Sie Ihrer Tochter von ihrer Tante Annette, die nicht leben konnte.«

Die Tochter hatte also einerseits die bulimische Großmutter und andererseits, von der Vaterseite, den Namen der verstorbenen Schwester des Vaters.

Ja, das kam heraus. Aber vom Anliegen der Klientin her war die Entlastung für sie wesentlich. Denn es wurde ja deutlich, dass die Bulimie mit der Familiengeschichte zu tun hat und nicht damit, dass sie als Mutter zu chaotisch oder nicht gut genug ist.

Und warum sollte sie der Tochter von »Annette« erzählen?

Weil man ihrem Vater die Schuld am Tod von Annette gegeben hat. So bleibt er mit seiner toten Schwester verbunden. Die Tochter, die ja auch Annette heißt, hat die Schwester des Vaters unbewusst vertreten – so als ob ihr Papa dann wieder ganz im Leben sein könnte. Sie bleibt im kindlichen Gebundensein an den Vater. Wenn aber die Tochter von der gleichnamigen Tante weiß, wird diese Tante ein Gegenüber.

Dann tritt die Tante bildlich gesprochen aus dem verborgenen Unbewussten heraus? Dann muss sie diese Tante nicht mehr vertreten?

Genau. Es löst die unbewusste Bindung an Tante und Vater.

Die Klientin hat mit der Tochter gemeinsam einen Blumenstrauß für Annette auf das Grab des Vaters gelegt. Einige Zeit später rief die Klientin in einer anderen Angelegenheit an. Ganz nebenbei habe ich erfahren, dass die Tochter in ihrem Leben jetzt gut zurechtkommt.

Sinn und Unsinn von Interpretationen

Braucht es für die Arbeit eine gewisse systemische Disziplin – oder analytische Abstinenz? Man hört ja auch oft eher individualpsychologische

Interpretationen. Zum Beispiel: Die hat mit ihrer Mutter ein Problem, weil die Mutter ihr die Weiblichkeit nicht gegönnt hat. Oder: Sie hat so ein schlechtes Verhältnis zu ihrer Mutter – das ist kein Weiblichkeitsvorbild, deshalb will sie knabenhaft sein.

Diese Interpretationen können auch Sinn machen. Aber ich würde dann immer fragen: Warum gönnt die Mutter der Tochter die Weiblichkeit nicht? Was ist da vorgefallen? Viele Töchter haben ein schlechtes Verhältnis zur Mutter. Manche Mutter ist auch kein Weiblichkeitsvorbild. Aber ist sie deshalb schon knabenhaft? Die Wahrscheinlichkeit, dass die Tochter auf einen »Knaben« schaut, ist da schon wahrscheinlicher. Oder (siehe 18. Geschichte) dass man als »Knabe«, also ohne Busen, nicht so leicht Opfer einer Vergewaltigung wird. Für mich ist immer wieder die Frage, wo im Familiensystem macht ein bestimmtes Verhalten Sinn und welche Verbindungen zeigt die Aufstellung.

8. Geschichte: »Wir sind Rivalinnen, aber es hat nichts mit mir zu tun«

Ich hatte eine Klientin, die sagte: »Ich hatte mit meiner Mutter immer Probleme. Die hält nicht aus, dass ich erfolgreich bin.«

Oder eine andere: »Wissen Sie, wenn ich in den Spiegel schau, ich schau einfach besser aus wie meine Mutter. Ich glaube, das hält sie nicht aus.«

Der Küchenpsychologe würde vielleicht sagen: Die Mutter ist eifersüchtig und hat kein Selbstbewusstsein.

Solche Vermutungen oder Interpretationen interessieren mich erstmal nicht. Ich sage zu ihr: »Wir gucken uns das an«, hole meine Figuren raus, sage: »Das ist Ihre Mutter, das ist Ihr Vater, stellen Sie die erstmal auf.«

Sie stellt die Figuren nahe zusammen, aber der Vater guckt so ein bisschen zur Seite. Da sage ich: »Stellen Sie sich dazu.«

Sie versucht verschiedene Positionen, sagt immer wieder: »Das passt nicht« oder kommentiert: »Zur Mutter hin ist es ambivalent.« Es fällt ihr schwer, ihren Platz als Kind der Eltern zu finden. Schließlich sagt sie: »Ich gehe lieber da rüber zum Vater« und stellt sich genau so hin, dass sie mit dem Vater in dieselbe Richtung guckt. Sie guckt im Grunde mit dem Vater weg und fühlt sich komisch.

»Da gab es eine Doris«

Ich frage sie: »Wen sollte man denn da, wo Sie mit Ihrem Vater hinschauen, hinstellen?«

Sie wählt eine Frauenfigur und stellt sie hin.

»Wird das Gefühl besser? Verändert sich etwas?«

Sie: »Es wird zumindest ruhiger, aber dann muss ich die Mama ein Stück wegschieben.«

»Ihre Mutter schieben Sie weg. Wie alt war Ihr Vater, als er Ihre Mutter geheiratet hat?«

Du hast die Hypothese, dass es vielleicht vorher eine Frau gegeben haben könnte?

Ja. Sie sagt: »Mein Vater war 39 Jahre, als er meine Mutter geheiratet hat.«

Ich frage: »Was war vorher?«

»Mein Vater war viel unterwegs. Jetzt fällt mir was ein. Da gab es eine Doris!«

Ich: »Was war mit der Doris?«

Sie lacht: »Der Papa hatte im Geldbeutel immer ein Foto. Meine Mama hat schon immer protestiert, dass das Foto raus muss. Er hat gesagt: ›Das Foto bleibt drin.‹«

»Wenn Ihr Vater dieses Foto mitträgt und so gegen Ihre Mutter verteidigt, dann ist diese Doris von Bedeutung. Gucken Sie mal die Doris an!«

»Da schau ich gern hin«, sagt sie

Ich: »Sie sagen ja, ich schau doch viel besser aus als die Mama. Vielleicht war die Doris attraktiv. Sie schauen auf jeden Fall auf sie. Die war sicher für Ihren Vater wichtig.« Jetzt erkläre ich ihr: »Wenn Sie mit der Doris verbunden sind, weil das vielleicht die große Liebe Ihres Vaters war, vielleicht sogar seine Verlobte, dann trennt Sie das von Ihrer Mutter. Ihre Mutter war vielleicht die zweite Wahl oder hat die Doris immer als Rivalin gesehen.

Sagt sie: »Bingo! Das ist wirklich mein Gefühl, dass wir Rivalinnen sind. Aber dann hat es ja gar nichts mit uns zu tun.«

Sage ich: »Wenn Sie mit der Doris verbunden sind und gewissermaßen den Platz dieser Doris beim Vater einnehmen, als könnten Sie sie beim Vater ersetzen, dann müssen Sie und Ihre Mutter Rivalinnen werden.«

»Das beruhigt mich. Dann hat es nichts mit mir und meiner Mutter persönlich zu tun«, sagt sie.

»Genau. Sie sind einfach unbewusst in eine Lücke beim Vater gesprungen.«

Paare wählen sich aus ähnlichen Geschichten heraus, ohne es zu wissen

Vier Wochen später kam sie mit ihrer Mutter in die Beratung. Sie hat mit ihrem Vater geredet. Der Vater war mit der Doris tatsächlich verlobt. Er war als Zimmermann in der Ausbildung auf der Walz. Da hat er die Doris getroffen, die Innenarchitektur studierte, und sich in sie verliebt. Sie und ihre Familie wollten, dass er bleibt.

Der Vater von Doris hatte ein Sägewerk. Sie haben sich verlobt. Er war für die Familie der Sohn, der das Sägewerk erben sollte. Aber ihm war das schnell zu eng. Er wollte noch seine Freiheit. Obwohl er Doris liebte, ging er weg, arbeitete an verschiedenen Plätzen, studierte Innenarchitekt, bis er später ihre Mutter kennenlernte und sesshaft wurde. Was die Klientin, also die Tochter, sehr bewegt hat und ihr die Verbindung mit Doris nochmals näherbrachte: Sie träumte auch davon, Innenarchitektin zu werden.

Dann war die Mutter gewissermaßen die zweite Frau des Vaters?

Ja, aber das ist nur die Oberfläche. Die Mutter hatte immer schon das Gefühl, den Platz als Frau neben ihrem Mann nicht wirklich zu haben. Die Frage ist: Was ist da bei der Mutter, dass sie sich in diese Situation der »zweiten Frau« bringt?

Die Mutter erzählte, dass ihre Mutter auch eine »zweite Frau« war. Die erste Frau ihres Vaters war im Kindbett gestorben.

Also die Mutter der Mutter war eine zweite Frau, und sie selbst wählt einen Mann, der auch schon verlobt gewesen war.

Ja, da haben wir es wieder: Paare wählen sich aus ähnlichen Geschichten heraus, ohne es zu wissen. In der mütterlichen Linie stirbt die erste Frau, in der väterlichen wird die erste Verlobung aufgelöst.

Die Mutter der Mutter der Klientin kriegt ihren Mann nie ganz. Er bleibt innerlich mit der ersten Frau verbunden. Und ihr eigener Mann trägt die Doris immer noch mit sich herum.

Es ist unbewusst dasselbe Muster.

Ja. Ich habe die Mutter dann sagen bzw. zuhören lassen: »Hallo Mama, ich bin froh, dass du Papa gewählt hast. Aber jetzt sehe ich: Du hast Papa nur bekommen, weil seine erste Liebe gestorben ist. Meinen Mann habe ich nur bekommen, weil er seine erste große Liebe Doris verlassen hat. Eigentlich gab es bei dir auch eine erste Liebe, die nicht lebbar war, wie es bei meinem Mann mit der ersten Liebe wieder ist.«

Was ist der Hintergrund für dieses »Wording«?

Die Mutter verdankt dem Tod der ersten Frau ihres Vaters ihr Leben und ist so innerlich mit ihr verbunden. Die Tochter, also meine Klientin, lebt, weil ihr Vater die Doris verlassen hat, und ist mit dieser Doris verbunden.

Das heißt auch: Die Mutter ist in der Tiefe mit ihrer eigenen Mutter verbunden, indem sie sich auch einen Mann sucht, der schon gebunden war? Mal angenommen, der Opa hätte um die erste Frau, die im Kindbett gestorben ist, getrauert. Wäre es dann vielleicht anders gekommen?

Das gab es in dieser Generation nicht. Auf dem Bauernhof war es meistens so: Die Frau ist gestorben, es brauchte wieder eine Bäuerin. Da gab es häufig keinen Platz für Trauer. Und auch wenn getrauert wurde, es bleibt die Grunderfahrung: Ich bin die Zweite und muss meinen Platz mit der ersten Frau teilen.

Dann kommt dazu: Wenn diese Frau im Kindbett stirbt – der Mann kann nichts dafür, bleibt aber innerlich in dem Gefühl: »Sie hat für die Liebe einen großen Preis bezahlt, sie stirbt, ich lebe.« Er bleibt verbunden – erst recht, wenn es eine tiefe Liebe war.

Die zweite Frau wird – mal ganz ohne Wertung – Ersatz eben. Aber sie heiratet ihn.

Können wir das noch etwas weiterspinnen? Könnte die Frage auch sein: Warum heiratet eine Frau einen Witwer? Oder warum heiratet ein Witwer eine Witwe?

Damit sind wir mindestens am realen Geschehen.

Wenn damals eine 21-Jährige einen 40-jährigen Witwer heiratet, war das in der damaligen Zeit ein großer Altersunterschied.

Also könnte man fragen: Was hat die Oma gemacht? Sucht sie einen Papa, weil sie ihren Vater verloren hat? Oder weil sie aus armen Verhältnissen kommt und Sicherheit braucht? Hat sie vielleicht schon Kinder und war schon im Haushalt, weil die erste Frau kränklich war?

Hat sie vielleicht auch eine Liebe verloren und hat sich innerlich geschworen, ich verrate unsere große Liebe nie. Dann wäre es eine Zweckheirat. Oder sie ist sie tief enttäuscht worden und sagt: »Heirate ich einen Mann, der solide ist, dann bin ich versorgt.«

Und welche Frage schließlich sinnvoll ist, ergibt sich wieder aus der Aufstellung. Man braucht für diese Arbeit eine Menge sozialer Fantasie und »Ortskenntnis« jener Zeiten, die zwei oder drei Generationen später, also heute, in den Dynamiken der Klienten auftauchen.

Ja, schon. Ich lese viele Biografien, Autobiografien, Familienromane, Forschungsergebnisse aus diesen Zeiten und empfehle das auch den Teilnehmern meiner Fortbildungsseminare immer wärmstens.

9. Geschichte: »Meine Mutter interessiert sich nur für meinen Bruder«

Die Klientin kam zu mir, weil sie das Gefühl hatte, in ihrer Familie keinen Platz zu haben. Sie sagt: »Meine Mutter hat sich für mich eigentlich nie so interessiert wie für meinen Bruder. Als ich den Führerschein gemacht habe, war das ganz normal. Aber als mein Bruder den Führerschein machen wollte, da ist meine Mutter vor Angst fast durchgedreht. ›Der braucht keinen Führerschein‹, hat sie gesagt.«

Sie hat ihre Mutter daraufhin gefragt: »Ich habe früher alles machen dürfen. Es hat dich gar nicht interessiert. Warum hast du dich so aufgeregt, als der Erwin den Führerschein machen wollte?«

Sagte die Mutter: »Ich habe immer Angst, es könnte ihm was passieren und dass er irgendwann Motorrad fährt.«

»Warum?«, fragte die Tochter.

Die Mutter: »Es geht dich nichts an, aber dann sag ich's dir halt. Meine große Liebe ist mit dem Motorrad verunglückt.«

Also bleibt die Mama immer verbunden mit dieser großen Liebe, guckt nur auf den Sohn und sieht die Tochter nicht.

Es geht nicht um Geschlechterkonkurrenz

Jetzt könnte man sagen: »Na ja, so war das früher: Der Sohn ist halt der Star.«

Genau das war es ja nicht. Es ging nicht um Geschlechterkonkurrenz. Wenn der Verlobte der Mutter auf dem Motorrad stirbt, dann ist natürlich der Bruder der »King«: Er darf, soll keinen Führerschein machen, damit ihm nicht das Gleiche passiert.

Es hat mit ihr nichts zu tun. Schön ist das ja für sie trotzdem nicht. Aber sie muss es nicht mehr persönlich nehmen.

II Was kommt aus der Vergangenheit, was mich nach vorne unfrei macht? – Wo Symptome hinführen können

Du hast mal gesagt, im Symptom zeigt sich die Torschlusspanik des Systems. Was meinst du damit?

Das ist ein bisschen flapsig ausgedrückt. Das heißt: Bevor ein die Familiengeschichte prägendes Ereignis oder eine verdeckte Schuld oder eine ausgeschlossene Person ganz in Vergessenheit gerät, kommen sie durch ein Symptom in der Enkel- oder Urenkelgeneration nochmal ans Licht. Ein Psychiater sagte einmal in einem Kurs, familienbedingte Schizophrenie brauche meist fünf Generationen, bis sie ausbreche.

In Symptomen bündeln sich oft mehrere Schicksale.

Die Frage ist ja beim Aufstellen immer: Was kommt von hinten, aus der Vergangenheit, was mich nach vorn hin unfrei macht? Seien es ein Symptom, Ängste, oder was auch immer.

Um dann zu fragen, was es braucht ...

... damit das Vergangene wieder in den Hintergrund treten kann. Ich mache ja keine Kommunikationsübungen oder Verhaltenstrainings, die auch sinnvoll sein können. Ich schaue mit den Klienten auf ihre Familien- und Beziehungsgeschichten, auf die Kräfte oder Muster, die verhindern, dass sie in der Gegenwart mit ihren Anforderungen realitätsbezogen leben und handeln können. Nach meiner Erfahrung erleichtert das die Klienten, ihre Lösung selbst zu finden.

Manchmal liegt eine Lösung auch ganz nah – wie im folgenden Fall eines Jungen, der stotterte.

10. Geschichte: »Ich stottere nicht mehr für dich«

Als ich noch Lehrerin in der Schule war, hatte ich einen sehr begabten Schüler. Aber er blieb mit seinen Leistungen weit unter seinen Fähigkeiten. Er stotterte. Die Mutter kam zu mir zur Beratung mit der Frage: »Wie kann ich meinem Sohn helfen, dass er den Mut hat, sich nach seinem Schulabschluss zu bewerben?« Er stand kurz vor der Prüfung.

Ich sage zu ihr: »Ich muss Ihnen eine heikle Frage stellen. Ist Ihr Sohn unehelich? Ich habe gesehen, dass in seiner Akte beim Vater ein Strich ist. Kennt er seinen Vater?«

Da guckt mich die Mutter an – wir hatten ein gutes Verhältnis – und sagt: »Ich habe meinen Sohn unehelich geboren, lebe hier in München aber mit seinem Vater zusammen, den ich liebe und der mich liebt. Aber in Ingolstadt ist die Ehefrau meines Mannes mit den Kindern. Die wissen nichts von mir und meinem Sohn. Sein Vater kommt jeden Monat für ein paar Tage hierher nach München, weil seine Firma hier eine Dependance hat. Dann ist er diese Tage bei uns, seiner Münchner Familie. Der Sohn freut sich immer, wenn der Papa da ist. Aber wir haben ihm eingebläut: ›Darüber darfst du nie sprechen!‹«

Eine Woche später kam der Junge selbst zum Aufstellen.

»Stell mal dich und deinen Vater auf.«

Er schaut ganz liebevoll auf den Vater.

Ich frage ihn: »Warum bewirbst du dich nicht, auch wenn du stotterst? Vielleicht ist es gar nicht so schlimm.«

Er darauf: »Aber ein Bewerbungsgespräch ist ja was Öffentliches.«

Ich sage: »Schau deinen Vater an und sag: ›Papa, ich stottere in Liebe zu dir. Du müsstest eigentlich stottern, wenn du nach Ingolstadt kommst und erzählst, wo du warst. Das ist so schwer für dich. Ich bin froh, dass du dich nicht verrätst. Wenn ich stottere, musst du nicht stottern. Aber du freust dich sicher, wenn ich wenigstens beim Bewerbungsgespräch nicht stottere.‹«

Dann sind wir seine Bewerbung noch drei Mal durchgegangen, und im Bewerbungsgespräch kam er kein einziges Mal ins Stottern. Später traf ich ihn bei einem Klassentreffen und er stotterte überhaupt nicht mehr.

»Es ist höchste Zeit, dass ich meine Schwester kennenlerne«

Da hat er mir Folgendes erzählt: »Nachdem ich meine Stelle angetreten habe, habe ich mich mit meinem Vater ›unter Männern‹ in einem Wirtshaus zusammengesetzt. Die Mama durfte davon nichts wissen. Dann habe ich zu meinem Papa gesagt: ›Ich will jetzt keine Angst mehr vor dem Stottern haben. Bitte sprich mit deiner Familie in Ingolstadt. Sie ist doch irgendwie auch meine Familie. Außerdem ist es höchste Zeit, dass ich meine Schwester kennenlerne.‹«

Der Vater sei so verdattert gewesen und habe gesagt: »Ich weiß nicht, ob ich das in meinem Leben schaffe, meiner Frau in Ingolstadt die Wahrheit zu sagen. Aber ich habe ein Testament gemacht. Spätestens wenn ich sterbe, kommt es ans Licht, und dann müsst Ihr euch auseinandersetzen. Im Grab kann es mir dann egal sein.«

Aber für den Sohn war klar geworden, wie loyal er in seinem Stottern mit seinem Vater und seiner Mutter war. Ich weiß nicht, wie das weitergegangen ist.

Also in den Symptomen kommt nochmal etwas Verschwiegenes ans Licht und macht scheinbar merkwürdiges Verhalten oder unerklärliche Symptome »sinnvoll«?

Ja, häufig. Symptome, für die es keine klare medizinische Diagnose gibt, sind für mich immer der Anlass zu fragen: Wo macht das, was im Symptom auftritt, Sinn?

Der jüdische Opa

Ich habe einmal mit den Eltern von einem Jungen gearbeitet, auch er hat gestottert. Der Junge stotterte, und die Mutter fühlte sich schuldig, weil er ihr mal als Baby aus der Hand gerutscht ist. Der Junge stotterte – alle Therapie half nichts.

Ich frage sie: »Wann genau hat denn das Stottern begonnen?«

Sie darauf: »Damals, als sie in der Schule das Dritte Reich durchgenommen haben – da hat es angefangen. Da war er zwölf Jahre alt.«

Was kam heraus? Der Schulunterricht über das Dritte Reich hat ihren Jungen völlig durcheinandergebracht. Er lief heulend aus der Klasse, kam völlig aufgelöst nach Hause.

Ich frage die Eltern, ob denn in der Familie im Dritten Reich etwas passiert sei. Da sagt der Vater: »Mein Opa war Jude. Er ist im Dritten Reich im KZ umgebracht worden. Mein Vater war damals zwölf Jahre alt gewesen. Mir haben sie erzählt, der Opa sei an einem Herzinfarkt gestorben. Erst viel später hat mir meine Mutter heimlich gesagt, was wirklich passiert ist.«

Ich frage: »Weiß Ihr Sohn das denn?«

Er antwortet: »Nein, das will ich ihm nicht sagen. Ich bin ja nur ein Vierteljude, oder bin ich ein halber Jude? Egal – eigentlich bin ich gar kein Jude.«

Und der Junge stottert und läuft im Alter von zwölf aus dem Unterricht über das Dritte Reich. Ich sage dem Vater: »Hier in der Sitzung rechne ich nicht, ob Sie Halbjude oder Vierteljude sind. Hier geht's darum, dass Ihr Opa Jude war und im KZ umgekommen und nicht an einem Herzinfarkt gestorben ist. Das muss Ihr Sohn erfahren. Wenn er das erfährt, dann ist es in der Familie offen ausgesprochen. Dann muss niemand mehr stottern.«

Der Vater ist daraufhin sehr skeptisch und ängstlich: »Was passiert, wenn es ans Licht kommt, vielleicht wird dann mein Sohn gehänselt!«

Ich: »Er muss ja nicht in der Schule verkünden: ›Übrigens: Ich habe einen Uropa, der Jude ist!‹ Aber in der Familie muss es ausgesprochen werden.«

Er hat es dem Sohn zwei Wochen später gesagt. Drei Tage danach hat der Junge aufgehört zu stottern.

11. Geschichte: Wenn die Stimme wegbleibt

Du sagtest, ein Psychiater sagte einmal in einem Kurs, familienbedingte Schizophrenie brauche meist fünf Generationen, bis sie ausbreche. Ist es bei Symptomen auch so, dass du so weit zurückgehst in deinem Suchprozess?

Es ist keine Marotte, wenn wir manchmal zwei, drei Generationen zurückgehen und nicht nur die mütterliche, sondern auch die väterliche Linie aufstellen. Mit Figuren geht das ja auch – in einer Aufstellungsgruppe wären wir schnell um Stellvertreter verlegen, wenn es um ein so großes »Familienpanorama« ginge.

In dem folgenden Fall zum Beispiel habe ich danach gesucht: Wo durfte oder konnte jemand im System etwas Wesentliches nicht aussprechen? Ich habe sowohl in der väterlichen wie in der mütterlichen Linie gesucht.

Eine junge Frau Mitte zwanzig kommt zu mir, weil sie plötzlich die Stimme verloren hat. Sie will Sängerin werden, kann nicht mehr proben und hat wirklich Sorge, dass ihr Lebenstraum platzt.

Was kommt in der Aufstellung heraus? Die Oma des Vaters, also die Uroma der Klientin, wird ledig schwanger. Sie bekommt den Großvater der Klientin angeblich von einem damals sehr bekannten Mann, ich nenne ihn Max. Der ist aber verheiratet, hat eine Frau und eine Tochter. Es wurde erzählt, die Uroma sei mit Max verlobt gewesen. Sie habe auch immer den Ring vorgezeigt, den sie angeblich von ihm zur Verlobung bekommen hat. Das galt in der Familie als seltsame Geschichte. Denn der angebliche Verlobte war ja schon verheiratet. Dieser Mann musste dann in den Krieg und ist als Soldat gefallen.

Die väterliche Linie: Wer ist der echte Vater?

War die Uroma wirklich von diesem Mann schwanger? Der Opa, also der so entstandene Sohn der Uroma, hatte daran Zweifel. Er fand nämlich einen Brief von einem Mann mit anderem Namen, ich nenne ihn mal Daniel, einen Liebesbrief, gerichtet an seine Mutter. Dieser Daniel soll Jude gewesen sein, und der Opa hatte den Verdacht, dass seine Mutter den angeblichen Verlobten Max als Vater angegeben hat, weil sie glaubte, niemals einen Juden als Vater angeben zu können. So hat sie vermutlich stattdessen einen ihr bekannten Mann, den Max, als Verlobten und Vater angegeben. Max war im Krieg gefallen.

Die Uroma war 26 Jahre alt, als sie den Großvater auf die Welt gebracht hat. Sie durfte nie sagen, zu welchem Vater dieses Kind eigentlich hingehört. Die Klientin ist Mitte zwanzig, als sie ihre Stimme verliert.

Die mütterliche Linie: Die Oma ist das Kind aus einer Vergewaltigung

In der Familie der Mutter der Klientin gibt es folgende Geschichte: Die Uroma der Klientin mütterlicherseits war verheiratet und hatte zwei Kinder. Ihr Mann blieb im Ersten Weltkrieg. Sie musste für die zwei Kinder Geld verdienen und ging als Magd zu einem Großbauern. Der Großbauer hat sie vergewaltigt. Sie wurde schwanger und bekam von ihm die Oma. Die wuchs mit den beiden Brüdern auf, die ihre Mutter schon auf den Hof mitgebracht hatte. Als die Oma schon erwachsen ist, erfuhr sie, dass sie nur die Halbschwester ihrer Brüder ist und aus einer Vergewaltigung ihrer Mutter auf dem Hof entstanden ist.

Dieses Wissen hat die Klientin aus ihren beiden Herkunftsfamilien mitgebracht. Ich habe, während sie erzählt, Figuren für die Familienmitglieder zurück bis zu den Urgroßeltern hingestellt. Die Figur für die Klientin stand allen gegenüber.

Ich sage zu ihr: »Nimm eine Figur dafür, dass dir die Stimme wegbleibt, dass du nicht mehr singen kannst, nicht mehr das machen kannst, was du gerne machst. Zu welcher der aufgestellten Personen würdest du sie stellen?«

Sie stellt diese Figur zur väterlichen Urgroßmutter und den Juden und sagt: »Eigentlich könnte ich sie auch zur Oma meiner Mutter stellen.«

Das hieße also: Der echte Uropa auf der väterlichen Seite hatte keine Stimme, und die Uroma blieb stumm angesichts der Vergewaltigung?

Die Uroma musste verstummen. Es braucht etwas Vorstellungsvermögen: Eine Frau wird 1942 schwanger von einem Juden. Das ist nicht erlaubt. Was geht ihr durch den Kopf? »Ich weiß nicht, wie mein Leben weitergeht. Wenn ich ledig das Kind bekomme und noch sagen soll, es ist von einem Juden – das verändert mein ganzes Leben. Und was wird aus dem Juden, was wird aus dem Kind?« Sie fühlt sich radikal ausgebremst, und alle Träume, alles hört auf. Wir haben oft gar nicht im Kopf, was so etwas damals bedeutete.

Die Notlüge, das Kind sei von diesem gefallenen Max, macht es ihr etwas einfacher?

Ja, vielleicht hat sie das gedacht. Wir wissen es nicht. Entscheidend ist: Sowohl väterlicherseits wie mütterlicherseits gibt es ein ähnliches Thema: Es darf etwas nicht ausgesprochen werden.

Was war deine Hypothese?

Wenn dieser jungen Frau die Stimme wegbleibt, ist sie vermutlich verbunden mit jemand, der etwas nicht mehr aussprechen konnte. Ich nehme solche Symptome zunächst wörtlich und schaue, wohin das in der Familiengeschichte führen könnte. Diese Frau konnte in der Folge ihre Ausbildung als Sängerin weitermachen.

12. Geschichte: »Was mache ich falsch?«

Wie viele Mütter plagen sich mit dieser Frage, wenn die Kinder nicht so »wohlgeraten« sind wie die der Freundinnen und Bekannten? Frauen sind immer schnell dabei, sich dann selbst »falsch« und erziehungsinkompetent zu fühlen. In dieser Geschichte schwingt in der Frage »Was mach ich falsch?« eine bald ausgesprochene Schuldzuweisung an den Mann mit.

Wie kurz das gegriffen ist, wird schnell klar. Auch hier steht in der Aufstellungsarbeit die Erfahrung am Anfang, wie die Symptome von Kindern mit den Geschichten beider Eltern und dazu noch der Großeltern verbunden sein können.

Eine Mutter kam und sagte: »Ich arbeite jetzt seit zehn Jahren an mir. Ich habe so viel Therapie gemacht, auch für meine Tochter. Aber meiner Tochter geht es nicht besser. Ich bin so in Sorge. Sie kann nichts entscheiden. Jede Entscheidung macht sie halb verrückt. Sie hat Panikattacken. Sie lebt völlig unter ihren Fähigkeiten und beklagt sich, dass sie gemobbt wird. Dann wirft sie mir vor: ›Wie habt Ihr mich bloß erzogen!‹

Ich frage mich: Was mache ich falsch?«

Welche ersten Sätze hast du dir in diesem Fall gemerkt?

In diesem Fall alle: Die Tochter kann sich nicht entscheiden. Sie wird gemobbt, sie hat Panikattacken. Die Mutter fragt sich: »Was mache ich falsch?«

Ich habe die Klientin gebeten, sich, ihren Mann und die Tochter aufzustellen. Sie stellt auf: Die Tochter stand ganz nah bei der Mutter, schaut aber hinüber zum Vater.

Ich sage: »Die zwei sind ja weit auseinander. Den Vater haben Sie weit weggestellt.«

Sie reagiert sofort: »Da muss ich doch noch etwas sagen ...«

Das ist schon der nächste Schritt. Ich beschreibe, was sie aufgestellt hat, und bei ihr kommt etwas in Gang. Das ist oft so, dass die Klienten schon früh die Lösung sagen, ohne es zu merken.

Meinst du in diesem Fall, dass die »Lösung« oder der Suchprozess in der Beziehung zwischen den Eltern liegt?

Wenigstens war das die Richtung des Suchprozesses – zumal ja die Mutter kam und nicht die Tochter. Sie sagt: »Ich möchte mich von meinem Mann trennen, aber ich kann es nicht. Ich weiß gar nicht warum. Mein Mann ist so schwierig, der fühlt halt nicht, er gibt keinerlei Gefühle zu, er ist so kühl, und vielleicht fühlte sich meine Tochter nie von ihm angenommen. Ich denke, das hat alles mit ihm zu tun.«

Ich sage: »Da bin ich mir nicht so sicher.« Die Tochter schaute ja zum Vater hin.

Was ist da bei dir im Kopf abgelaufen, als du das gehört und das erste Bild der Aufstellung gesehen hast?

Ich mache sehr häufig die Erfahrung: Paare wählen sich immer aus einer gleichen oder sehr ähnlichen Familiengeschichte. Bert Hellinger hat immer gesagt, man verliebt sich innerhalb von fünf Sekunden in einen Menschen und »erkennt« dabei sofort seine ganze Geschichte. Wir wissen dann sofort: Passt er oder passt er nicht. Wir wählen uns unbewusst aus der gleichen Geschichte.

Was hat das mit der Tochter dieser Eltern zu tun?

Kinder mit ihren Problemen sind oft mit den beiden Familiengeschichten der Eltern oder der Großeltern verbunden.

Ich frage die Frau: »Darf ich nach der Geschichte Ihres Mannes fragen?«

Dann sagt sie: Ja, sie habe die Erlaubnis von ihrem Mann.

Die Geschichte des Mannes

Ich frage: »Gibt es in seiner Familie was Besonderes?«

Sagt sie: »Mein Mann hat eine Halbschwester, väterlicherseits.«

Sage ich: »Also der Vater von Ihrem Mann hat mit einer anderen Frau eine Tochter.«

»Ja, die waren nicht verheiratet. Das ging sehr schnell auseinander, und er hat dann meine Schwiegermutter geheiratet. Diese Tochter durfte nie in der Familie auftauchen, und mein Mann hat erst mit zwölf Jahren per Zufall erfahren, dass er diese Schwester hat. Sein Vater hat das Testament so gemacht, dass dieses Kind nie erben kann.«

Was hatte die Klientin über ihre Tochter gesagt? Sie fühle sich gemobbt, immer ausgeschlossen. Wer ist faktisch ausgeschlossen? Die Tante!

Ich sage zur Klientin: »Sie haben Ihre Tochter so aufgestellt, dass sie zum Vater schaut. Wenn ich jetzt die Halbschwester Ihres Mannes rechts neben ihn stelle, was passiert?«

Die Klientin nimmt die Figur ihrer Tochter und stellt sie vor diese Tante. Sie fühlt also selbst, dass diese Tante, von der sie nichts weiß, ihre Tochter anzieht.

Das heißt, deine Hypothese ist, dass die Tochter mit dieser Tante verbunden ist.

Sie schaut unbewusst auf sie. Das reicht aber nicht für eine Lösung. Die Klientin sagt: »Ich verstehe meinen Schwiegervater nicht. Wie kann der so was machen!«

»Na ja, die feine Art ist das nicht«, bemerke ich, »das hat auch eine Wirkung auf die Nachkommen. Aber was bewegt ihn dazu, seine erste Tochter so auszuschließen?«

Sagt sie: »Das Einzige, was ich von der Vergangenheit meines Schwiegervaters weiß, hat mit der Flucht zu tun.«

Früher Trennungsschmerz wird in der ersten Liebesbeziehung oft wiederholt

Ihr Schwiegervater war neun Jahre alt. Der Vater war im Krieg. Die Mutter ist mit ihm und seiner Schwester auf der Flucht. Dabei ging er verloren und ist ein Jahr irgendwo unterwegs gewesen, bis er seine Familie wiedergefunden hat.

Wenn man diese Geschichte hört, bekommt man sofort ein anderes Gefühl für ihn.

Ich sage zu ihr: »Wenn einer so etwas Dramatisches erlebt – ein kleiner Junge, er verliert seine Familie, weiß nicht, wo die sind und ob er sie je wiedersieht –, das brennt sich als Verlusterfahrung in sein Empfinden ein. Diesen frühen Trennungsschmerz hat Ihr Schwiegervater vermutlich in seiner ersten Liebesbeziehung wiederholt.«

Bei ganz vielen, die die Mutter oder den Vater vor allem in den ersten Lebensjahren verlieren, wird dieser Verlust später in der ersten Liebesbeziehung wiederholt.

Ist das eine Hypothese?

Es ist eine Erfahrung. Früher habe ich gesagt: Meistens ist das so. Mittlerweile lasse ich das Wort »meistens« weg. Menschen mit diesem Schicksal haben alle eine erste Liebe, die sie verlieren müssen. Also das tiefe Gefühl, dort, wo ich liebe, verliere ich, wiederholen sie in der ersten Beziehung.

Das wäre dann diese erste Frau des Opas mit der Halbschwester des Vaters? So, als ob man dann alt genug ist, es nochmal auszuhalten?

Ja, so könnte man sagen. Da ihr Mann nicht da war, habe ich es hier belassen. Aber für sie war der Schritt zu verstehen, dass dieser Schwiegervater nicht nur ein Mann ist, der sein Kind aus der ersten Beziehung rauskickt.

Was ist mit dem Verständnis für die Frau mit der Halbschwester?

Da habe ich gesagt: »Stellen Sie sich mal vor, wie es dieser Frau und ihrer ausgeschlossenen Tochter geht? Die wurden einfach weggeschoben.«

Wer zahlt den Preis? Wer hat den Gewinn?

Was ist dann die Dynamik?

Hier ging es darum: Wer hat den Preis bezahlt, und wer hatte den Gewinn? Also den Preis haben die Frau und das Mädchen bezahlt. Den Gewinn hat der Mann der Klientin. Er lebt, weil sein Vater diese erste Frau verlassen hat. Zudem muss er kein Erbe teilen. Der Vater macht ein Testament, in dem dieses Mädchen ausgeschlossen ist. Ihr wird die Zugehörigkeit verweigert. Auch die Schwiegermutter der Klientin hat einen Gewinn. Sie kann als zweite Frau eine Familie gründen.

Wenn diejenigen, die den Preis bezahlt haben, nicht gesehen werden oder nicht den Platz haben, können die Späteren auch den Gewinn nicht nehmen.

Das heißt, deine Hypothese war, dass erst die Enkelin den Preis zahlt, also das Unrecht ausgleicht?

Das ist zu vermuten.

Dieser Ausgleich ist eine andere Grunddynamik in Beziehungen?

Ja, so ist es. Wenn ein Unrecht geschieht, wie hier, wo das Mädchen ausgeklammert wird, drängt das im System nach einem Ausgleich.

In diesem Fall lebt vermutlich die Tochter der Klientin den Ausgleich, indem sie sich fühlt und auch so behandelt wird wie ihre Tante, die Halbschwester des Vaters.

Dieser Ausgleich für solches Unrecht kommt oft erst in der nächsten oder übernächsten Generation: Eine Spätere, eine »Unschuldige«, trägt dieses Gefühl: »Ich darf nicht dazugehören. Ich bin nicht gesehen.« Damit sind wir bei der Tochter, die sich gemobbt fühlt.

Manchmal ist es für alle am besten, man fühlt nichts

Ich sage zur Klientin: »Jetzt ist auch klar, warum Ihr Mann nicht fühlen darf. Wenn er eine Schwester hat, die nicht dazugehört, kann auch er seinen Platz nicht einnehmen.«

Warum?

Weil es so etwas wie eine unbewusste Loyalität mit ihr gibt. Und Gefühle würden in dieser Familie alles in Bewegung bringen, was vom Schwiegervater und auch von der Schwiegermutter unter der Decke gehalten wird. Der Mann der Klientin will loyal sein gegenüber seinem Vater, der die Schwester verschweigt. Und seine Mutter hat es auch schwer: Wie soll sie ihren Mann und ihren Sohn wirklich annehmen können, wenn sie auf die erste Frau und deren Tochter schaut? Dann ist es für alle am besten, man fühlt nichts.

Was bedeutet das für die Tochter?

Sie erlebt einen Vater, der sich schwer tut mit Fühlen und in Anbetracht seiner Halbschwester auch zu seiner Tochter keinen rechten Kontakt aufbauen kann.

Auf meine Bemerkung, dass ihr Mann aufgrund der Vorkommnisse nicht fühlen kann, sagte die Frau: »Mein Mann ist ein Workaholic. In der Arbeit, da ist er ganz da.«

Sie wird ganz still und schaut sich das Bild an. Dann sagt sie: »Wissen Sie, ich gebe meinem Mann oft die Schuld. Aber ich glaube, er ist gar nicht schuld. Irgendwie sehe ich das alles jetzt etwas anders.«

Das war für sie ein großer Aha-Effekt.

Die Geschichte der Frau – Warum wählt sie einen Mann, der nichts fühlt?

Nach der Arbeit zur Geschichte ihres Mannes sage ich zur Klientin: »Die andere Frage ist: Warum haben Sie einen Mann gewählt, der nicht fühlt? Was ist Ihre Geschichte?«

Du gehst mit der Hypothese, dass sie jemanden gewählt hat, der zu ihrer Geschichte »passt«?

Ja, genau. Jetzt hat sie ihre Herkunftsfamilie aufgestellt.

Sie ist Einzelkind. Sie stellt ihre Eltern weit auseinander und sich selbst so, dass sie beide Eltern sehen kann. Ich erinnerte mich an ihren Satz am Anfang der Stunde: »Ich weiß nicht, ob ich gehen oder bleiben soll.«

Ich sage: »Na ja, Ihre Eltern sind weit auseinander, könnten wir die auch zueinander stellen? Ihre Eltern haben sich ja nicht getrennt.«

Sie: »Nee, nee, die müssen so weit auseinanderstehen.« Dann, kurz darauf: »Ich habe immer gedacht, das wäre besser gewesen, wenn sie sich getrennt hätten.«

Dann lacht sie: »Ich bin wie meine Mutter. Ich trau mich ja auch nicht.«

Warum steht der Opa so weit weg?

Mir ging durch den Kopf: Was passiert hier wirklich?

»Stellen Sie doch mal die Eltern Ihres Vaters, Opa und Oma, dazu«, bitte ich sie.

Sie stellt Oma und Opa hinter dem Vater auf, auch weit voneinander entfernt.

Ich denke nur: Das kommt mir bekannt vor!

Woher?

Ich war mir noch nicht sicher, aber wenn die Großeltern so weit auseinanderstehen, beginne ich nach dem Grund dafür zu suchen.

Sie sagt: »Den Opa kenn ich gar nicht.«

»Warum kennen Sie ihn nicht?«

Die Oma wurde 1943 mit dem Vater der Klientin schwanger.

Auf meine Frage: »War der Opa vorher schonmal verheiratet?«, sagt sie »Nein«.

Ich frage: »Hat sie den Opa schon länger gekannt?«

»Nee, nee, nee – ach wissen Sie, da hat man nicht drüber geredet. Sie war schon schwanger bei ihrer Heirat.«

Ich frage sie: »Warum steht der Opa so weit weg?«

Daraufhin erzählt sie: »Mein Opa ist schwer traumatisiert aus dem Krieg zurückgekommen. Er hat nur noch getrunken. Die Oma hat sich daraufhin getrennt – ein halbes Jahr nach seiner Rückkehr.«

Der Opa ging also weg, und von ihm wurde nie mehr geredet.

Ich sage zu ihr: »Schon wieder Ausschluss. Es macht mich ein bisschen stutzig, dass die Oma sich nach einem halben Jahr von dem Mann trennt, der aus dem Krieg zurückkommt. Der ist Alkoholiker geworden, das ist schlimm. Aber trotzdem: Trenne ich mich so schnell? Immerhin waren sie ja verheiratet!«

Ich stelle den Opa neben die Oma.

Da sagt sie: »Jetzt fällt mir noch was ein: Die Oma hat einen Mann aus dem Dorf sehr gemocht. Aber den durfte sie nicht heiraten.«

Ich wähle eine Männerfigur aus, gebe sie ihr und sage: »Dann stellen Sie mal diesen Mann mit dazu. Wo würden Sie den hinstellen?«

Die Klientin sucht mit der Figur in der Hand: »Also dann muss der Opa wieder weg.«

Sie stellt den Opa wieder weiter weg und den Mann auf den Platz des Opas.

Ich sage: »Wissen Sie, was Sie gemacht haben? Sie stellen diese Liebe auf den Platz des Opas, und Sie haben gesagt, die Oma war schon schwanger, als sie geheiratet hat?«

Dann liegt es ja nahe, dass das Kind nicht vom Opa, sondern vom Mann im Dorf ist.

Das konnte ich nicht ohne weiteres sagen. Die Klientin musste erst innerlich überprüfen, wohin ihr Vater gehört.

Ich bitte sie: »Nehmen Sie die Figur Ihres Vaters in die Hand« und frage: »Wo würde Ihr Vater jetzt stehen? Neben der Liebe der Oma oder neben dem Opa?«

Sie probiert und sagt dann: »Wenn ich ihn neben die Liebe stelle, wird mir ganz warm.«

»Mein Vater hatte da keinen richtigen Platz mehr«

Dabei habe ich es belassen und gesagt: »Es könnte sein, dass Ihr Vater einen anderen Vater hat, dann wäre wieder erklärbar, warum die Oma sich so schnell vom Opa trennt. Denn dann war er ja nur eine Notlösung und die falsche Wahl.«

Da lacht sie und sagt: »Meine Tochter kann sich nie entscheiden. Ich glaube, meine Oma hat sich falsch entschieden! Wenn das so ist, dann wäre es ja eine doppelt falsche Entscheidung. Ihre Liebe nimmt sie nicht, und beim Opa will sie nicht bleiben.« Die Frau wird ganz ruhig und sagt: »Einen Satz meiner Tochter habe ich Ihnen gar nicht gesagt. Sie sagt immer: ›Am besten ist, ich heirate mal nicht.‹«

»Ja, vielleicht sagt sie das im Blick auf Ihre väterliche Oma«, antworte ich. »Im Blick darauf könnte der Satz Sinn machen. Jedenfalls der Vater Ihres Vaters, wenn er es denn ist – zumindest trägt er dessen Namen –, wurde ausgeschlossen.«

Dann erzählt die Klientin: »Die Oma hat dann wieder geheiratet und mit dem neuen Mann vier Kinder bekommen. Mein Vater hatte da keinen richtigen Platz mehr. Er hat zwar in der Familie gelebt, war aber immer wieder mal im Internat oder zeitweise bei einer Tante.«

Ich frage: »War Ihr Vater beruflich erfolgreich?«

»Nicht wirklich«, sagt sie. »Er hat gearbeitet und gearbeitet, aber hatte nie den vollen Erfolg.«

Sage ich: »Wie soll er auch Erfolg haben? Sein Vater wird Alkoholiker und fällt ganz raus aus der Familie. Ihr Vater will vielleicht alles gut machen und arbeitet und arbeitet. Gleichzeitig sagt die innere Stimme der Solidarität und Verbundenheit mit seinem Vater: ›Ich werde auch nie erfolgreich sein, Papa, dann kann ich dir nahe bleiben.‹«

Das heißt, deine erste Hypothese war: Er will dem Vater nah sein, indem er auf Erfolg verzichtet.

Ja. Also einerseits will er ihm gegenüber loyal sein. Dieser Vater hat ihn ja aufgezogen. Andererseits hatte er möglicherweise einen anderen Vater, der ausgeschlossen wurde. Also war die zweite Hypothese: Wenn das stimmt, kann er auch hier den Erfolg nicht leben, weil er verbunden ist mit seinem leiblichen Vater.

Reflexion:

Können wir hier mal einen Zwischenstopp machen? Ich stelle mir gerade vor, wie viele Stellvertreter man da gebraucht hätte, wenn man es mit Menschen aufgestellt hätte.

Die Aufstellung mit Figuren hat den Vorteil, dass wir sehr umfassend auf die Familie schauen und alle Generationen berücksichtigen können. Figuren werden nicht müde. Und die Klienten können das gesamte Panorama ihres Familiensystems überblicken.

So kann ich, wie in diesem Fall, erst die Gegenwartsfamilie aufstellen lassen, dann die Herkunftsfamilie mit der mütterlichen und väterlichen Seite und – wenn erlaubt – auch die Seite des Mannes noch abbilden.

Kommen die Figuren alle auf den Tisch?

Ja, Schritt für Schritt.

Das ist ja dann ein sehr komplexer Suchprozess, um die wesentlichen Zusammenhänge im Blick auf das Anliegen der Klientin herauszuschälen.

Ja, aber es bleibt eben sehr übersichtlich, auch wenn es verwickelt ist. Die Klientin kann Schritt für Schritt alles miterleben.

Wenn man diesen Ablauf etwas schematisch beschreiben sollte, wäre es also:

1. *Die erste Grundaufstellung erfolgt anhand des Anliegens (mit Ergänzungen und möglichen Umstellungen).*
2. *Die Eltern werden aufgestellt, und die Klientin steht vor den Eltern.*
3. *Die väterliche und mütterliche Linie wird dazugestellt.*
4. *Das heißt, die für die Familiengeschichte nötigen Figuren, also Großväter und Urgroßmütter, Tanten/Onkel – das gesamte für diese Klientin und ihre Familiengeschichte nötige Repertoire wird im Gesprächsverlauf dazugestellt.*

Das ist natürlich etwas schematisch. Jede Aufstellung hat ihre eigene innere Logik. Aber ja: Das sind meine Grundpfeiler in der Arbeit.

In unserem Fall, den ich gerade schildere, haben wir dann mit der mütterlichen Linie der Klientin gearbeitet. Denn es geht ja noch immer darum, warum sie diesen ihren Mann geheiratet hat, obwohl er so wenig fühlt und nur arbeitet.

Ich frage: »Was ist mit Ihrer Mutter?«

Sie sagt: »Die war immer schwierig. Mein Vater war ihr nie gut genug. Meine Mutter hat immer an ihm herumgemäkelt. Das war oft schlimm.«

»Gut«, sage ich, »wir schauen mal, was da los ist.«

In diesem System hat jede Frau das Gefühl: Ich habe den falschen Mann genommen

Die Oma mütterlicherseits heiratete den Opa. Der Opa kam aus Rumänien. Er wurde in ihrer Familie nie anerkannt. Er war halt ein Flüchtling – ist nix, hat nix. Er ist Lehrer geworden. Aber es hieß immer, das hat er nur dank der Familie der Oma und durch die Heirat mit ihr geschafft. Die Ehe von Oma und Opa war immer schwierig. Die Oma hat ihn immer klein gemacht. So erzählt die Klientin.

Bei ihrer Mutter ist es dann so: Sie heiratete ihren Vater, obwohl sie sich eine bessere Partie gewünscht hätte und auch hätte haben können. Aber die »bessere Partie« hatte die falsche Konfession, er war katholisch – das hat die Familie nicht erlaubt.

Ich sage zu ihr: »Die väterliche Oma hat einen Mann geliebt, den sie nicht heiraten durfte, die mütterliche Oma heiratet einen Mann, der als Flüchtling nicht akzeptiert war, und Ihre Mutter liebt einen Mann mit der falschen Religion und heiratet so einen anderen. Und was machen Sie? Sie überlegen immer, ob sie sich trennen sollen oder nicht. Willkommen im Club. Hier hat jede Frau das Gefühl: Ich habe den falschen Mann genommen.«

Da lacht sie schallend und sagt: »Wissen Sie was? Als Kind habe ich immer die Märchen geliebt, in denen ein Mädchen am Schluss den Prinzen kriegt. Auf den warte ich bis heute.«

Wie es im Märchen so ist, es endet fast immer mit einer Illusion. Vielleicht konnte die Frau ihren Mann jetzt mit ihren eigenen Augen ansehen und nicht mit den Augen der Omas.

Reflexion:

Das ist ja ein Ziel des Familienstellens, dass wir mit den eigenen Augen auf unser Leben schauen und nicht mehr mit den Augen der Früheren.

Was ist mit den Symptomen der Tochter am Anfang dieser Geschichte, die sich nicht entscheiden kann, Panikattacken hat und sich gemobbt fühlt? Du hast ja nicht mit ihr gearbeitet und kannst nicht wissen, wie sie aufgestellt hätte. Was wären hier deine Hypothesen?

Es sieht so aus, als würde die Tochter die Schwester ihres Vaters vertreten und im Mobbing etwas erleben und fühlen wie ihre ausgeklammerte Tante.

Auch der Vater ihrer Mutter, ihr Opa, hatte nach der Trennung seiner Mutter von seinem Vater keinen rechten Platz mehr. Wenn die Tochter sich nicht entscheiden kann, schaut sie vielleicht auf die Oma mütterlicherseits und die beiden Uromas, die das Gefühl hatten, sie hätten die falschen Männer gewählt.

Die Panikattacken – das wissen wir von den gegebenen Informationen nicht – verweisen vielleicht auf das, was der »Alkoholiker«, der Vater ihres mütterlichen Opas, im Krieg erlebt hat.

Das ist etwas kompliziert, zumal ja die Tochter nicht zugegen war.

Ja, natürlich, wenn sie da gewesen wäre, wären das meine Hypothesen für die Arbeit mit ihr gewesen.

Die Frage ist immer, wo und bei wem würden die Symptome Sinn machen, also eine notwendige Reaktion auf die Ereignisse darstellen.

Kinder sind in ihren Symptomen so »treu«, entweder in der einen Ahnenlinie oder der anderen oder in beiden. Sie bringen in den Symptomen nochmal etwas Verdrängtes ans Licht, was in der

Familie im weiteren Verlauf schmerzliche Folgen hatte und durch die Verdrängung nicht heilen konnte. Die Kinder und Kindeskinder bringen – verschoben – die Ausgeschlossenen wieder herein.

Was war dein Fazit aus der Arbeit mit dieser Frau? Sie kam ja mit der Frage: Was mache ich falsch?

Vor allem konnte ich ihr sagen: »Sie sehen, Sie sind nicht schuld, Ihr Mann ist nicht schuld.« Das allein bringt schon eine Veränderung. Das entlastet oft schon. Die Frau schaut jetzt anders auf sich, ihren Mann und ihre Tochter.

13. Geschichte: Hauterkrankung – Die »ätzende« Oma

Du sagst, wem wir existenziell etwas verdanken, der muss erwähnt werden. Wie sieht es mit Traumata oder traumatisierenden Ereignissen in der Familie aus?

Vor Jahren kam eine junge Frau zu mir. Sie hatte geheiratet. Aber seit sie verheiratet war, hatte sie mit ihrem Mann nicht geschlafen. Vor der Heirat war alles wunderbar. Am Tag der Hochzeit bekommt sie einen Ausschlag am ganzen Körper. Er kann sie nicht einmal mehr berühren.

In einer Beratung, die sie daraufhin machte, hatte man ihr gesagt, sie wolle den Mann gar nicht und das wolle sie sich nicht eingestehen – deshalb der Ausschlag.

Sie kommt zu mir und sagt als Erstes: »Ich liebe meinen Mann, ich will mit ihm schlafen. Wir hatten tollen Sex vorher, und ich wollte ihn auch heiraten.«

Was kam heraus?

»Die Mama meiner Mutter war ätzend«, sagt sie, »eine so harte Frau.« Diese Oma war die einzige Überlebende von acht Kindern.

Ich sage: »Das stellen Sie sich mal vor. Warum sterben die alle?«

Darüber hat man in der Familie nicht geredet.

Ich stelle der Frau viele Fragen zu ihrer Familie. Schließlich erzählt sie etwas sehr Wichtiges: Ihr Urgroßvater war Berufssoldat im Ersten Weltkrieg. Er heiratete die Oma 1915, als er schon als Soldat im Krieg war. Die Oma wurde schwanger. Dieses erste Kind starb ebenso wie alle sieben Kinder danach. Auf die Frage, woran die gestorben sind, wurde immer geantwortet: »Da redet man nicht drüber.«

Ich sage: »Was war früher oft der Grund, wenn so viele Kinder früh gestorben sind? Syphilis.«

Sie wird ganz rot, als ich das sage, und erzählt: »Ja, das habe ich schließlich erfahren. Die Uroma wurde vom Urgroßvater mit Syphilis angesteckt, und sieben Kinder sind deswegen gestorben.«

»Wir hatten eine wunderbare Nacht«

Was macht jetzt die Urenkelin? Sie heiratet und kriegt genau am Hochzeitstag den Ausschlag, sodass der Mann sie nicht mehr berühren kann. Sie ist in tiefer Verbindung mit ihrer Uroma. Hätte die Uroma in der Hochzeitsnacht nicht mit ihrem Mann geschlafen, wäre das Tragische nicht geschehen.

Ich sage zu ihr: »Was glauben Sie, wie die Oma sich freut, dass sie so treu sind.«

Da lacht sie lauthals und sagt: »Da haben Sie auch wieder recht. Ich bin so richtig froh, dass mein Mann nicht beim Militär ist.«

Drei Tage später rief sie mich an: »Wir hatten eine wunderbare Nacht.« Der ganze Ausschlag war weg.

Hast du da überhaupt eine Aufstellung gemacht? Es hört sich so an, als hätten deine Fragen schon gereicht?

Ich hatte zwar zusammen mit meinen Informationsfragen die Figuren für alle, die zur Familie gehören, aufgestellt. Aber das Entscheidende war die Syphilis-Geschichte und ein Verständnis für die Oma. Manchmal reicht eine entscheidende Familieninformation und die Einsicht, was sie mit der Klientin und ihrem Problem oder Symptom zu tun hat.

Sie bringt das Schicksal von Uroma und Oma nochmals in den Blick als etwas, was vorbei ist. Zudem ist die Oma nicht mehr nur die »ätzende«. Die Mutter hatte immer gesagt: »Meine Mutter hat keinen Funken von Liebe.« Die Oma war zwar da, aber sie war mit ihrem Schicksal als einzig Überlebende von acht Kindern nicht mehr ausgeschlossen. Jetzt kommt sie und das Geschehen in ihrer Familie durch die Enkelin in den Blick. Im Grunde brauchte es hier keine Aufstellung.

14. Geschichte: Tiefflieger oben, ein totes Baby unten – Was sich hinter einem Tick verbergen kann

Ein anders Beispiel für diese Ängste, die aus dem Familiensystem weitergetragen werden:

Ich hatte einmal einen Schüler in meiner Klasse. Der sollte bei uns aus der Schule entlassen werden, weil man gesagt hat, er sei ein Kasper und mische die Klasse auf. Er fing bei allen ernsten Themen im Unterricht zu lachen an, speziell in Geschichte und Ethik, machte Faxen und hatte den Tick, mit dem Kopf nach oben und unten zu schlenkern.

Im Beratungsgespräch sagt seine Mutter zu mir: »Ich weiß nicht, warum er solche Schwierigkeiten macht. Er hat es doch gut. Wir tun alles für ihn.«

Ich sage: »Kinder greifen manchmal unbewusst Ereignisse aus der Familiengeschichte auf. Was ist in Ihrer Familie geschehen?«

Da kommt sie ins Erzählen: »Meine Mutter tut mir schon leid. Die war manchmal so depressiv – kein Wunder bei der schrecklichen Mutter. Meine Oma ist so schrecklich, die ist kälter als ein Eisschrank, die fühlt gar nichts. Die war furchtbar, die hat nie ein Kind in den Arm genommen – deshalb geht's mir auch so schlecht.«

Ich frage genauer nach der Oma und stelle Figuren für ihre Mutter und Oma auf den Tisch. Die Oma war verheiratet, der Opa war im Krieg. Die Oma musste mit ihren zwei Kindern, zwölf und zehn Jahre alt, fliehen. Nach dem Krieg wurde die Mutter der Klientin geboren, so hat es die Klientin erzählt.

Dann sagt sie plötzlich: »Ach, da gab es noch einen kleinen Jungen.«

Ich frage nach: »Was ist mit ihm passiert?«

Wusste sie das vorher? Oder glaubst du, dass ihr das beim Aufstellen eingefallen ist? Du sagst ja, dass beim Aufstellen erst Kanäle zu einem bisher vergrabenen, vorbewussten Wissen geöffnet werden?

Genau so war es hier. Etwas Abgespaltenes wurde plötzlich zugänglich.

Die Oma musste mit den beiden Kindern fliehen und bringt auf der Flucht ein Kind zur Welt.

»Was wird aus dem Kind?«, frage ich.

»Das Kind gibt es nicht. Es war eine ganz schlimme Flucht. Der Flüchtlingstreck wurde von Tieffliegern beschossen. Ein Splitter tötete das Baby in ihrem Arm«, erzählt sie. »Alle liefen weg und suchten Deckung.«

Die Oma musste dieses Kind auf dem Boden ablegen, der Boden war gefroren. Sie konnte das tote Kind nicht begraben. Aber die Oma hat das nicht ausgehalten. Als die Gefahr durch die Tiefflieger für eine Weile vorbei war, rannte sie zurück, wollte ihr totes Kind aufheben und an einer anderen Stelle begraben. Aber sie hat es nicht geschafft: Die Tiefflieger kamen zurück. Der Treck war unterdessen mit ihren zwei Kindern weitergezogen. Es dauerte ein halbes Jahr, bis sie ihre beiden Kinder wiedergefunden hatte.«

Dann kommt der Vater aus dem Krieg und bringt das Schwere mit

Ich habe überhaupt nichts gesagt, während sie das erzählt. Dann stelle ich für das kleine Kind und die zwei Jungen Figuren zur Oma, schaue die Klientin an und sage: »Wenn Sie Ihre Oma in dieser Situation anschauen, dann wird alles verständlich. Dieser Schock, diese Panik. Das tote Kind im Arm. Sie kann es nicht begraben. Sie kann doch nie mehr fühlen. Das ist dann der ›Eisschrank‹. Und wie geht es den zwei Jungen, wenn die Mutter verschwindet, um dieses Kind zu begraben, und sie verlieren sie? Wenn sie dann ein halbes Jahr nicht wissen, ob sie die Mutter jemals wiedersehen? Sie werden vielleicht denken: ›Das tote Baby war ihr wichtiger‹, und vermutlich sind sie ihr erstmal böse. Gott sei Dank sind nach dem Krieg alle wieder zusammengekommen.«

Ich sage weiter: »Stellen Sie sich das vor: Dann kommt noch der Vater, der im Krieg war, zurück und bringt das Schwere mit, was er erlebt hat. Die müssen doch alles verdrängen. In diesem Klima kommt Ihre Mutter auf die Welt.«

Da sagte sie: »Das war wie so eine Versöhnung. Ein neues Kind, als ob es wieder eine Hoffnung gibt.«

Sage ich: »Aber wie soll denn die Oma je nochmal ein Kind mit Liebe und Freude in den Arm nehmen, wie kann Ihre Mutter je noch die Nähe ihrer Mutter empfinden? Und was ist mit all den schmerzhaften Gefühlen der Oma?«

Jetzt wird plötzlich klar: Die Depression ihrer Mutter hat nicht allein mit der Kälte der Oma zu tun. Diese Depression ist die nicht gelebte Trauer der Oma. Sie war im Schock und konnte nie trauern. Sie musste ja funktionieren, ihre Söhne suchen. Da war kein Platz für Trauer. Das trägt dann Ihre Mutter.

Nach einer kleinen Pause sagt die Frau: »Jetzt verstehe ich auch, warum meine Mutter so ängstlich ist. Ich habe mich immer so aufgeregt: Wenn ich ein bisschen später von der Schule gekommen bin, wenn ich mal weggegangen bin: Meine Mutter hat nur gebangt, dass ich nicht zurückkomme. Jetzt verstehe ich das, wenn ich auf ihre Brüder im Krieg schaue.«

Und warum verhält sich der Junge so auffällig in der Schule? Was ist mit seinem Tick?

Dieser Tick hält die Situation auf der Flucht der Oma, der Uroma des Jungen, gewissermaßen fest: das Hochschauen zu den Tieffliegern und das Zum-Boden-Schauen zum toten Baby. Als müsste endlich ans Licht kommen, was die Oma zum »Eisschrank« gemacht hat, damit man mit ihr und den Folgen für die nächsten Generationen mitfühlen kann.

Darum geht es immer: Wir dürfen etwas sehen, was bisher als Schmerz, als Schuldgefühl, als Geheimnis, in seiner Zugehörigkeit unterdrückt war.

Reflexion:

Wenn auffälliges Verhalten auf etwas Unbewältigtes in der Vergangenheit hinweisen kann, was ändert das konkret? Kommen Menschen dadurch auch wieder in Verbindung mit sich selbst, weil ihr »komisches« Verhalten für sie selbst verständlich und erklärbar wird?

Ja, und wir können die Ereignisse da lassen, wo sie hingehören: in die Vergangenheit. Der Blick auf unser Leben ist nicht mehr getrübt, und der Blick in die Zukunft ist in bestimmter Hinsicht wieder offen.

»Die Oma ist ein Eisschrank.« Oder: »Mein Opa war ja ein Klotz.« Oder: »Mein Vater ist ein Arschloch, ein Depp« – nach einer Aufstellung kann man so etwas nicht mehr sagen. Diese Menschen können anders und neu gesehen werden.

Das ändert ja auch das Selbstbild des Aufstellenden. Wie ging es in diesem Fall weiter? Konnte der Junge auf der Schule bleiben?

Ich habe dann nicht mehr mit der Mutter gesprochen, aber ihr Mann kam später in meine Beratung, weil der auch eine schwere Kriegsgeschichte in der Familie hat. Bei dieser Gelegenheit hat er gesagt: »Meine Frau ging zum ersten Mal mit einem schönen Blumenstrauß aufs Grab ihrer Oma. Unseren Sohn hat sie mitgenommen. Das hat mich schon verwundert.«

Ich konnte durchsetzen, dass er an der Schule bleiben kann, und er hat sich sehr beruhigt.

15. Geschichte: Woher kommen die »schmerzenden Hände«?

In vielen Symptomen kommen ganz gravierende existenzielle Dinge ans Licht. Es ist, als würde ein System darauf drängen, dass existenziell bedeutsame Ereignisse mit den jeweils Beteiligten endlich wahrgenommen werden. In diesem Fall geht es darum, »Täter« und »Opfer« zu erkennen – ohne darüber zu urteilen.

Diese Geschichte kommt aus einem Seminar in der Schweiz. Ich habe dort mit einem jungen Mann gearbeitet.

Er sagt: »Ich habe solche Schmerzen in den Händen, ich kann kaum noch arbeiten.«

Er war Schreiner und hatte Angst, seine Hände bald gar nicht mehr gebrauchen zu können. Die Ärzte sagten, er habe nichts.

Ich frage: »Was würde passieren, wenn dein Symptom sich verschlimmern würde?«

Der junge Mann sitzt da und sagt: »Es tut immer mehr weh, die Hände verkrampfen sich immer mehr. Die ziehen sich wie zu einer Klammer zusammen.«

Wie er mit verzerrtem Gesicht diese Hände zeigt und sagt, die Hände würden sich zu einer Klammer zusammenziehen, bekomme ich ein Bild: Es sieht aus, als wollen die Hände jemanden erwürgen.

Wo könnte dieses Bild hingehören, habe ich mich gefragt.

Ich gucke ihn an und sage: »Gibt es in deiner Familie dieses Phänomen mit den Händen schon?«

Er sagt: »Nein, in meiner Familie hat noch niemand etwas mit den Händen gehabt.« Er hat nicht gelogen. So verdrängt man ja.

Daraufhin sage ich: »Gut, dann stell mal auf. Dich, deinen Vater, deine Mutter, deine Großeltern, ...«

Ich gehe jetzt nur auf die Figuren ein, die für das Folgende wesentlich sind.

Er stellt sich auf, seinen Vater in etwas Entfernung mit dem Rücken zu ihm vor sich und den Opa etwas weiter entfernt auch mit dem Rücken zu seinem Vater. So stehen die Männer in einer Reihe hintereinander. Er schaut auf seinen Vater, der guckt auf seinen Vater, der Opa schaut in die Ferne. Mit diesem Bild war für mich klar: Das Problem mit seinen Händen hat was mit der Vater-Familie zu tun. Ich frage: »Was ist bei deinem Vater?«

»Der war Schreiner. Er hat die Finger verloren. Er hat zwei Finger in der Kreissäge verloren, aber er hat so gute künstliche Finger bekommen, dass er weiterarbeiten konnte. Ich hab das ganz vergessen.«

Was war deine erste Idee?

Ich dachte, in den Schmerzen wäre er vielleicht mit seinem Vater verbunden, aber dadurch, dass er sagte, dass die verlorenen Finger für seinen Vater nie ein Thema waren, habe ich weitergesucht.

Den Opa hatte er so aufgestellt, dass er von den anderen Personen wegschaute.

Ich frage mich: Warum schaut der Opa weg? Wo schaut er hin?

»Stell mal eine Figur für diese Geschichte mit deinen Händen auf.«

Er nimmt eine Männerfigur, sucht, und stellt sie genau dem Opa frontal gegenüber. Der Opa schaut da drauf. Und in dem Moment, als er das so hinstellt, frage ich: »Was passiert jetzt?«

Sagt er: »Jetzt muss sich mein Vater wegdrehen.«

Die Rache des Opas am Nazi, der ein Kind zu Tode prügelt

»Und was ist mit dir, willst du dich auch wegdrehen?«

Er darauf: »Nein, da muss ich hinschauen.«

»War dein Opa im Krieg?«

»Direkt natürlich nicht«, sagt er, »aber er war im Zweiten Weltkrieg an der Grenze, als Grenzpolizist.«

Da ich schon viel in der Schweiz gearbeitet habe, weiß ich, dass die Grenzer oft die Aufgabe hatten, im Krieg die Grenze zu schützen und zu verhindern, dass Juden in die Schweiz reinkommen.

Ich frage ihn: »Ist da einmal was passiert?«

Dann wird er ganz lange ruhig. Er wirkt wie weggetreten und sagt dann: »Das hat mir der Opa mal erzählt. Er war mit einem Freund auf Patrouille und sieht, dass auf der Brücke, die sie bewachen sollen, eine jüdische Familie steht. Sie können sie nicht reinlassen. Sie müssen sie zurückschicken und müssen zusehen, wie drüben drei Männer von der Gestapo sie zusammenprügeln. Und sie sehen, wie das Kind der Familie dabei stirbt. Der Opa hat erzählt, sein Freund und er seien in der Nacht über die Grenze und haben den Gestapomann, der dort Wache hatte, erwürgt.«

Die ganze Arbeit mit ihm war jetzt nur noch eine Frage: »Kannst du sehen, was dein Opa aus Verzweiflung, dass er nicht helfen konnte, da gemacht hat? Er hat einen Mann erwürgt. Jetzt macht es Sinn, warum du in deinen Händen spürst, was du vorhin mit deinen Händen gezeigt hast.«

Das hat ihm sofort eingeleuchtet.

»Was kann ich tun?«, hat er gefragt.

Ich sage: »Geh auf den Friedhof zum Grab vom Opa. Bring irgendetwas für diesen Nazi hin und lege es auf das Grab.

Darauf sagt er: »Ja, jetzt merke ich, wie ich innerlich ruhig werde. Sieglinde, ich bin so froh. Ich hab das nicht gesagt, aber ich hatte immer Angst, ich könnte mal zum Mörder werden. Wenn etwas ist, was ich als ungerecht empfinde, raste ich komplett aus. Vielleicht quält mich das jetzt nicht mehr.«

16. Geschichte: Der erschöpfte Sohn und die überpenible Mutter

Ein Mann kam zu mir in die Beratung. Er war komplett erschöpft, das Herz tat ihm weh, er konnte nicht mehr. Er hatte sich rundum medizinisch untersuchen lassen, aber die Ärzte haben nichts gefunden. Einer sagte sogar, er simuliere. Deswegen kam er jetzt zu mir. Er wollte wissen, ob es vielleicht einen seelischen Hintergrund für seine Beschwerden gibt.

Mir kam sofort die Frage: »Wer ist so erschöpft in Ihrer Familie?«

Er sagt: »Die Männer in meiner Familie sind alle so tüchtig. Ich mach das Gegenprogramm, ich lebe die Erschöpfung.«

Ich warte, was die Aufstellung für ein Bild ergibt. Ich lasse ihn also aufstellen.

Er sagt dabei: »Mit dem Vater hab ich's ganz gut, meine Mutter ist schwierig, die ist übertüchtig. Da muss immer alles perfekt sein. Das bin ich nicht, und das kann ich auch nicht.«

»Wählen Sie eine Figur für die Perfektion Ihrer Mutter. Wo würde die hingehen?«

»Dafür brauche ich mehrere Figuren.«

»Sie können wählen, wie Sie wollen.«

Er nimmt drei kleine Kinderfiguren und stellt sie zu seiner Mutter.

»Wer ist das?«, frage ich.

»Das weiß ich nicht. Aber es schaut so schön aus«, sagt er.

»Geht es Ihnen besser, wenn die da so stehen?«

»Bei den Kindern geht es mir gut«

»Nein«, sagt er, »auch wenn Sie mich jetzt auslachen. Ich nehme meine Figur und gehe zu den Kindern. Da geht es mir gut.«

Daraufhin denke ich laut vor mich hin: »Wer sind diese Kinder? Warum gehen Sie dorthin? Dort kann ja nicht Ihr Platz sein? Aber vielleicht gibt es ja bei Ihrer Mutter jemanden? Fehlen da Kinder?«

»Nein«, sagt er. »Da weiß ich nichts. Da war alles ganz normal.«

Wenn ein Klient das so sagt, dann nehme ich das zunächst so. Es fehlte uns Faktenwissen.

Hattest du eine Vermutung?

Meine Vermutung war: Wenn die Mutter so überperfekt ist und für sie alles so genau sein muss, steckt etwas dahinter.

Was heißt das: »Es steckt etwas dahinter«?

So etwas wie: Ich darf nichts falsch machen, ich darf nicht schuldig werden. Das ging mir durch den Kopf. Warum stellt er drei Kinder hinter die Mutter? Sind es vielleicht tote Geschwister? Oder ist der Oma im Zusammenhang mit Kindern etwas passiert? Gibt es da vielleicht Schuldgefühle?

Warum ziehst du in Erwägung, dass mit der Oma etwas sein könnte?

Weil er von der Topografie der Aufstellung her die drei Kinder hinter die Mutter hingestellt hat, wo normalerweise der Platz der Oma wäre.

Hinter der Mutter steht die Großmutter – normalerweise?

Ja, so ist es. Wenn ich einfach von der Generationenfolge ausgehe, dann stehen Eltern hinter den Kindern.

Drei Kinder: unterernährt, erstickt, ertrunken

Dem Mann fehlten also Fakten. Aber er fühlte wohl, dass er da etwas Wichtiges nicht wusste. Da hat er kurzerhand draußen seine Mutter angerufen. Nach zehn Minuten sitzt er wieder bei mir, ganz ruhig und sagt: »Meine Mutter hatte, bevor sie geboren wurde, drei Geschwister, die früh gestorben sind.« Die Oma hatte in einen Bauernhof eingeheiratet und da hieß es dann: »Die ist keine gute Bäuerin, die ist zu schwach. Die ist so schwach, dass die Kinder sterben.« Die Mutter habe dann weiter am Telefon erzählt: »Ich glaube, meine Mutter hat sich immer schuldig gefühlt. Bei dem einen Kind konnte sie nicht mehr stillen. Dann hat es Kuhmilch gekriegt und die nicht vertragen. Bei dem anderen Kind war's eine Erkältung. Da hat sie gesagt: ›Das wird schon wieder‹, und das Kind ist am eigenen Schleim erstickt. Das dritte Kind ist ertrunken.«

Daraufhin sage ich: »Stellen Sie sich das mal vor. Wie muss es Ihrer Oma da gegangen sein? Wie muss es Ihrer Mutter gegangen sein, als einzig überlebendes Kind? Mit dem, was den Kindern vor ihr passiert ist? Wer ist eigentlich erschöpft? Wem tut eigentlich das Herz weh? Und: So viel ist sicher: Welche Chancen auf Wärme und Zuneigung hat ein Kind, wenn vorher drei Geschwister gestorben sind? Die Oma konnte sich vermutlich für dieses Mädchen gar nicht mehr öffnen.«

Er sagt: »Meine Mutter hat mir das alles nie erzählt. Ich weiß nicht mal die Namen der Kinder.« Die Mutter meinte, es müsse im Dorf noch ein Grab von den Kindern geben.

Reflexion:

Was genau wurde nun durch das Symptom des Mannes sichtbar?

Zum Ersten bekommen diese verstorbenen Geschwister der Mutter in der Seele des Mannes einen Platz. Dazu verändert sich seine Sicht auf die überpenible Mutter.

Aber wenn er sagt, es gäbe ein Grab, haben sie doch eigentlich einen Platz?

Nicht, wenn nie um sie getrauert wurde, ja auch nicht über sie gesprochen wurde. Das legt sich wie ein Tabu über eine Familie. Dann kam noch Folgendes hinzu: Er hat einige Tage später erfahren, dass er den gleichen Namen trägt wie eines der verstorbenen Kinder.

Und so wurde durch das Symptom Verschiedenes deutlich. Es bringt etwas ins Licht, was verborgen war: die toten Kinder der Oma und wie sie gestorben sind. Dazu ist er auch mit einem dieser Kinder verbunden. Und er sieht, warum seine Mutter so erschöpft ist und so kalt.

Sagte er nicht, sie sei so penibel? Was steckt dahinter?

Mit dem Symptom kommen die drei Kinder in den Blick

Wenn ich nach drei gestorbenen Geschwistern auf die Welt komme, bin ich ja in einer gewissen Weise Ersatz für die Geschwister. Zwei Kinder waren Jungen. Die Mutter ist jetzt das einzige Kind auf dem Hof. Es gibt keinen männlichen Erben. Sie muss beweisen: Ich bin doch mindestens so gut wie ein Junge. Und sie darf nicht fühlen. Das würde sie angesichts dieser verstorbenen Geschwister nicht aushalten.

Der Mann sagt: »Jetzt verstehe ich zum ersten Mal, warum meine Mutter so wahnsinnig arbeitet. Die stellt jeden Mann in den Schatten.«

Er bringt mit seinem Symptom die drei Kinder wieder in den Blick. Er versteht seine Mutter. Er kann die Beziehung seiner Eltern neu sehen. Und er versteht sich selbst: dass er in seiner Müdigkeit und seinem Herzschmerz etwas für seine Mutter trägt. Dass da in ihm etwas hochkommt, was zurück in die Familiengeschichte gehört und nichts wirklich mit ihm selbst zu tun hat.

Nach einem Jahr hat er wegen einer anderen Frage angerufen.

Ich frage ihn: »Wie geht es Ihnen?«

Sagt er: »Ich habe einen tollen Job, ich stehe so gut im Leben.« Er hatte auch geheiratet. Vorher konnte er das Leben gar nicht richtig nehmen.

Das ist ja auch ein gutes Beispiel für das, was du als »systemische Komplexität« bezeichnet hast ...

In jedem Symptom versteckt sich eine tiefe Bindung. Meine Grundfrage ist immer: Wo macht das Symptom Sinn? Daraus ergibt sich dann oft alles andere.

17. Geschichte: Vom Sohn, der im Bett bleibt, weil es »zu kalt« ist

Oft haben die Menschen das Gefühl, sie sind verrückt. Denn von außen wird ihnen gesagt: Das kann gar nicht sein, und es wird geflüstert oder offen gesagt: Das ist ein Simulant. Medizinisch ist nichts, aber sie fühlen sich eben trotzdem schlecht. Das nimmt oft ganz seltsame Züge an.

Ich habe in Italien mit Eltern gearbeitet, die waren ganz unglücklich, sie schämten sich fast, vor der Gruppe zu sprechen. Sie hatten einen Sohn. Der war 19 Jahre alt und ist nicht mehr aufgestanden. Sagen sie: »Unser Sohn liegt seit einem halben Jahr im Bett. Und wenn wir ihm sagen: ›Du musst aufstehen‹, sagt er: ›Es ist zu kalt.‹«

Sie konnten tun, was sie wollten: Medizin, Druck, Drohungen, er blieb liegen.

Die Arbeit war so bewegend: Der Vater vom Vater, also der Opa des 19-Jährigen, war im Krieg gewesen. Der Vater ist Deutscher, die Mutter Italienerin. Der Opa war mit einem Kameraden in Sibirien inhaftiert worden. Die beiden sind gemeinsam aus dem Lager geflohen. Der Kamerad war aber schon sehr erkältet. Auf der Flucht ging es ihm immer schlechter. Er war so erschöpft, dass er zu seinem Kameraden, dem Opa, sagte: »Lass mich liegen.«

Der Opa hat seinem Sohn später einmal davon erzählt: »Dann bin ich bei ihm gestanden, habe nicht gewusst, soll ich bleiben oder gehen? Ich konnte nicht bleiben, es war so kalt, und ich wusste, er stirbt. Ich habe seinen Mantel genommen, und der Mantel hat mir die weitere Flucht ermöglicht. Sonst wäre ich nicht durchgekommen.«

Der Vater ist mit einem Teil beim toten Kameraden in Sibirien geblieben

Man stelle sich das vor: Er muss den Kameraden liegen lassen und der erfriert. Der Opa bleibt innerlich immer mit diesem Kameraden verbunden. Er kommt zurück, aber dieses schreckliche Erlebnis schleppt er innerlich mit. Und was sagt nun sein Sohn, der Vater des 19-Jährigen, mit dem wir gearbeitet haben: »Ich bin an meinen Vater nie so ganz rangekommen. Ich habe immer gedacht, er ist so gefühllos.«

»Ihr Vater war nicht gefühllos, aber er ist mit einem Teil bei seinem toten Kameraden in Sibirien geblieben und hat sich vermutlich immer gefragt: ›Darf ich überhaupt leben?‹«

Und was macht der Enkel? Der legt sich ins Bett und sagt: »Es ist zu kalt«, als ob er erfrieren müsste, wenn er aufsteht.

Ich habe das dort mit Stellvertretern aus der Gruppe aufgestellt. Da stand der Opa vor dem toten Kameraden. Der Stellvertreter des Opas sagte. »Ich würde mich so gern danebenlegen, wenn ich nicht wüsste, dass ich daheim Familie habe.« Dann hat sich der Opa von seinem Kameraden verabschiedet. Das war so bewegend.

Danach hat der Vater, mit dem ich gearbeitet habe, gesagt: Jetzt verstehe ich meinen Vater, warum er so gefühlskalt war. Er hat seinen Vater mit diesem Schicksal sehen und annehmen können. Damit wird der Sohn frei. Das ist die Annahme.

Was ist mit dem Sohn passiert?

Ich war damals zwei Mal pro Jahr in Italien. Als ich wiederkam, hatten die Eltern ein Paket mit lauter köstlichen Süßigkeiten abgegeben. »Unser Sohn und wir leben wieder die Süße des Lebens«, haben sie dazugeschrieben.

18. Geschichte: Symptom Magersucht

Bei Magersucht hat Bert Hellinger gesagt, die zugrunde liegende Dynamik sei: «Lieber verschwinde ich als du, lieber Papa.«

... eine der sehr umstrittenen Thesen von Hellinger ...

Das ist eine hilfreiche Hypothese, weil es ja bei Magersucht auch ums Sterben geht. Aber die Dynamik kann auch heißen: »Mama, lieber geh ich als du.« Und es lassen sich andere Zusammenhänge finden.

Natürlich gibt es auch die Dynamik der Verachtung des Männlichen, wenn eine Mutter zum Beispiel zu ihrer Tochter sagt: »Ich habe hier alles finanziert und schmeiße hier den Laden. Dein Vater kriegt nichts auf die Reihe.«

Dann kann es zutreffen: Das Kind nimmt das Gute von der Mutter, aber aus Solidarität mit dem Vater kotzt es das Gute wieder aus. Das ist zwar eher eine Beschreibung der Bulimie, die sich aber manchmal mit der Magersucht abwechselt.

Aber es kann auch sein, dass jemand zwischen Leben und Tod steht: Wenn ich esse, bin ich mit dem Leben. Wenn ich ausspucke und manchmal auch mich wieder abmagere, gehe ich mit dem Tod.

Gibt es für dich Voraussetzungen, wenn Magersüchtige zu dir kommen?

Wenn ich mit Magersüchtigen arbeite, muss eine gute medizinische Behandlung gewährleistet sein. Ich arbeite ja nicht mit der Heilung von einer Magersucht, sondern mit Familienzusammenhängen, in denen Magersucht oder andere Symptome auftauchen.

Erinnerst du ein Beispiel von Magersucht, wo noch etwas ganz anderes eine Rolle spielte?

Ja. Zu mir kam eine magersüchtige junge Frau. Sie war 16 Jahre alt und sagte: »Ich arbeite gern mit Ihnen, Frau Schneider, aber Sie müssen mir versprechen, dass ich keinen Busen kriege.«

»Wer keinen Busen hat, ist zumindest geschützt«

Sie war wirklich nur noch ein Strich. Ihre Magersucht hat mit zwölf Jahren begonnen.

Ich habe sie gefragt: »Wissen Sie noch, was das für ein Gefühl war?«

»Mir war am wichtigsten, dass ich ganz, ganz dünn werde. Ich will immer knabenhaft ausschauen.«

Sie sagte »knabenhaft ausschauen«, sie hat nie gesagt: Ich will ein Bub sein.

Durch die Aufstellung kommt heraus: Ihre Oma war als zwölfjähriges Mädchen mit der Familie auf der Flucht und hat erlebt, wie die Uroma und deren Schwestern vergewaltigt wurden.

»Die Oma hab ich mögen«, sagt sie. »Die Oma hat gesagt: ›Weißt du, wir haben die Flucht überlebt und ich bin noch glimpflich davongekommen, aber reden will ich darüber nie.‹«

Ich sage: »Na ja, schauen Sie, wenn man knabenhaft ist und keinen Busen hat, ist man zumindest geschützt.« Das leuchtet sofort ein.

Sie sagt: »Jetzt verstehe ich das: Als ich so elf, zwölf, dreizehn war, hatten wir viele Faschingsfeste in der Schule. Ich habe nie verstanden, warum meine Oma mir eine Perücke gekauft hat. Und zwar grauhaarig, lang, damit ich wie eine alte Frau ausschaue. Die Oma hat gesagt: ›Die musst du aufsetzen. Dann passiert dir nichts.‹ Jetzt versteh ich das.«

Natürlich wäre es vermessen zu glauben, wenn sie das jetzt weiß, dass sie dann sofort wieder isst. Aber es verändert etwas, und ich vertraue dann dem inneren Prozess. Sie kann nicht mehr hinter diese neue Erkenntnis zurück.

Wie bist du in diesem Fall darauf gekommen, bei der Oma zu bleiben?

Sie hat ja die Oma hingestellt, als ich sie gebeten habe, ihr System aufzustellen. Sie guckte auf die Oma. Dann gehe ich erstmal davon aus, dass sie innerlich mit Oma verbunden ist. Sie sagte ja dann auch, mit der habe sie sich gut verstanden. Dann erzählte sie die Geschichte. Ich habe ja die Frage im Hinterkopf: Wo könnte ihre Magersucht Sinn machen?

Wenn sie heute knabenhaft ist, keinen Busen will, macht es in ihrer Situation keinen Sinn. Aber bei der Oma machte es Sinn. Wenn die Oma mit zwölf, dreizehn Jahren mit der Familie auf der Flucht ist und erlebt, wie die Frauen vergewaltigt werden, dann ist der innere Gedanke »Wenn ich nichts Weibliches habe, dann werde ich verschont« sehr sinnvoll.

Reflexion:
So kommt dann die Enkelin zu einem Verhalten, was 40 Jahre früher lebensrettend gewesen sein konnte.

Meine Grundfrage hinter allem ist: Was ist die Liebe in dem Ganzen, die gute Absicht? Wenn ich von dieser Frage ausgehe, geht es nicht um einen Widerstand gegen die Eltern, sondern im Gegenteil darum: Was tut da jemand für die Eltern oder übernimmt da jemand für die Eltern? Was bringt jemand durch sein Symptom ans Licht, was vorher im System im Dunkeln geblieben ist, verdrängt war oder verschwiegen – aus welchen Gründen auch immer?

In der Magersucht geht es oft um das Motiv »Ich möchte verschwinden«. Dann frage ich: »Wer möchte wirklich gehen?« Das ist ganz häufig der Vater, aber es kann eben auch die Mutter sein. Oder aber: Ich möchte nicht weiblich werden, weil das gefährlich ist. Also in diese Richtung geht es.

Ich finde frappierend, wie schnell und selbstverständlich du zu diesen Assoziationen kommst und damit das Selbstbild auf dem Hintergrund der Familiengeschichte eine ganz andere Tiefe bekommt – und natürlich auch der Blick auf die Krankheit sich dreht. Das hat was sehr Versöhnliches. Niemand fühlt sich schuldig. Die Frage »Wer ist schuld?« ist ja immer eine, die ohnmächtig macht und Opfer und Täter produziert. Aber man könnte ja doch auch mit anderen Hypothesen herangehen.

Nimm einfach einen der ersten Sätze von ihr, »Ich will auf keinen Fall einen Busen haben«, und dann schau, was auf dem Tisch passiert. Sie schaut zur Oma, also frage ich nach der Oma, dann schafft die Klientin die Verbindungen.

Gerade bei jungen Menschen habe ich das immer wieder, dass die innerlich, ohne dass ihnen das bewusst ist, sagen: Ich übernehme den Job, ich bringe dich in den Blick und ich tu alles, Mama oder Opa, dass du nochmal gesehen wirst in dem, was dich so belastet hat, in deinem ganzen Schicksal.

Du sprichst vom Symptom als »Torschlusspanik« im System. In anderen Aufstellungen, wo es nicht um ein Symptom geht, geht es doch eigentlich um genau dasselbe?

Es gibt schon einen Unterschied. Viele Menschen würden gar nicht kommen mit »Mir geht es schlecht« oder so etwas. Erst wenn sie ein Symptom ausbilden, so gravierend, dass etwas passieren muss, suchen sie sich Hilfe. Ein Symptom kommt erst einmal komplett schräg daher: Ein junger Mann, der im warmen Italien nicht aufsteht, und sagt, es ist zu kalt! Da denkt man doch, geht's noch? Das ist so grotesk, dass alle Alarmglocken klingeln. Die Leute kommen ja deswegen mit einem Symptom zu einer Aufstellung, weil sie es aus ihrem Lebenskontext heraus nicht verstehen können.

III Aufstellung: Erste Eindrücke und Zugangshinweise

Wenn eine Beratung beginnt, wie gewinnst du erste Zugangshinweise? Wie kommt es zu ersten Hypothesen?

Ich achte auf die ersten Sätze, die ein Klient sagt. In den ersten zehn Sätzen stecken oft die für die Beratung entscheidenden Informationen.

Zum Beispiel hat sich eine Frau mir gegenüber hingesetzt und gesagt: »Hach, Frau Schneider, schön, dass ich bei Ihnen Platz habe.«

Ich sagte: »Wir haben diesen Termin doch ausgemacht.«

Sie hat drei Mal in Variationen betont: »Ja, also wissen Sie, das ist so gut, dass ich jetzt hier sitzen kann, dass ich jetzt hier Platz habe.«

Ich denke dann: »Wo in ihrer Familie hat jemand keinen Platz bekommen?«

Oder:

Eine Frau kommt. Ich frage nach ihrem Anliegen.

Sie sagt: »Hoffentlich hören Sie mir auch wirklich zu.«

Da frage ich mich: Wer wird in welcher Situation nicht gehört? Ich nehme solche Sätze sehr ernst.

Hast du noch ein paar Beispiele?

Eine Klientin hat einmal auf meine Frage nach ihrem Anliegen geantwortet: »Ich kann nicht kommunizieren.« Ich frage sie, ob auf dem Weg zu mir alles gut geklappt hat. Und sie antwortet ausführlich, erzählt von ihrer Zugverbindung und ihrem Weg zu mir.

Ich frage wieder nach dem Anliegen, und es kommt die Antwort: »Ich würde so gerne mit Menschen in Kontakt sein und mit ihnen kommunizieren.«

Ich frage nach ihrer Familie, und sie erzählt ausführlich über ihre Kinder.

Ich frage zum dritten Mal nach ihrem Anliegen, und wieder kommt dieselbe Antwort. Ich darauf: »Wir beide sind doch gerade in Kontakt. Sie können doch sehr gut kommunizieren.«

Sie lacht etwas verschämt.

Was kam raus in der Arbeit? Ihre Oma konnte nicht kommunizieren, weil sie für verrückt erklärt und zwanzig Jahre auf dem Hof weggesperrt worden war.

»Manchmal ist es zum Vergasen«

Eine andere Klientin sagt zum Beispiel zu Beginn einer Stunde: »Ich fühle mich so ausgelaugt. Manchmal ist es zum Vergasen.« Sie erzählt von ihrem Stress. Und auf meine Frage: »Was machen Sie denn beruflich?«, antwortet sie: »Eigentlich habe ich vier Berufe.« Sie arbeitet therapeutisch, ist Künstlerin, versorgt als unverheiratete Tante die Kinder ihrer Nichte und entwickelt gerade ein soziales Projekt.

Ich sage: »Dann leben Sie vier Leben.«

Das trifft sie. Ich dachte zunächst: Vielleicht hat sie tote Geschwister, für die sie mitlebt. Dem war aber nicht so. Wir kamen mit den wenigen Informationen, die sie von ihrer Familie hatte, nicht recht weiter.

Eine Woche später bittet sie dringend um ein weiteres Gespräch.

Sie hat ihren hochbetagten Eltern von meinem Satz »Sie leben ja vier Leben« erzählt und gefragt, wer in der Familie denn fehle. Die Eltern haben ihr zum ersten Mal erzählt: »Wir sind Juden.« Die vier älteren Schwestern der Mutter waren deportiert und umgebracht worden. Eine der Schwestern war im sozialen Bereich tätig, eine war Goldschmiedin, eine hat als Gouvernante in einer Familie gelebt, und die letzte Tante hat noch studiert und wollte Psychiaterin werden.

Zuerst ging es der Klientin gut. Endlich wusste sie auch, wo all die Gefühle von Angst, Wut und Trauer herkommen, die sie schon immer hatte, aber nie wusste, woher die kamen. Jetzt hat sie alles nochmal intensiv durchlebt, aber sie konnte die Gefühle zuordnen.

Einige Monate später rief sie mich an und meinte: »Mein Leben ist viel entspannter geworden.« Sie hatte sich jetzt entschieden, eine Stelle als Kunsttherapeutin anzunehmen, hat zum ersten Mal einen längeren Urlaub gemacht und als Tante gelernt, auch mal nein zu sagen.

Das erste Bild

Ich achte auch darauf, welches Bild mir als Erstes kommt, wenn jemand zum ersten Mal den Beratungsraum betritt. Manchmal sehe ich eine Person, und hinter ihr, oder durch sie »scheint« schon etwas anderes.

Was genau meinst du damit? Hast du eine »Erscheinung«?

Nein, natürlich nicht. Aber: Da kam zum Beispiel eine junge Frau herein, gekleidet als wäre sie den Dreißigerjahren entsprungen: Die Haare zu zwei Zöpfen geflochten, die über den Kopf gelegt sind, eine hochgeschlossene, altmodische Bluse. Ich dachte, da kommt eine Oma reinspaziert.

Ich beobachte auch, *wie* jemand aufstellt:

Ich sage zu einem Mann – er hatte Probleme mit den Eltern: »Stellen Sie Ihre Mutter auf, Ihren Vater und sich.«

Er stellt den Vater und seine Mutter auf. Dann sitzt er da, es dauert und dauert.

»Haben Sie keinen Platz?«, frage ich. »Es sieht so aus, als wüssten Sie gar nicht wohin. Probieren Sie doch mal!«

»Ich könnt mich jetzt schon hinstellen«, sagt er.

»Dann tun Sie es halt«, sage ich.

»Aber was ist, wenn ich einen Fehler mache?«

So viele Informationen schon am Anfang!

Figuren und andere Wahrnehmungskanäle

Ein wichtiger Indikator dafür, was im Familiensystem passiert sein könnte, ist ja die Topografie einer Aufstellung – also: Wer wird wohin gestellt? Wer schaut da wen an? Wer guckt weg? Sind das für dich auch erste Zugangshinweise?

Die Figuren fungieren ja quasi als »Ersatz« für die Stellvertreter, die man bei Aufstellungen in der Gruppe hat. Als Ersatz für die Stellvertreter brauche ich zusätzlich zu den »stummen« Figuren andere Wahrnehmungskanäle. Die Figuren sind ja nur eine Art Projektionsfläche. Deshalb muss ich die Klienten am Anfang vor allem in ihrer Erscheinung, ihrem Verhalten, ihren Formulierungen und dergleichen gut wahrnehmen.

Ich achte schon ganz zu Beginn darauf, wie zum Beispiel ein Klient in den Beratungsraum betritt. Wie er oder sie sich gibt.

Zum Beispiel?

Eine Klientin kommt herein, und ich sage: »Nehmen Sie bitte Platz hier mir gegenüber.«

»Nein«, sagt sie, »da kann ich nicht sitzen.«

»Ist es hier besser?«, sage ich und biete einen anderen Platz an.

»Nein, dann muss ich aufs Fenster schauen. Das ist zu grell.«

»Dann setzen Sie sich doch mit dem Rücken zum Fenster.«

»Also dann ist hinter meinem Rücken so viel Platz und ich muss an die Wand gucken.« Sie will sich auf meinen Stuhl setzen.

Ich sage lachend: »Den Stuhl können Sie nicht haben, das ist meiner.«

Sie setzt sich auf einen anderen Stuhl und sagt: »Was bleibt mir da übrig, dann setze ich mich hier hin.«

Ich nehme das als Information. Möglicherweise geht es bei ihr darum, dass sie ihren Platz nicht findet.

Ist das nicht schon eine Interpretation?

Ich nehme ihr auffallendes Verhalten wahr, in dem es ja um den richtigen Platz geht. Eine Interpretation wäre, wenn ich mir sagen würde: Ah! Sie will auf meinen Platz, um die Führung in der Sitzung zu behalten.

Nein. Ich merke mir einfach ihre Suche. Denn das könnte bedeutsam sein für ihr Anliegen.

»Da geht kein Schuss durch«

Was fällt dir noch auf, wenn du den Klienten zum ersten Mal siehst?

Sehr wichtig ist mir, was sie gleich am Anfang so sagen.

Warum sagt eine Frau, so um die 40, wenn ich sie begrüße und ihr ein Kompliment zu ihrer schicken Lederjacke mache: »Die ist dicht, da geht kein Schuss durch«?

Wer kommt auf sowas! In der Beratung kommen die sehr speziellen Kriegserlebnisse des Opas auf den Tisch.

Eine andere hat mal gesagt: »Ich kann mich im Spiegel nicht anschauen, das halte ich nicht aus.«

Ich frage: »Schminken Sie sich nicht?«

»Doch schon, aber ganz schnell.« Was ist da wohl passiert, wenn solche Sätze kommen?

Oder die Körperhaltung: Da sitzt eine 40-Jährige. Aber sie macht den Eindruck, sie ist schon 70 Jahre alt.

Oder es kommt jemand rein wie Pippi Langstrumpf. Ich musste einmal wirklich lachen: Da kommt eine Frau, die 50+ ist, mit Zöpfen, in einem kurzen Minirock und mit schönen bunten Strümpfen. Ich spreche sie auf die Kleidung an.

Sie sagt: »Manchmal ist mir danach, mich so zu kleiden.«

»Wie alt fühlen Sie sich dann?«

»Dann bin ich wieder 15.«

Das nehme ich sofort als Information und frage mich: Was ist da? Vielleicht mit 15 Jahren? Rein assoziativ.

»Pippi Langstrumpf ist meine Lieblingsgeschichte«, sagt sie im Verlauf unseres Gesprächs. Pippi ist ja ein Kind ohne Eltern, und die Illusion ist ja, dass es ihr gut geht. Im Grunde ist es ein verlorenes Kind, das sich eine eigene Welt schafft, »wie es ihr gefällt«, damit es überlebt und den Schmerz der Einsamkeit nicht spürt. Im Hinterkopf habe ich: Wo ist das Mädchen ohne Eltern?

Deine Hypothesen kommen ja oft in deiner Fragestrategie zum Vorschein. Du hast einen ersten Eindruck, wenn jemand hereinkommt. Du hörst erste Sätze. Was ist zuerst da: die Frage oder die Hypothese?

Die Hypothesen entstehen aus den ersten Eindrücken, aus dem ersten Aufstellungsbild. Sie entstehen auf dem Hintergrund meiner Erfahrung mit den vielen Menschen, die ich beraten habe. Aber es ist immer ein: Könnte passen – könnte aber auch ganz anders sein. Ich überprüfe es immer im Einzelfall an der Reaktion des Klienten. Und natürlich an den Fakten, die er mir gibt. Ich achte auch darauf, *wie* Menschen etwas sagen, modisch ausgedrückt, auf das »Wording«.

19. Geschichte: Graf Koks muss Abitur machen

Ein frappierendes Beispiel für auffallendes Verhalten gleich zu Anfang war ein junger Mann. Er war 19 Jahre. Er wollte im dritten Anlauf endlich das Abitur bestehen. Dafür hatte er eine Sondergenehmigung.

Er kommt herein, ausnehmend höflich, fast manieriert. Er begrüßt mich wie ein Kavalier alter Schule und trägt einen perfekten Kaiser-Wilhelm-Bart. Welcher 19-Jährige trägt sowas heutzutage?

Ich habe gedacht: Das wird auf jeden Fall etwas mit Opa oder Uropa zu tun haben.

Er sitzt da, sehr distinguiert, mit übergeschlagenen Beinen, und hält die Hand etwas affektiert. Aber wirklich sehr nett.

»Warum können Sie Ihr Abitur nicht machen?«, frage ich. »Sie sind doch sehr intelligent, wie Ihre Mutter mir sagte.«

»Frau Schneider«, sagt er, »die Lehrer, die können meine Kapazität, meine Intelligenz gar nicht wahrnehmen. Die haben nicht mein Niveau. Die verstehen mich überhaupt nicht.«

»Sie reden, als seien Sie Graf Koks.«

»Das bin ich auch«, entgegnet er.

»Vielleicht gehen Sie auch gleich wieder, wenn ich Ihnen das jetzt sage: Die Lehrer sind nicht dazu da, Sie zu verstehen, sondern es geht darum, dass Sie das lernen, was es für das Abitur braucht.«

»Aber ich lerne nur mit Niveau«, antwortet er.

»Wissen Sie was? Wir gucken jetzt, was es braucht, dass Sie lernen. Mit dieser Grandezza kriegen Sie nie Ihr Abitur. Sie haben noch einmal die Chance. Aber ich glaube, dass Sie wirklich überzeugt sind, dass Sie auf einem anderen Niveau zu Hause sind.«

Sagt der 19-Jährige: »Das haben Sie gut erkannt. Meine Basis ist einfach eine andere.«

»Ihre Mutter ist Physiotherapeutin, Ihr Vater ist Ingenieur – also ganz normale Berufe. Ich verstehe nicht ganz, warum Sie hier wie ein Graf dasitzen?«

»Weil ich einfach so bin, aber mich versteht ja niemand. Meine Welt ist die Philosophie, die Politik«, entgegnet er.

»Sind Sie einverstanden, wenn wir die Stunde beenden? Nicht, weil ich nicht mit Ihnen arbeiten will, sondern weil ich glaube, dass es da etwas gibt, was ich mit Ihrer Mutter oder Ihrem Vater klären möchte. Denn so, wie Sie sich verhalten, glaube ich, dass Sie wirklich das Gefühl haben, niemand versteht Sie. Ihr Niveau ist so. Aber Sie müssen trotzdem das Abitur machen.«

Also, wo ist der Graf?

Die Mutter kam, wir haben ihre Ursprungsfamilie aufgestellt.

Ich sage zu ihr: »Ihr Sohn strahlt etwas aus und glaubt, er sei aus einer anderen Welt. Diese ganz eigene Welt hindert ihn. Da ist irgendetwas verschoben.«

»Na«, sagt sie, »da bin ich froh, dass Sie das so freundlich ›verschoben‹ nennen. Wir sagen manchmal schon, er ist ein bisschen verrückt.«

»Also wo ist der Graf?«, frage ich.

Sie fängt an zu lachen. Sie hat ihrem Sohn Folgendes erzählt: Ihre Urgroßmutter mütterlicherseits war bei Hofe als Gouvernante, und der Kaiser hat sich in sie verliebt. Die Urgroßmutter wird schwanger – man hat vermutet: vom Kaiser selber. Aber auf dem kaiserlichen Dokument steht etwas von einem Baron oder Grafen.

Was tut man zu diesen Zeiten mit der schwangeren Gouvernante? Man verheiratet sie, wie das beim Adel so war. Das war gängige Praxis. Sie kriegt den Förster, und sie hat auf Lebenszeit das Recht auf die Försterei. Sie ist also gut versorgt. Aber die kleine Tochter wird nur Förstertochter. Diese Förstertochter ist die Oma der Klientin. Sie und ihre Mutter, die Urgroßmutter der Klientin, wären eigentlich adelig. Nur: Dem ist nicht so!

Die Oma Förstertochter heiratete. Eine ihrer Töchter ist die Mutter des Klienten. Das ist die Linie der Mutter unseres 19-Jährigen. Der Sohn fühlt sich blaublütig, wie ein Graf. Seine Mutter, die Klientin, erzählt: »Eine meiner Schwestern hat sich immer aufgeführt, als wäre sie was Besseres. Sie stolzierte durch die Gegend in schicken Kleidern und hat sich die Hände nicht schmutzig machen wollen. Als mein Sohn damit anfing, sich als etwas ganz Besonderes zu gerieren, hab ich gedacht: Der ist wie meine Schwester.«

Sage ich: »Die hat ja richtig gefühlt.«

»Hören Sie auf zu glauben, Sie seien königlich«

Dann kam der Sohn wieder in die Beratungen. Es dauerte genau zehn Minuten.

Er kam rein, und ich habe gesagt: »Wenn Ihre Urgroßmutter nicht nur das Dokument bekommen hätte, sondern am Hof geblieben wäre, dann hätten Sie Ihren Privatlehrer gehabt – falls es Sie überhaupt gäbe. Ihre Urgroßtante hätte das Recht gehabt, etwas Besonderes zu sein, anders zu leben als in dem kleinen Forsthaus. Aber es nützt Ihnen nichts, Sie sind nicht aus dieser Linie. Sie sind ganz einfach aus der Försterlinie. Jetzt gehen Sie hin und lernen und hören auf, den großen Grafen zu spielen!

Sie können auch so weiterleben. Sie können auch Ihren Kaiser-Wilhelm-Bart weitertragen – es nützt nichts. Sie müssen lernen. Sie sind ein Urenkel – das andere ist vorbei.«

»Das ist bitter«, sagt er.

»Ja, es ist bitter«, sage ich, »Sie sind ein netter Kerl, aber hören Sie auf zu glauben, Sie seien königlich! Stehen Sie zu dem, der Sie sind, und machen Sie Ihr Abitur gut!«

Der ist ja nicht verrückt, er bringt noch einmal etwas in den Blick. Jetzt ist es ausgesprochen, dass seine Ururgroßmutter leider nicht den Platz gekriegt hat, der ihr zugestanden hätte. Und seine Uroma auch nicht. Die hätten ein Recht gehabt. Aber immerhin hat der Förster lebenslang seinen Forst gehabt.

»Sie können jetzt nicht so tun, als ob Sie wieder im Königshaus wären. Sie kriegen keinen Privatlehrer. Sie wissen, am kaiserlichen Hof waren hochkarätige Privatlehrer. Das waren Philosophen, das waren Mathematiker, das waren zum Teil Nobelpreisträger. Sie müssen jetzt mit einer banalen Lehrerschaft zurechtkommen.«

Erst hat er nur geschaut. Saß lang da und war etwas verlegen. Dann kam das erste Lächeln: »Dann werde ich mich jetzt hinsetzen müssen. Ich habe noch drei Monate Zeit.«

»Intelligent, wie Sie sind, wird das schon klappen.«

Die Mutter hat mir dann später das Abiturfoto geschickt.

Reflexion:

In der Aufstellung ist ja oft so, dass du dem Klienten anhand dessen, was er erzählt und aufgestellt hat, eine Geschichte erzählst. Du lässt ja selten die Klienten Sätze sagen, sondern erzählst sie ihnen wie kleine Geschichten. Warum machst du das so?

Erstmal beschreibe ich, was ich in der Aufstellung sehe. Ich beobachte: Wie reagiert er oder sie? Nehmen sie die Beschreibung auf? Können sie das, was ich ihnen sage, mit ihrer Situation in Verbindung bringen? Wenn sie sagen: »Nein, das ist anders«, dann sage ich nicht: »So ist es aber«, sondern: »Aha, was denken Sie, ist anders?«

Natürlich beobachte ich, wie ein Klient aufstellt. Also: Welche Figur stellte er zuerst hin? Welche Figur hält er ganz lang in der Hand, wo zögert er?

Wenn alles steht, beschreibe ich, was ich sehe. Mit dieser Beschreibung gewinne ich den Klienten – das ist oft ganz frappierend.

Zum Beispiel sage ich zu jemandem: »Ein Kind, das so steht, ist im Normalfall ein bisschen traurig. Es steht ganz allein und kann die Eltern gar nicht sehen. Kennen Sie Traurigkeit?«

Sagte er: »Trauer kenn ich gut.«

Oder ich sag zu einem Mann: »Ihre Mutter steht da so, als wenn sie der Boss wäre.« Dann lacht er und sagt: »Boss ist zu wenig, sie ist die Herrscherin.«

Und woran siehst du das?

Er stellt die Mutter mit einer schnellen, sicheren Bewegung in die Mitte. Beim Vater zögert er und weiß nicht recht, wohin mit ihm.

Ich sag dann: »Schauen Sie, da steht Ihre Mutter, die steht sehr stark und dominant. Bei Ihrem Vater haben Sie gezögert. Der steht so, als wenn er Ihrer Mutter das Feld überlässt.«

Aufstellungstopografie: Beispiele

Wenn die Mutter rechts vom Vater gestellt wird. Was geht dir durch den Kopf?

Traditionell gehen wir in der Arbeit davon aus, dass den rechten Platz der Elternteil einnimmt, der mehr zur existenziellen Sicherheit in der Familie beiträgt: Oder es ist der, der das gewichtigere Familienschicksal mitbringt oder schon eine wichtige Partnerschaft hinter sich hat. Ich frage dann vielleicht: »Was macht die Mutter beruflich, was der Vater?« Oder: »Wie alt waren die Eltern, als sie geheiratet haben? Gab es vorher eine andere Liebe?«

Was ist, wenn sich das Kind an die Seite der Mutter stellt und zur Mutter guckt?

Da gibt es verschiedene Fragen. Wie steht er oder sie? Steht er neben der Mutter auf dem Platz eines Partners? Oder steht er so nah bei der Mutter, dass er der Mutter den Blick auf etwas verdeckt? Oder scheint das Kind die Mutter zu halten?

Wenn das Kind links von der Mutter steht und woanders hinguckt.

Ich registriere es erst mal. Dann frage ich irgendwann einfach: »Gibt es etwas, wo Ihr Sohn hinschaut?«

Ich kombiniere, was ich sehe, mit dem Anliegen des Klienten.

Wenn ein Paar kommt, weil ihre Ehe kriselt, dann nehme ich das wahr, gehe aber nicht auf den Sohn ein, sondern sage nur zur Frau: »Ihr Sohn steht näher bei Ihnen als Ihr Mann« und arbeite damit. Wenn Sie wegen des Sohnes kommen, frage ich: »Fehlt jemand? Wo guckt der hin?«

Wenn sich das Kind zwischen die Eltern stellt?

Dann geht es oft um eine Trennung, und das Kind will zusammenhalten.

Wenn das Kind sich zwischen die Eltern stellt, aber nach rückwärts schaut?

Da frage ich mich: Was kommt da von hinten, wo das Kind hinschaut?

Also ich nehme das Bild so, wie es ist, und beschreibe es.

Das erste Bild ist das Entscheidende. Das gibt mir den Hinweis, wo ich nachfragen kann und wo es hingehen könnte.

Wenn ich das erste Bild beschreibe, wächst ein Vertrauen zwischen mir und dem Klienten. Die Klienten fühlen sich oft in der Beschreibung des ersten Bildes schon gesehen und verstanden.

Eine Figur steht hinter der Mutter, dazwischen ist eine Lücke. Was heißt das?

In der Generationenfolge wird die Oma hinter die Mutter gestellt. Wenn zwischen der Mutter und der Oma eine größere Lücke ist, dann frage ich als Erstes: »Ihre Mutter und Ihre Oma sind ein Stück entfernt. Wie war das? Wie war die Beziehung? Ist da was passiert?«

Wer fehlt? Wer schaut auf wen? Wohin?

Bei einer Lücke zwischen Geschwistern frage ich vielleicht: »Fehlt da ein Kind?«

Wenn Kinder ihre Eltern nicht sehen oder gar nicht auf die Eltern schauen?

Dann frage ich mich: Auf wen schauen die?

Dann hast du einmal am Anfang einer Aufstellung zur Klientin gesagt: »Du hast immer gewusst, dass dein Vater sterben wird.« Kannst du das aus der Topografie sehen?

Ich sehe die Figur des Vaters, der in die Ferne schaut. Ich sehe das traurige Gesicht der Klientin, höre ihre gebrochene Stimme, dann kommt in mir dieser Satz hoch, ich spreche ihn aus und schaue auf die Reaktion.

Eine Frau stellt auf, und du sagst beim ersten Bild zu ihr: »Gell du strengst dich sehr an?«

Sie hat ihre Eltern ein Stück auseinandergestellt. Sich selbst platziert sie vor der Mutter, aber auch zum Vater hingedreht, als ob sie die Mama festhalten und den Vater im Blick haben müsste. Das ist anstrengend für ein Kind.

Noch ein Beispiel: Ein Klient stellt Vater und Mutter ganz eng zueinander und stellt sich selbst davor. Da habe ich gefragt: »Hatten Sie als Kind das Gefühl, Sie müssten für Ihre Eltern irgendwie da sein?«

Wenn jemand sich und seine Geschwister aufstellt und sich selber nicht zu den Geschwistern stellt ...

... dann sage ich: »Sie stehen ja so, als ob Sie nicht dazugehörten. Haben Sie manchmal auch in Ihrem Leben das Gefühl, Sie gehören nicht dazu?«

Also du fragst erstmal – und doch ist da ja schon ein Ansatz von Hypothese, oder?

Nein. Das ist erstmal nur eine Frage und eine Feststellung. »Na ja, da haben Sie gar keinen Kontakt.« Dann kommt vielleicht eine Beschreibung: »Es sieht so aus, als stehen Sie für jemanden, der in der Familie seinen Platz nicht bekommen hat.« Darin schlummert schon eine Hypothese. Dann beginnt der Suchprozess: »Jetzt schauen wir mal, wer das ist. Wer hat den Platz nicht bekommen?« Und wieder fragen: »Gibt es ein uneheliches Kind oder eine verflossene Liebe?«

Woran siehst du das alles?

Das werde ich in Fortbildungen oft gefragt. Ich kann das kaum erklären. Es gibt ja keine genauen Vorgaben – nur Erfahrungen. Wenn jemand hier steht und ein anderer dort, kann das mehreres bedeutet. Indem ich erstmal beschreibe, was ich sehe, fühle ich mich in die Aufstellung ein. Ich habe dabei den Klienten im Blick und vertraue auf die bewussten und unbewussten Wahrnehmungen, die ich im Kontakt mit ihm schon gesammelt habe.

Es kommt mehreres zusammen. Ein Grundwissen über Aufstellungspositionen und die Wirkung von Schicksalen, meine Aufstellungserfahrung, meine Beobachtungen der Mimik, der Gestik und der Stimmlage eines Klienten.

Dazu kommt das, was ich Intuition nenne. Manchmal entsteht über die Figuren eine ähnliche Feldwirkung wie in Aufstellungen mit Menschen.

Grundprinzipien – Basis für Hypothesen

Gibt es einige systemische Grundprinzipien oder Grundfragen?

Natürlich. Ich zähle mal einige auf:

1. Wir alle sind Teil eines Familiensystems. Das funktioniert gut, wenn jeder seinen Platz hat. Wird jemand zum Beispiel nicht gesehen, ausgeschlossen, betrogen, untergeschoben oder Ähnliches, hat das Konsequenzen: Ein Späterer stellt die Ganzheit des Systems dadurch wieder her, dass er, ohne es zu wissen und zu wollen, die ausgeklammerte Person vertritt.
2. Es gibt eine Art »Gruppengewissen« in Familiensystemen. Das duldet keinen Ausschluss und kein Unrecht und »sorgt« quasi für den Ausgleich durch einen Späteren. Das geschieht unbewusst.
3. Das führt zu einem »Ausgleich« in dem Sinne: »Wenn du keinen Platz bekommen hast, nehme ich meinen auch nicht.«
4. Die Eltern geben und die Kinder nehmen, das ist so etwas wie eine »Grundordnung«. Die Kinder werden groß und geben nach vorne weiter – an ihre Kinder.
5. Grundfragen, die wichtig sind: Was tut ein Klient mit seinem Problem für die Familie:
   - Holt er jemand rein? Trägt er etwas für jemanden?
   - Gibt es ein verdecktes Geheimnis, das in dem Problem oder in dem Symptom ans Licht kommen will?
   - Wo macht das Fühlen und Verhalten Sinn, das in seiner Situation keinen Sinn macht?
   - Welche dieser Dynamiken kann ich im Aufstellungsbild sehen?
   - Kommt ein Klient wegen eines Symptoms und weiß wenig über seine Familie, sage ich zum Beispiel: »Wählen Sie eine Figur für Ihre Angst. Wählen Sie eine Figur dafür, dass Sie immer gemobbt werden.« Dann ist die Frage: Wo stellt er die Figur hin? Wählt er eine weibliche oder männliche Figur? Oder ein Kind? So kommen Informationen aus dem unbewussten Wissen des Klienten ins Bild.

Dieses implizite Wissen wird durch die Art, wie aufgestellt wird, offenbart und gibt Erinnerungen und Informationen frei, die vorher nicht da waren?

Ja, genau. Also wohin eine zusätzliche Figur für ein Symptom gestellt wird, ist wichtig:

Steht sie auf der mütterlichen Linie oder auf der väterlichen Seite?

Steht sie bei der Oma-Generation oder bei einem Urelternteil? Steht sie in der Mitte, zwischen väterlicher und mütterlicher Linie? Dann hat das Symptom vielleicht mit beiden Familien zu tun.

Das heißt, der Hintergrund, die Vorannahmen sind, dass alles – wie jemand aufstellt, wohin er jemanden stellt, in welcher Beziehung gestellt wird, nah oder fern, mit oder ohne Blickkontakt – Informationen sind, die aus dem Unbewussten des Klienten kommen und Relevanz haben?

Wenn wir mit Stellvertretern arbeiten, bekommen wir ja aus deren Reaktion Informationen aus dem System. Die sind ja keine Schauspieler, sondern sie erleben wirklich etwas, was ins System des Klienten gehört.

Figuren erleben nichts, aber geben der Vorstellung Raum

Figuren erleben natürlich nichts. Aber sie geben der Vorstellung Raum. Sie ermöglichen so, dass das Familiensystem des Klienten, das er bewusst und unbewusst mitbringt, in wesentlichen Aspekten lebendig und erlebbar wird. Tieferes Wissen aus der Familie kommt hoch.

Und wenn der Klient nicht »mitspielt«? Wenn ihm seine Familiengeschichte egal ist?

Dann erzähle ich Fallgeschichten, aus denen deutlich wird, wie hilfreich das Wissen um die eigene Familie sein kann – wenn nicht für den Klienten selbst, dann für seine Kinder. Wenn es um die Not der Kinder geht, sind Menschen viel eher offen für ihre Familiengeschichte, als wenn es nur um sie selbst geht.

Vielleicht kennt ein Mann seinen Vater nicht und sagt: »Der ist mir egal.« Wenn er aber sehen kann, dass dieser Vater auch als Opa oder Uropa fehlt, wenn ihm über die Figurenaufstellung verständlich wird, welche Konsequenzen das für seine Kinder haben kann, weil der unbekannte Vater als ausgeschlossener von einem Späteren vertreten werden muss, ist er vielleicht eher bereit, seine Familiengeschichte zu recherchieren. Und bezogen auf sich selbst: Wenn ihm deutlich wird, wie wichtig die »Wurzeln« für uns sind, dann ist er vielleicht bereit.

Wir sind in dem, was wir tun, nur dann frei, wenn unser System komplett ist. Wenn im System jemand fehlt, wird es schwierig. So war es mit einem eleganten Herrn am Anfang der Beratung.

20. Geschichte: Der Zahnarzt mit der schwer kranken Tochter – »Mir geht es blendend, ich komme wegen meiner Tochter«

Vor längerer Zeit kam ein sehr sportlicher, elegant gekleideter Mann zu mir und eröffnete die Sitzung mit der Bemerkung: »Mir geht es blendend. Ich komme wegen meiner Tochter. Sie ist 21 Jahre und bringt mich zur Verzweiflung. Sie ist lebensgefährlich krank. Sie muss operiert werden. Nur das kann die Krankheit stoppen.« Aber alles Zureden nütze nichts. Die Tochter verweigere die Operation und sei überzeugt, sie werde auch so wieder gesund. »Ich bin Zahnarzt und verstehe genug von Medizin, um zu wissen, dass das unmöglich ist. Aber sie glaubt es nicht, auch wenn wir eine gute Beziehung zueinander haben.«

Bei meinen Fragen zu seiner Familie kommt nicht viel. Er ist von der Mutter seiner Tochter schon länger geschieden. Das ist alles.

Ich sage: »Stellen Sie doch mal sich, Ihre frühere Frau und Ihre gemeinsame Tochter auf.«

Er stellt sich mit kleinem Abstand und mit dem Rücken zu seiner Ex-Frau auf. Er schaut in die Ferne. Die Ex-Frau schaut auf die Tochter. Die steht nahe vor der Mutter, aber so zur Seite gedreht, dass sie in die gleiche Richtung schaut wie ihr Vater.

Ich beschreibe dieses Bild und frage den Mann: »Wo schauen Sie denn hin? Fehlt jemand in Ihrer Herkunftsfamilie?«

»Nein«, antwortet er, »wir sind eine ganz normale, spießige Familie.«

»Aber es wirkt so, als ob etwas Ihren Blick wegzieht. Als ich meine Frage stellte, hatte ich den Eindruck, als hätte ich für einen Moment Trauer in Ihrem Gesicht gesehen.«

Er lacht und sagt: »Frau Schneider, schauen Sie mich an. Ich bin erfolgreich, genieße das Leben, mir geht es blendend. Wo soll da Trauer sein? Nur die Weigerung meiner Tochter macht mich wütend, manchmal vielleicht auch etwas traurig.«

Ich bitte ihn, für die Weigerung seiner Tochter eine Figur auszuwählen und dazuzustellen. Er wählt eine Männerfigur und stellt sie dorthin, wo er und seine Tochter in der Aufstellung hinschauen. Sie schaut geradewegs auf die Figur, die er dazustellt, er schaut etwas daran vorbei.

Welche Fragen gingen dir durch den Kopf, als du das gesehen und ihm geschildert hast?

Ich hatte den Eindruck, dass die Tochter in der Verweigerung der Operation auf etwas schaut, was zum Schicksal ihres Vaters gehört.

Ich habe mich gefragt: Könnte die Tochter den unbewussten Impuls in sich tragen: »Lieber sterbe ich als du, lieber Papa?«

Was war in dem Fall deine Hypothese?

Meine Hypothese war, es geht um Leben und Tod. Seine Tochter will sich nicht operieren lassen – der Vater weiß, dass sie dann sterben würde. Als er für die Weigerung seiner Tochter eine Männerfigur wählt, war mein Bild: Das ist seine Sterblichkeit – da schaut die Tochter drauf. Der Klient schaut weg.

»Vielleicht nimmt Ihnen Ihre Tochter etwas ab«

Ich bleibe also hartnäckig – auch wenn er betont, es ginge im blendend – und frage: »Waren Sie schon einmal in Lebensgefahr?«

Wieder lacht er und meint: »Was ist denn das für eine Frage. Ich bin Sportler. Da passiert immer mal etwas.«

»Was denn zum Beispiel?«

Ich will es genauer wissen, und er erzählt: »Einmal bin ich beim Klettern abgestürzt und zwei Mal beim Paragliding. Aber ich habe immer Glück gehabt. Es ist nie was Schlimmes passiert.«

Ich frage weiter: »Haben Sie eine Affinität zu lebensgefährlichen Situationen? Fahren Sie vielleicht rasant mit dem Auto?«

»Meine Ex-Frau würde sagen, ja«, sagt er lächelnd. »Sie fuhr nur sehr ungern und sehr selten mit mir in meinem Wagen.«

»Sie sagen mir, Ihre Tochter ist lebensgefährlich krank und die Operation könnte sie retten, und erzählen mir strahlend, wie oft Sie schon nahe am Tod waren. Sie nehmen es vielleicht gar nicht so ernst, dass man sterben kann. Vielleicht geht es hier für Sie um Leben und Tod. Vielleicht nimmt Ihnen Ihre Tochter etwas ab.«

Er: »Wie kommen Sie denn darauf?«

»Sie schauen vorbei an der Figur, die Sie selbst für die Weigerung Ihrer Tochter platziert haben. Sie sind gar nicht ganz da, aber Ihre Tochter, in ihrer Todesgefahr, guckt genau hin.«

Da sagt er: »Leben und Tod! Das kann ja wohl nicht sein, ich lebe und koste das Leben in vollen Zügen aus.«

»Meinen Vater kenne ich nicht – ich habe einen tollen Vater bekommen«

Ich bleibe bei meinem Bild und frage: »Was ist mit Ihrem Vater und Ihrer Mutter?«

Er sagt: »Ich habe nur eine Mutter.«

»Können Sie mir sagen, wie Sie ohne Vater entstanden sind?«

Er lacht: »Eine Aufklärungsstunde brauchen wir jetzt nicht. Meinen Vater kenne ich nicht.«

»Warum nicht?«

»Ich habe keine Erinnerung. Ich war zwei Jahre alt, als er bei einem Unfall gestorben ist.«

»Und?«

»Der interessiert mich nicht. Meine Mutter hat wieder geheiratet, ich habe einen tollen Vater bekommen.«

»Na ja, Gott sei Dank, dass Sie bei ihm gut aufgewachsen sind. Aber er ist nicht Ihr Vater. Ihr Vater ist gestorben, als Sie zwei Jahre alt waren«, sage ich und zeige auf die Figur, die er für die Weigerung der Tochter aufgestellt hat, »und ich glaube, dass das Ihr Vater ist.«

Sagt er: »Sie sind ja eine ganz freundliche Frau, aber das ist doch ...«

Ich unterbreche: »Was ich sage, mag Ihnen verrückt vorkommen. So kleine Kinder können noch nicht trauern. Einen solchen Unfall, bei dem der Vater stirbt, anzuschauen, das ist für ein so kleines Kind viel zu schwer. Ich möchte Ihnen nichts aufdrängen, aber es geht um Ihre Tochter, oder? Deshalb bleibe ich hartnäckig. Einverstanden?«

»Einverstanden.«

»Ich mache jetzt etwas mit Ihnen. Hinterher können Sie sagen: ›So ein Quatsch.‹ Aber bitte unterbrechen Sie mich die nächsten 15 Minuten nicht.«

»Stellen Sie sich vor, Sie sind nochmal zwei Jahre alt«

Ich war mir sicher, es geht bei der ganzen Geschichte um den Unfall seines Vaters. So bitte ich ihn: »Stellen Sie sich vor, da ist Ihre Mutter, da ist Ihr Vater, da sind Sie, der kleine Sohn. Bevor Ihr Vater geht und der Unfall passiert, nehmen Ihre Mutter und Ihr Vater sich nochmal in den Arm.«

Er schließt tatsächlich seine Augen und ich spreche ungefähr mit den Worten weiter: »Stellen Sie sich vor, Sie sind nochmal zwei Jahre alt und der Papa nimmt Sie als den kleinen Jungen auf den Arm und sagt: ›Hallo lieber Sohn, ich muss weg. Und ich habe das dumpfe Gefühl, dass ich nicht mehr zurückkommen werde. Aber jetzt lass dich nochmal im Arm halten‹, und der Kleine kuschelt sich an den Papa, atmet, fühlt die Wärme von Papa und fühlt sich geborgen. Dann gibt der Papa den Jungen in den Arm der Mutter, verabschiedet sich und geht. Das ist schwer für alle.

Und dann stellen Sie sich vor, Sie sind erwachsen und Sie könnten auf Ihren Vater schauen und sagen: ›Papa, ich kann mich kaum mehr an dich erinnern. Es geht mir gut, aber du hast mir gefehlt. Ich durfte und wollte es nie fühlen. Ich hatte ja meine liebe Mama und einen guten anderen Papa. Aber irgendwie war da immer eine tiefe Sehnsucht in mir. Manchmal mache ich Sport und ich scheue die Lebensgefahr nicht. Vielleicht ist da eine tiefe Sehnsucht in mir, dir wieder nah zu sein. Jetzt bin ich längst erwachsen, Papa, jetzt darf ich den Verlust und Schmerz fühlen. Du bist mein Vater, mein Papa. Schau freundlich auf mich. Danke für mein Leben. Ich werde darauf achten.‹

Dann schauen Sie zum zweiten Mann Ihrer Mutter, Ihrem Pflegevater, und sagen Sie zu ihm: ›Ich bin froh, dass wir so eine gute Beziehung haben, und ich danke dir für alles. Sei freundlich, wenn ich meinen leiblichen Vater jetzt wieder als meinen Papa anschaue.‹«

Nach einer kleinen Weile macht der Mann die Augen auf und sagt: »Ich muss ganz dringend pinkeln.«

Er kommt zurück in den Beratungsraum, setzt sich, und ich sage: »Wenn Sie jetzt die Figur der Tochter nehmen. Wo würde die hingehen?«

Er nimmt die Figur der Tochter, stellt sie zu der Figur, die erst ihre Weigerung darstellt und jetzt seinen verstorbenen Vater, und sagt: »Die geht hierher.« Dann schaut er mich ruckartig an und sagt: »Meinen Sie, dass die Tochter wegen meines Vaters so was Komisches macht?«

Ich sage: »Ja.«

Als er geht, sagt er: »Ich glaube, die Stunde hat nicht geschadet.«

Du hast ja gesagt: Kinder oder Enkel holen alle wieder herein, die ausgeschlossen sind.

So ist es.

»Ihre Tochter bringt Ihren Vater in den Blick«

Nach drei Wochen kam er wieder. Er hatte von seinem Vater geträumt und daraufhin ein Bild von seinem Vater gesucht, aber keines gefunden.

Er sagt zu mir: »Jetzt möchte ich von Ihnen wissen, was ich tun kann. Was Sie mir gesagt haben, geht mir nicht aus dem Kopf. Vielleicht stimmt es ja, und die Figur, die für die Weigerung meiner Tochter stand, sich operieren zu lassen, ist doch mein Vater, an den ich überhaupt nicht mehr gedacht habe.«

Sage ich: »Ich weiß nicht genau, was in Ihrer Tochter vorgeht. Aber ich bin mir sicher, sie bringt mit der Verweigerung, sich operieren zu lassen, Ihren Vater in den Blick. Sie können folgendes tun: Finden Sie heraus, wo Ihr Vater begraben ist, fahren Sie hin, bringen Sie ihm Blumen und sagen ihm: ›Papa, ich seh dich jetzt. Ich nehme jetzt dein Wohlwollen für mich und meine Tochter, deine Enkelin.‹«

Er wirkte erleichtert und sagte: »Das mache ich.«

Zwei Wochen später bekomme ich von ihm eine Karte mit einem Bild von einer Klinik: »Hier ist die Klinik, wo meine Tochter sich operieren lässt. Vielen Dank.«

Wie ich später von ihm erfuhr, hatte er zwei Tage gebraucht, um das Grab seines Vaters zu finden. Seine Tochter hatte – obwohl so schwer krank – darauf bestanden mitzufahren. Auf der Heimfahrt sagte sie zu ihm: »Jetzt kannst du mich in der Klinik anmelden.«

IV Paargeschichten: Wir wählen uns immer aus der gleichen Geschichte

Aufstellungsarbeit ist nirgends so sinnvoll wie bei Paaren. Wenn eine Beziehung scheitert, tut das weh, und man braucht nach außen einen Grund, sonst würde man sich nicht trennen.

Die Paare kommen zu mir zum Teil so zerstritten, dass sie sich nicht einmal an einen Tisch setzen, und sie gehen zumindest nebeneinander wieder hinaus. Manche schaffen es, wieder zusammenzufinden. Andere sagen: »Wir haben uns so verletzt, es geht nicht mehr. Aber zumindest sind wir jetzt zu einer einvernehmlichen Lösung fähig oder beschimpfen uns nicht mehr.«

Wenn das Gegeneinanderkämpfen aufhört, dann kann der Schmerz kommen, und der Schmerz löst. Vorher vermeiden Paare, die sich trennen, den Schmerz. Keiner will sich das Scheitern eingestehen. In dem Moment, wo die beiden die Dynamik hinter ihren Konflikten verstehen und sehen, dass keiner wirklich böse ist – meistens –, können sie auch ihr Scheitern annehmen.

Für Kinder ist die Trennung der Eltern sowieso schon schwer. Noch schlimmer wird es, wenn sie von Papa oder Mama hören: »Mir ist es so schlecht gegangen mit eurer Mutter/eurem Vater!« Oder noch mehr, wenn Eltern sich gegenseitig die Schuld zuweisen und wollen, dass Kinder die Vorwürfe teilen. Das zerreißt ein Kind innerlich. Es fühlt sich genötigt, Partei zu ergreifen, will das aber nicht – es mag doch beide, Mama und Papa. Jetzt soll es einen von beiden verraten!

Beim Aufstellen hört das Spiel »Ich bin Opfer, du bist Täter« sofort auf

Ich habe manchmal Paare, die werden von einem Juristen geschickt. Der Anwalt oder Mediator sagt: »Ich kann mit denen nicht einmal die Trennung verhandeln, weil sie so ätzend zueinander sind.«

Dann kommen sie zu mir. Da sitzt der Mann in der einen Ecke, die Frau in der anderen. So beginnt es.

Dann sage ich nur: »Wie soll ich mit Ihnen arbeiten? Also einer muss sich wenigstens mal zu mir hinsetzen.« Am Schluss der Sitzung, wenn wir aufgestellt haben, sitzen sie nebeneinander.

Mit der Aufstellungsarbeit hört dieses Spiel »Ich bin Opfer, du bist Täter« fast immer sofort auf. Sie können beide sehen: Wir haben uns gewählt aus der gleichen Geschichte. Was sie trennt, können zwar gegenwärtige Geschichten sein. Zum Beispiel: Er trinkt, sie geht fremd. Aber das, was sie in der Tiefe zusammengebracht hat – oder jetzt auch auseinanderbringt –, kommt von hinten, aus der jeweiligen Familiendynamik. Wenn jeder seinen Anteil in Verbundenheit mit seiner Familiengeschichte sehen kann, wenn jeder auch mitbekommt, wie der Partner in seiner Familiengeschichte verbunden ist, dann können sie sich oft in Frieden trennen, oder doch so, dass die Kinder nicht mehr die Leidtragenden sind.

Wenn dann Vorwürfe enden und der Schmerz vorbei sein kann, dann hat auch eine neue Beziehung eine Chance. Ansonsten bleiben beide Partner mehr oder weniger im Ungelösten der alten Beziehung gebunden.

Neue Beziehungen haben viel mehr Möglichkeit zu gelingen, wenn ich für die vorherige Beziehung sagen kann: »Schade, es hat für unsere Liebe nicht länger gereicht. Das tut weh. Aber das Gute unserer Verbindung darf bleiben, was uns wehgetan hat, lassen wir vorbei sein.« Dann können beide den Schritt in etwas Neues tun.

21. Geschichte: »Jetzt ist Zeit für ein Kind, aber meine Frau will keines«

Ich hatte eine Sitzung, die ging mir selber sehr nahe. Es kam ein Paar. Beide hatten groß Karriere gemacht und waren sehr beschäftigt. Jetzt wollte er die gemeinsame Wohnung neu und schöner gestalten – sie wollte das nicht. Die Frau war ganz in Schwarz gekleidet und wirkte so was von traurig.

»Interessiert Sie die Wohnung gar nicht?«, habe ich sie gefragt.

»Nee«, sagte sie ganz leise.

Er sofort etwas polternd: »Also die haben wir doch zusammen ausgesucht, du wolltest sie doch auch!«

Sie darauf: »So ist es daheim immer.«

Der Mann brauste auf und wollte gleich in eine heftige Diskussion mit seiner Frau einsteigen. Ich unterbrach das dadurch, dass ich gleich die Frau bat, sie möge sich und ihren Mann aufstellen.

Die Frau stellt auf: sich und weit weg von sich ihren Mann.

Der Mann dazu: »Quatsch, das sind wir doch nicht. Das schaut ja wie eine große Trennung aus.«

Aber das war ihr Bild. Ich erkläre, dass jeder sein inneres Bild hat, das nun einmal so ist wie es ist.

Dann bitte ich ihn, sein Bild von der Beziehung aufzustellen. Er stellt zwei neue Figuren für sich und seine Frau harmonisch nebeneinander, rückt dann aber beide ein bisschen auseinander.

Er ist ein Macher. Und nun formuliert er den eigentlichen Punkt: »Jetzt ist Zeit für ein Kind, aber meine Frau will kein Kind.«

Sie nickt, guckt tieftraurig. Ihr Gesicht wird aschfahl.

»Arbeiten Sie mal mit meiner Frau, damit die schwanger wird«

Ich sage: »Ja gut, wir können mal hinschauen, was Sie da in dieser Frage trennt.«

Er braust wieder auf: »Nein, was soll uns denn trennen! Ich will nur wissen, was kann man da machen. Arbeiten Sie mal mit meiner Frau, damit sie schwanger wird. Ich bin sowieso nur mitgekommen.«

Sage ich: »Reden Sie mit Ihrer Frau immer so?«

»Wieso?«

»Also bei dem Ton glaube ich auch nicht, dass ich schwanger werden wollte.«

Sie hatten es schon länger probiert, ohne Erfolg. Es war für mich erschreckend zu sehen, wie die Frau während der Sitzung immer mehr in ihren Stuhl versunken und innerlich verschwunden ist.

»Hör endlich auf! Es ist vorbei! Hör auf!«

Ich gebe ihr die Figur für ein Kind in die Hand und bitte sie, diese Kinderfigur in ihre Aufstellung dazuzustellen. Sie stellt sie seitlich von sich auf, weit entfernt, mit Blick nach außen, dreht ihre Figur etwas zu dem Kind. Sie fängt unbändig an zu weinen an. Ich bin erschrocken, und er schreit sie an: »Hör endlich auf! Es ist vorbei! Hör auf!«

Sage ich: »Was ist vorbei?«

Es stellt sich heraus: Die beiden heiraten. Für ihn war ganz klar: Zuerst machen beide Karriere. Sie hat das auch so mitentschieden. Er hatte eine größere Firma und sie auch. Dann wurde sie schwanger. Aber zu der Zeit war kein Kind geplant.

»Was ist aus dem Kind geworden? Ist es gestorben?«, frage ich.

Sie kann gar nicht antworten.

»Das ist kein Thema mehr!«, entgegnet der Mann.

Ich darauf: »Wenn Sie wollen, dass wir hier weiterarbeiten, ist es ein Thema. Was ist mit diesem Kind?«

»Sie hat das Kind geboren, aber das hat doch nicht zu unseren Plänen gepasst! Deshalb haben wir es zur Adoption freigegeben. Dem geht's doch sicher gut!«

»Ja, wenn diese Figur Ihr Kind ist, dann verstehe ich, dass Ihre Frau hierhin schaut und in ihrem Schmerz kein Kind mehr haben kann.«

»Von einer Therapeutin erwartet man, dass sie dabei unterstützt, dass man Altes zurücklassen kann! Dass Sie meine Frau da rausholen«, fährt er mich an.

»Das ist nicht meine Aufgabe. Die Aufgabe ist, dass Sie Ihrer Frau überhaupt mal erlauben zu trauern und dass Sie erst einmal verstehen, dass es für Ihre Frau schwer ist, nach diesem Geschehen nochmals schwanger zu werden. Sind Sie einverstanden? Sie setzen sich draußen hin. Jetzt arbeite ich zuerst mit Ihrer Frau.«

Die Geschichte der Frau

Ich habe dann mit ihr zu ihrem Schmerz gearbeitet.

Ich trat hinter ihren Stuhl, bat sie, ihren Kopf zurück an meinen Körper zu lehnen und die Augen zu schließen. Ich habe sie in ihrer Vorstellung geführt, Abschied von ihrem Kind zunehmen. Das war das eine. Jetzt ging es noch darum, dass sie und ihr Mann die Verantwortung übernehmen, dass sie das Kind weggegeben haben. Erst hat sie geweint, dann wurde sie ruhiger.

Sie öffnete die Augen und hat gesagt: »Ich habe immer wieder daran gedacht, mich umzubringen.«

Ich lasse sie noch einmal das Kind innerlich anschauen und ihm sagen: »Ich verspreche dir, ich bleibe fest im Leben. Es soll nicht umsonst gewesen sein, dass du weggegeben wurdest.«

Den Schmerz, dass Kinder weggegeben wurden, gab es schon einmal

Dann frage ich nach ihrer Familiengeschichte.

Sie liebte ihre mütterliche Großmutter sehr. Als Kind hat sie oft bei ihr übernachtet. Diese Oma hat ihr erzählt, dass sie selbst eigentlich noch zwei Geschwister gehabt hätte. Die musste ihre Mama weggeben. Sie war Magd bei einem Bauern, wurde ledig von einem Burschen schwanger und bekam Zwillinge. Die hat man ihr weggenommen und weit entfernt zu Pflegeeltern gegeben. Die Oma hat diese Geschwister, ein Mädchen und einen Jungen, nie gesehen. Das heißt: Bei ihrer Uroma gab es den Schmerz, dass Kinder weggegeben werden, schon einmal.

Damit war diese Sitzung zu Ende. Der Mann hatte gewartet. Ich bat ihn zu warten, bis seine Frau ihm erzählt, wenn sie will, und habe mit ihm eine Einzelsitzung ausgemacht.

Könnten der Schmerz der Frau und der Schmerz ihrer Uroma irgendwie zusammenhängen?

Wir wissen das nicht. Jedenfalls hat die Klientin, als sie die Geschichte von der Uroma erzählte, ganz ruhig gewirkt. Entscheidend war aber hier zunächst einmal ihr ganz persönlicher Schmerz.

Der Mann: »Kinder kann man immer wieder neue bekommen«

Zwei Wochen später kam der Mann. Seine Frau hatte ihm unterdessen von der Sitzung und den zwei weggegebenen Kindern in ihrer Familie erzählt.

Er wirkte zugänglicher und sagte, er habe jetzt schon verstanden, wie schwer die Adoption für seine Frau war, viel schwerer als für ihn.

»Wissen Sie, ich habe gedacht, das ist doch nicht so schlimm. Wir können doch wieder Kinder kriegen«, meint er.

Ich bitte ihn, seine Herkunftsfamilie aufzustellen, und erfrage seine Familiengeschichte.

Was stellte sich bei seiner Familie heraus? Sein Urgroßvater war drei Mal verheiratet. Zwei Frauen sind ihm weggestorben. Durch eine Grippeepidemie hat er neun Kinder verloren. Der Uropa soll sehr cool gewesen sein. Er liebte seine dritte Frau und soll zu ihr gesagt haben. »Kinder kann man immer wieder neue bekommen.«

Das wirkte dann wohl wie ein Muster die Familie hindurch: »Haltet euch nicht mit der Trauer auf. Das Leben geht weiter.« Der Mann war nach der Sitzung sehr nachdenklich. Ich weiß nicht, wie es mit dem Paar weitergegangen ist.

Reflexion:
Paare wählen sich aus der gleichen Geschichte, sagst du. Was meinst du da mit »gleich«?

Die Geschichten können unterschiedlich sein, aber die Grundthemen sind ähnlich – wenn nicht sogar gleich. Welche Lösungen Familien wählen, kann wieder ganz unterschiedlich sein.

Ein kleines Beispiel: In beiden Familien eines Paares fehlt der Vater. In der einen Familie ist ein uneheliches Kind ein Tabuthema. Da wird nicht drüber gesprochen. In der anderen Familie ist die Mutter ein uneheliches Kind. Man redet auch darüber, aber nach dem Motto: »Auf Männer ist kein Verlass.«

22. Geschichte: Der Workaholic

Ein Paar wollte sich trennen. Der Mann war Workaholic hoch fünf, und die Frau sagte, sie wolle sich von ihm trennen, er arbeite von Sonntag bis Sonntag. Die Familie hätte nichts von ihm. Spannend war, dass die beiden streckenweise wirklich händchenhaltend vor mir saßen. Er sagte, er liebe seine Frau. Die beiden wirkten verliebt, sodass ich sie gefragt habe: »Und dann wollen Sie sich scheiden lassen. Was soll denn das?«

Ich schaue den Mann an und sage zu ihm: »Sie sind der Besitzer von diesem bekannten Notariat. Ich muss Sie provozieren, auch wenn Sie mir böse sind. Sind Sie geizig oder inkompetent?«

Er guckt mich an und sagt entrüstet: »Weder noch. Es geht nicht anders. Ich muss durcharbeiten, sonst werden Sie bald in der Zeitung lesen: Bekanntes Notariat geht in Konkurs.«

Der Mann: »Was wollen Sie mit meinem Urgroßvater?«

Ich habe die Informationen zu seiner Familiengeschichte erfragt und ihn aufstellen lassen: ihn, seinen Vater, seinen Opa. Das Notariat war in der Familie weitergegeben worden.

Ich frage ihn: »Wer hat das Notariat gegründet?«

»Es kommt vom Urgroßvater«, sagt er.

Ich gebe noch eine Figur für den Urgroßvater dazu. Dann stellt er die vier auf. Was macht er? Er stellt sich hin, seinen Vater, seinen Opa – alle nebeneinander und zusammen. Den Urgroßvater aber, den stellt er abseits.

Ich sage: »Wie soll das Notariat funktionieren? Wenn es vom Uropa kommt und die Nachfolger stehen alle weit von ihm weg? Warum stellen Sie ihn so weit weg?«

Daraufhin sagt er ärgerlich: »Der ist nicht wichtig. Was wollen Sie mit meinem Urgroßvater?«

Ich sage: »Sie wollen doch, dass Ihr Notariat wieder funktioniert. Es kann nicht funktionieren, wenn der Gründer so abseits steht. Warum steht er nicht bei den anderen?«

»Sind Sie pingelig!«, sagt er.

Ich darauf: »Ich will ja nur wissen, was los ist.«

Daraufhin sagt er: »Mein Urgroßvater ist nicht mein Urgroßvater.«

»Wer ist dann der echte?«, frage ich.

Da erzählt er: Die Urgroßmutter wird schwanger von einem Künstler. Die Familie sagt: »Künstler! Die verdienen nix – sind Hungerleider. Den nimmst du nicht! Heirate doch den Sohn vom Nachbarn. Der ist doch schon immer in dich verliebt.«

Die Schwangere heiratete den Nachbarn, und das Kind vom Künstler wurde vom Nachbarn aufgezogen.

»Beim Uropa hat das Notariat floriert«

Das heißt, der Künstler, der eigentliche Vater des Kindes, wird ausgeschlossen.

Genau. Jetzt war es ganz klar.

Ich sagte: »Das mit der Inkompetenz und dem Geiz nehme ich sofort zurück. Sie brauchen sich gar nicht wundern. Es liegt nicht an Ihnen.«

Dann wird er ganz ruhig und sagt: »Wissen Sie, ich finde Ihre Arbeit hier komisch. Aber es stimmt: Beim Uropa hat das Notariat floriert. Bei meinem Opa ging es noch einigermaßen. Mein Vater hat nur gearbeitet und konnte es noch verbergen, dass wir immer mehr verloren haben. Und ich muss jetzt wahrscheinlich in Konkurs gehen.«

Daraufhin bitte ich ihn: »Stellen Sie Ihren richtigen Uropa mal dazu und danken Sie ihm – ohne ihn gäbe es Sie nicht.«

Die ganze Arbeit war, dass er diesem echten Urgroßvater den Platz bei Opa, Vater und sich selbst gibt.

Ich lasse ihn sagen: »Lieber Urgroßvater, du warst nicht recht. Aber ich lebe durch die Uroma und durch dich. Jetzt schaue ich auf dich und nehme deinen Segen, dass mein Leben gut gehen darf.«

Und zum adoptierenden Urgroßvater: »Ich danke dir für das Notariat, dass du uns die Existenz gesichert hast. Ich nehme auch, dass du uns deinen Namen gegeben hast. Schau freundlich, wenn es mir mit dem Notariat gut geht.« Diese Sätze haben dem Klienten eingeleuchtet.

Schon der Opa hatte das Notariat unter dem renommierten, aber im Grunde falschen Namen übernommen und so auch dessen Sohn und Enkel.

Was war mit dem echten Urgroßvater? Wie ist es weitergegangen?

Der Mann hat herausgefunden, wer sein echter Urgroßvater war, und hat dessen Initiale in sein Logo auf dem Briefpapier des Notariats integriert. Und er hat in seinem Büro einen leeren Bilderrahmen aufgehängt für seinen echten Urgroßvater.

Jetzt wird er gewürdigt, und der Klient kann das Notariat vom Adoptivgroßvater gut weiterführen.

Reflexion:

Hier geht es wieder um Preis und Gewinn?

Ja. Der echte Urgroßvater wird ausgeschlossen. Die Uroma heiratet den Nachbarssohn. Alle profitieren davon. Aber innerlich bleiben sie alle mit dem ausgeschlossenen echten Urgroßvater loyal verbunden. Und jetzt, beim Urenkel, kommt der unbewusste Blick auf den ausgeschlossenen Urgroßvater voll zum Tragen. Das Notariat, der Gewinn, kann angesichts des richtigen Urgroßvaters nicht mehr genommen werden. Sobald nun der Uropa seinen Platz dafür bekommt, dass er das Leben weitergegeben hat, kann es auch für die Weitergabe und den Erhalt des Notariats eine Lösung geben.

Wie kommst du auf diese Kombination in so verworrenen Verhältnissen? Worauf schaust du da zuerst? Woran erkennst du, dass sie alle loyal mit dem Ausgeschlossenen sind?

Zunächst kommt die Wurzel. Sie hat den Vorrang. Wenn sie gesehen, geachtet und gewürdigt wird, kann das, was andere geben, also hier ein Adoptivvater, genommen werden.

Wie zeigte sich in diesem Fall die Grundannahme, dass Schicksale von Paaren sich spiegeln oder vom gleichen Thema handeln?

Also die Geschichte ist nicht gleich, aber das Familienthema ist gleich oder sehr ähnlich. Sie wollte sich scheiden lassen. Sie wirft ihrem Mann immer vor: »Du interessierst dich ja gar nicht für uns. Du bist ja immer nur arbeiten.« Jetzt hat sie erstmals gesehen, dass es bei ihrem Mann um etwas ganz anderes geht, und konnte ihn neu sehen.

Die Frau: »Vater brauchte immer Ruhe. Das war so schlimm für mich!«

In der Arbeit mit der Frau habe ich sie gefragt: »Warum wählen Sie einen Mann, der ein Workaholic ist?«

Was kam bei ihr raus? Sie hat einen Wirtschaftsjuristen als Vater – ihr Mann hat ja auch als Jurist mit Verträgen zu tun. Auch ihr Vater hat gearbeitet wie ein Wahnsinniger, kam aber immer abends nach Hause. Wenn der Vater nach Hause kam, hat die Mutter die Hausschuhe hingestellt. Essen stand bereit. Und die Kinder mussten ruhig sein. »Vater brauchte immer Ruhe. Das war so schlimm für mich«, sagte sie.

Vorwurf verhindert jede Trauer

Mit den Figuren stellt sie ihren Vater weit weg von der Mutter, und er schaut woanders hin. Sich stellt sie näher der Mutter, aber so, dass sie auf den Vater schaut. Ich frage mich sofort: »Wo guckt der Vater hin?«

Sie erzählt vom Vater, dass er nie Gefühle geäußert habe. »Meine Mutter hat ihn immer bemuttert. Wir Kinder waren gar nicht so wichtig.«

Da ist die Verbindung zu ihrer heutigen Situation: Der Vater hat nur gearbeitet, und sie wählt wieder einen Mann, der ununterbrochen arbeitet, obwohl sie so darunter gelitten hat, dass der Vater nicht für sie da war.

Sage ich: »Was ist dem Vater passiert?«

Dann erzählt sie, und alles macht Sinn: Ihr Vater war sechs Jahre alt. Seine Mutter schickt ihn über die Straße. Er sollte beim Metzger eine Bestellung abholen. Er will losgehen. Da kommt die kleine Schwester – sie ist vier Jahre alt – und will unbedingt mit. Der sechsjährige Bruder nimmt sie an der Hand und geht zum Metzger. Der Metzger gibt dem Bub eine dicke Scheibe Wurst. Die kleine Schwester kriegt auch ein Stückchen Wurst, aber ein kleineres Stück. Sie will das große Stück vom Bruder haben. Der gibt es ihr nicht. Da rennt sie wutentbrannt aus dem Laden auf die Straße, wird überfahren und stirbt.

Ich sage: »Stellen Sie sich die Situation vor. Wie schrecklich für alle. Der Junge muss erstarrt sein. Wie werden die Eltern auf den Jungen reagieren? Sie werden ihm Vorwürfe machen: ›Ja, bist du bekloppt? Warum hast du nicht aufgepasst?‹ Zumindest an ihrem Gesicht wird er ihnen immer die Vorwürfe ablesen. Hier gibt es einen Bruch zwischen den Eltern und dem Jungen, auch wenn das niemand will. Dieser kleine Bub hat sein Leben lang Schuldgefühle. Mit Schuldgefühlen kann man aber nicht trauern.«

Warum nicht?

Der Vorwurf »Du hast Schuld am Tod deiner Schwester« verhindert jede Trauer. Wie einsam ist er? Wie verloren?

»Jetzt weiß ich, was meinem Vater immer gefehlt hat«

Ich sage zur Klientin: »Stellen Sie sich bitte vor, es gäbe ein anderes Bild. Schauen Sie auf Ihre Großeltern. Als könnten sie das kleine Mädchen noch einmal in den Arm und ganz tief Abschied nehmen. Und danach nehmen sie den Sohn, den Sechsjährigen, in den Arm und halten ihn liebevoll fest. Sie sagen zu ihm: ›Es ist nicht deine Schuld, es ist einfach tragisch.‹ Und Sie nehmen ihren sechsjährigen Sohn in den Arm.«

Da sitzt die Klientin, weint und sagt: »Jetzt weiß ich, was meinem Vater immer gefehlt hat. Ich habe meinen Vater immer auf Abstand gehalten. Dabei wollte er mich immer, immer in den Arm nehmen.«

Ihr Mann war auch sehr berührt.

Der Mann: »Ich liebe dich, aber ich kann dir nicht verzeihen«

Nach einer Weile schaut sie ihren Mann an und sagt: »Ich sage dir den wirklichen Grund, warum ich mich trennen will. Du hast mir versprochen, dass du an meinem vierzigsten Geburtstag wirklich pünktlich zu Hause bist. Um 19 Uhr sollten die Gäste kommen. Du hast es hoch und heilig versprochen.«

Was war? Er kommt um acht Uhr mit einem schönen Blumenstrauß. Sie hat vor den Gästen den Strauß hingeschmissen, ist in ihr Zimmer gerannt, hat den Koffer gepackt und ist abgehauen.

Der Mann sagt: »Ich liebe dich, aber das kann ich dir nicht verzeihen. Du bist abgehauen, drei Tage haben ich und die Kinder nicht gewusst, wo du bist. Ich hatte Angst, dass du dich umgebracht hast.«

Ich frage sie: »Warum haben Sie das gemacht?«

Sie darauf: »Wenn Sie mir das sagen könnten, wäre ich froh. Ich musste es machen.«

Die Frau: »Wenn es wirklich schlimm wird, läuft man nur noch weg«

Ich frage sie: »Ist denn schon einmal jemand in der Familie weggelaufen?«

Sie überlegt etwas und sagt dann: »Auch wenn der Tod der kleinen Tochter für die Oma ganz schlimm war, sie war so tough, die hat alles organisiert – Beerdigung, Leichenschmaus – alles. Als die Beerdigung vorbei war, ist die Oma gegangen und war acht Tage verschwunden.«

Ich darauf: »Sehen Sie, wie nah Sie Ihrer Oma sind? Sie haben einen Schmerz und laufen auch weg.«

»So ist das in meiner Familie«, sagt sie, »wenn es wirklich schlimm wird, läuft man nur noch weg.«

Jetzt konnte ihr Mann sehen, wo ihr Verhalten hingehört. Damit mussten sie sich keine Schuld mehr geben. Sie hat gesehen: Sie wählt in ihrem Mann genau einen, der wie ihr Vater ist: Wieder einer, der nicht da ist – wieder einer, der nur arbeitet. Und wenn die Verzweiflung groß ist, läuft sie weg, wie ihre Oma.

Der Mann hat gesehen: »Ich verhalte mich wie mein Vater, arbeite und arbeite und habe keinen Erfolg. Weil mein echter Uropa ausgeschlossen war, können wir das vom Adoptiv-Uropa geerbte Notariat nicht wirklich mit Erfolg nehmen.«

Mit diesen neuen Blickwinkeln sehen die beiden sich neu.

Beim Gehen sagte sie: »Mein Vater war immer allein. Nach dem Tod der Schwester hatte der keinen Halt mehr. Jetzt verstehe ich, warum mein Vater mit zehn Jahren ins Internat gekommen ist. Die Eltern haben ihn für schuldig erklärt, das ist tragisch.«

Das Paar war ja da, weil es sich trennen wollte. Wie ist es weitergegangen?

Zwei Monate später kam eine schöne Postkarte aus Hawaii, und da stand drauf: »Wir genießen die Zeit auf Hawaii. Statt einer Scheidung haben wir uns diese Reise geleistet. Und mein Notariat nimmt einen Aufschwung, den Konkurs konnte ich abwenden, und mittwochs nehme ich mir jetzt immer frei.«

Reflexion:
Mal ganz flapsig gesagt: 60 Prozent der Beziehungsprobleme entstehen durch Wiederholungen von alten Geschichten, durch Verhaltensmuster aufgrund alter Familiengeschichten. 40 Prozent der Beziehungsprobleme haben mit dem Paar selbst zu tun. Ich möchte mich nicht auf die genaue Prozentzahl festlegen, aber ganz viele Probleme kommen von rückwärts, aus der Vergangenheit, wo existenziell bedeutsame Vorkommnisse in der Familiengeschichte ungelöst sind.

Das heißt: Die Frau lebt mit ihrem Mann noch einmal das Gleiche aus, was sie mit dem Vater erlebt hat?

Ja. Und die beiden haben gesehen, dass sie miteinander auch noch etwas anderes ausagieren: Ich lauf immer weg und bin vom Mann enttäuscht, und bei ihm drüben geht die Uroma aus Verzweiflung weg vom Uropa. Die Themen sind ähnlich, die Geschichten und Schicksale sind anders.

Gibt es typische »Geschichten« oder typische Dynamiken, die sich dann in der Paarbeziehung auswirken?

Es gibt sehr viele Frauen, die sagen: »Ich trenne mich, weil ich mit meinem Mann nicht mehr reden kann. Wir haben nichts gegeneinander, aber es gibt keine Kommunikation mehr.« Das ist genau die Situation, die nach dem Krieg zwischen Paaren ganz häufig war: Der Mann kommt vom Krieg nach Hause und kann nichts erzählen, weil man all die schrecklichen Erlebnisse nicht mehr anrühren will. Die Frau kann nicht erzählen, was sie Schlimmes erlebt hat. Aber man muss weiterleben und über die Runden kommen. Und dann kommen oft die Enkelkinder und sagen: »Ja, ich muss mich trennen. Mein Mann ist gar nicht übel, ein netter Vater. Aber wir haben uns nichts mehr zu sagen.« Manchmal stimmt's. Und manchmal können sie in einer Aufstellung wahrnehmen, dass sich da etwas Altes auf ihr Fühlen und Verhalten gelegt hat.

Der Krieg zum Beispiel hat viele Beziehungen zerstört. Die nächste Generation schottet sich davon ab. Die Enkel und Urenkel greifen die Beziehungsstörungen auf und agieren sie völlig verschoben und unverständlich in ihren eigenen Beziehungen wieder aus.

23. Geschichte: »Wenn meine Tochter nicht Barbara heißen kann, trenne ich mich«

Eine hochschwangere Frau kommt mit ihrem Mann zu mir und sagt: »Frau Schneider, Sie müssen jetzt helfen. Unsere Tochter *muss* Barbara heißen, und mein Mann will das nicht.«

»Warum kommen Sie damit zu mir?«, frage ich.

Sagt der Mann: »Bitte, Frau Schneider, Barbara geht gar nicht bei unserem Nachnamen. Die wird nur ausgelacht.«

»Ja«, sage ich, »das verstehe ich.«

Da springt die Frau auf und sagt: »Dann gehe ich gleich wieder. Sie sind ja wie mein Mann.«

Ich darauf: »Nehmen Sie bitte wieder Platz. Warum muss Ihr Kind unbedingt Barbara heißen?«

»Ich will meine Tochter Barbara nennen. Bringen Sie meinen Mann hier in der Sitzung so weit, dass er zustimmt. Sonst trenne ich mich und erziehe mein Kind allein.«

Ich: »Das ist nicht meine Aufgabe. Aber warum muss die Tochter Barbara heißen? Gibt es in Ihrer Familie eine Barbara?«

Sie: »Nein, gibt es nicht.«

Ich: »Die muss es geben.«

Sie ruft schließlich ihre Mutter an: Die Mutter sagt am Telefon: »Deine Tochter kann nicht Barbara heißen.«

»Doch. Meine Tochter wird Barbara heißen. Ich trenne mich von Georg, und du siehst dein Enkelkind nie, wenn Ihr nicht zustimmt.«

Ich habe wirklich gedacht: Geht's noch? Was ist hier los?

Die Mutter der Klientin fragt: »Bei wem bist du?«

»Ich bin bei einer Therapeutin, und die will wissen, ob es in unserer Familie eine Barbara gibt.«

»Wieso fragt die das? Kennt die unsere Familie?«

Es wurde eine ganze Weile still am Telefon. Dann sagte die Mutter. »Es gibt eine Barbara. Ich habe eine Schwester mit diesem Namen gehabt.« Dann erzählt sie.

Barbara – ein Euthanasieopfer

Die Mutter kommt vom Bauernhof. Dort kam das erste Kind, ihre Schwester Barbara, auf die Welt. Barbara hatte einen Wasserkopf. Sie wuchs auf dem Hof auf. Dann kam das Dritte Reich, und der Arzt des Dorfes hat gesagt: »Wenn Sie nochmal ein Kind haben wollen, ist es ganz schlecht, wenn das mit einem behinderten Kind aufwächst.« Daraufhin beschloss die Familie: Das Kind kommt ins Heim. Es kam nach Olsberg. Die Schwestern dort hatten damals geistig behinderte, körperlich schwer behinderte Kinder aufgenommen. Die Heimleitung hat geahnt, was kommen wird, und hat an alle Eltern geschrieben, sie möchten ihre Kinder bitte abholen, weil sie das Haus renovieren müssten. Damit sind über hundert Kinder gerettet worden.

Es war Sommerzeit, und der Vater, der Bauer, hat gesagt: »In der Erntezeit das behinderte Kind? Das geht nicht.« Man wusste ja nicht, was im Heim wirklich drohte. Sie haben Barbara nicht geholt, und sie wurde ein Euthanasieopfer.

Die Mutter der Klientin, die erst viel später geboren wurde, hat erst bei der Hochzeit erfahren, dass sie eine Schwester hatte und was mit der passiert ist.

Jetzt war es am Licht, und die Sitzung dauerte genau noch sieben Minuten. Die Klientin hat ihren Mann angeschaut und gesagt: »Wenn das so ist, Georg, werden wir unsere Tochter nicht Barbara nennen. Jetzt weiß ich, dass es nicht sinnvoll ist. Aber wir fahren jetzt zu meiner Mutter, und ich bestehe darauf, dass der Name Barbara mit auf das Grab von Oma und Opa kommt.«

Sie haben mir eine Geburtsanzeige ihrer Tochter Silvia geschickt und ein Foto vom Grabstein. Jetzt steht die Barbara mit drauf.

Reflexion:

Also ohne das Wissen, wie wir Menschen in die Schicksale in unserer Familie eingebunden sind, wie wir etwas gut machen wollen, wird man doch denken: Spinnt die? Die hätte sich tatsächlich wegen so einem Streit vom Mann getrennt.

Und warum hätte sie sich wegen so etwas getrennt?

Wenn wir zurückschauen: Wer wird schuldig gesprochen? Der Bauer, der sagt: »Wir holen das Kind nicht.« Also ist sie unbewusst in der Vorstellung: Wenn mein Mann nicht mit dem Namen einverstanden ist, ist er nicht für die Tochter. Ohne es zu wissen, schaut sie auf die kleine Tante Barbara. Sie will ihr unbedingt einen Platz geben, als könnte sie dann ihr schlimmes Schicksal ungeschehen machen. Ihre Panik und Unbedingtheit sind ganz am Schicksal der Tante Barbara ausgerichtet. So können wir komplett blind in frühere Geschichten verstrickt sein.

Mit der Information zur kleinen Tante Barbara wird sie frei, ihre Tochter gelöst von deren Schicksal anzuschauen. Statt ihre Tochter »Barbara« zu nennen, besteht sie jetzt darauf, dass der Name Barbara auf den Grabstein geschrieben wird. So bringt sie etwas in Frieden und zu Ende.

24. Geschichte: Der Opa und die Milchkuh Slava

Zu mir kam eine Frau und sagte: »Ich möchte endlich einen Mann, ich möchte endlich eine Beziehung. Bisher hat es noch nie geklappt. Lachen Sie mich nicht aus. Ich lerne immer Männer kennen. Es ist wunderbar. Wir verstehen uns gut, und nach einem halben Jahr gehen die. Der eine musste beruflich nach England, der nächste ging aus anderen Gründen weg. Mehrmals ist mir sowas passiert. Ich verliere die Männer nach einem halben Jahr. Ist das nicht komisch? Ich möchte herausfinden, was dahintersteckt.«

Ich lasse sie aufstellen, die Mutter, den Vater, sich selbst und die jeweiligen Großeltern.

Ich frage: »Gibt es bei den Eltern oder Großeltern noch andere Beziehungen? Hat schonmal jemand einen Partner verloren?«

Sie: »Nein, meine Familie ist stockbieder. Alle sind verheiratet.«

Ich lasse sie eine Frauenfigur für ihr Thema wählen, dass die Männer sie nach einem halben Jahr verlassen. Sie stellt sie zum mütterlichen Opa.

Ich frage: »Hatte der Opa vielleicht eine Freundin?«

»Nein! Der hat nicht einmal drei Sätze herausgebracht. Ich weiß gar nicht, wie der die Oma überhaupt gefunden hat.«

Ich frage: »War der Opa im Krieg?«

Ja, der Opa sei im Krieg in Russland gewesen. Er sei einigermaßen gut durchgekommen. »Er war immer ärgerlich, wenn man über Russen geschimpft hat.«

»Wenn er als Soldat in Russland war und die Russen so verteidigt, muss er etwas Positives erlebt haben.«

»Ich weiß nicht. Ich mochte den Opa sehr gern. Wir haben früher bei ihm auf dem Hof gewohnt, und er hat mir zum Einschlafen immer russische Kinderlieder vorgesungen.«

»Vielleicht hat er in Russland die Liebe einer Frau erlebt?«, sage ich einfach so spontan.

»Frau Schneider! Der doch nicht. Ich habe doch gesagt, der kriegt keine zwei Sätze raus.«

»In Russland hat er nicht viel reden müssen«, sage ich.

»Wissen Sie, was eine Milchkuh ist?«

Da hat sie erst gelacht und hat gesagt: »Das wäre eine Möglichkeit.«

Ich stelle zur Figur des Opas eine zweite Frau auf seine andere Seite, wo die Oma nicht steht, und sage: »Das wäre vielleicht eine Russin.«

Sie schaut mich fragend an: »Glauben Sie das wirklich?«

»Ja, es könnte doch sein. Viele deutsche Soldaten haben den Krieg in Russland nur überlebt, weil sie verletzt oder versprengt bei Russen aufgenommen und gepflegt wurden. Dort entstanden dann manchmal Liebesbeziehungen.«

Plötzlich fängt sie an zu lachen, schlägt sich auf die Schenkel, lacht, dass sie mir fast vom Stuhl kippt.

»Jetzt muss ich eine Story erzählen. Der Opa hat immer die russischen Kinderlieder gesungen. Und: Wissen Sie, was eine Milchkuh ist? Das ist die wichtigste Kuh auf dem Hof. Am Abend hat er immer nach den Kühen geschaut. Jetzt erinnere ich mich. Die Milchkuh hieß Slava. Er hat immer die Milchkuh gestreichelt und gesagt: ›Gute Slava.‹

Die Oma wollte die Kuh schlachten. Da war der Opa ganz wütend und hat gesagt: ›Solange ich lebe, wird diese Kuh nicht geschlachtet.‹«

Ich darauf: »Dann wissen wir ja, wer ›Slava‹ ist.«

Da hat sie bitterlich zu weinen angefangen: »Die hat den Opa verloren.«

»So war es wohl«, sage ich, »aber es nützt auch nichts, wenn Sie das weiterleben. Schauen Sie die Russin Slava mal an und sagen Sie ihr: ›Danke, dass du für Opa da warst. Ich mag ihn so gern. Ich bin froh, dass er den Krieg überlebt hat.‹«

Jetzt erinnerte sie sich an mehr: Der Opa habe einmal erzählt, er sei schwer verletzt gewesen und dass er von einer Frau gut behandelt worden sei. »Die war wohl so etwas wie eine Krankenschwester. Jedenfalls hat sie dem Opa Medizin gegeben.«

Die Klientin war im Januar bei mir, an Weihnachten kam eine Karte: »Ich habe im März jemanden kennengelernt, und wir sind immer noch beieinander. Zählen Sie mal die Monate. Der Bann ist gebrochen.«

Reflexion:
Es ist so unglaublich, welche Geschichten das Leben schreibt, und immer wieder erstaunlich, dass die Klienten scheinbar unwissend kommen und durch die Arbeit Erinnerungen und Informationen hochgespült werden, die ihnen vorher kognitiv nicht zur Verfügung standen. Wie kommt das? Was war die Hypothese?

Das ist gar keine Hypothese. Ich nehme alles, was Klienten sagen, als Realität. Wenn eine Klientin mir erzählt, dass sie drei oder vier Mal einen Mann kennenlernt und der immer nach einem halben Jahr geht, sage ich mir: Gut, da ist ihr Unbewusstes auf eine Wiederholung ausgerichtet, da bringt sie was ans Licht.

Jetzt gucke ich: Wo hat eine Frau im System vielleicht nach einem halben Jahr eine Liebe verloren? Das könnte eine Oma sein, ihre Mutter, das könnte auch eine andere Frau sein. Dann lasse ich sie eine weibliche Figur für ihr Thema nehmen, und die stellt sie neben den Opa.

Ich traue ihr, ich nehme das als etwas Reales. Also das gehört zu diesem Opa. Stimmt, der war im Krieg. Es könnte eine Liebe sein. Im Krieg gab es ganz viele intensive Lieben, die keine Chance hatten. Die aber lebenswichtig für die Männer waren: Durch ihre Zuneigung haben diese Frauen vielen Männern das Leben gerettet. Sei es, dass die Männer wieder Hoffnung geschöpft haben, sei es, dass sie im Lager von Frauen gepflegt wurden. Sie lieben sich, die Gefangenschaft geht vorbei.

So, jetzt sagt die Klientin, als ich das anspreche, aber noch hartnäckig: Das könne sie sich beim Opa nicht vorstellen. Aber ich bleibe erst mal bei meiner Vermutung »Ich denke schon«, und erzähle ihr von meinen Erfahrungen in der Beratung. Dann fällt sie fast in Trance und fängt an, von Slava zu erzählen, von den russischen Kinderliedern. Da ist beim Opa ein Stück Russland geblieben. Dann fällt ihr das mit der Schlachtung von Slava ein, damit war es für sie sonnenklar.

Bis ich in Russland Aufstellungsseminare gehalten habe, war mir nicht klar, wie viele russische Frauen von deutschen Soldaten vor allem in deren Zeit der Gefangenschaft schwanger wurden. Es gab immer wieder Frauen und Männer in den Kursen, die wussten, dass ihre Oma oder ihr Opa das Kind eines Deutschen waren. Meist bleibt diese Herkunft von einem Deutschen aber verborgen. Denn für die Frauen war es oft schlimm. Wenn das öffentlich wurde, kamen sie weg in ein anderes Lager oder das Kind wurde ihnen weggenommen. Also haben viele Frauen, wenn sie ihre Schwangerschaft bemerkt haben, wenn möglich noch schnell einen Russen geheiratet.

Dem Kind, und manchmal auch dem Mann, wurde diese Herkunft verheimlicht. Solche Geheimnisse bleiben im System. Und irgendwie drängen sie ans Licht.

Der Krieg ist nicht nur eine Zeit des Sterbens …

Der Krieg ist nicht nur eine Zeit des Sterbens, sondern auch der Liebe. Wenn Menschen im Krieg so viele sterben sehen und selbst dauernd dem Tod nah sind, ist Liebe oft das einzige Erleben, um das Leben zu fühlen.

Diese Kriegskinder ohne Väter sind erst spät in Europa öffentlich ins Bewusstsein gekommen. Sie wurden mit ihren Entstehungsgeschichten wie ausgeblendet. Doch diese Kinder gehören nun mal mit ihren Vätern und Müttern dazu.

Ich habe mal einen Bericht im Fernsehen gesehen, da besteht ein Großvater darauf, noch einmal nach Russland zu fahren, und kein Mensch versteht, warum. »Er ist doch krank! Warum um Gottes Willen will er nochmal da hin?«, sagen alle im Umfeld.

Er sagt: »Das muss sein.« Eine Enkelin begleitet ihn, und wie sie dort ankommen, erlebt sie: Der Großvater hat in Sibirien eine zweite Familie. Er hatte mühsam herausgefunden, dass seine Liebe aus der Kriegsgefangenschaft und das Kind noch am Leben waren und wo sie lebten. »Ich wollte sie noch einmal sehen«, hat er gesagt. Als er sie trifft, umarmen sich die beiden alten Menschen lange, und der Großvater sagt: »Ich habe euch nie vergessen. Eigentlich hätte ich hierbleiben wollen. Aber das ging ja nicht.«

In Norwegen gab es vor einiger Zeit aufgrund der Recherchen einer Journalistin eine parlamentarische Entschuldigung bei den Frauen, die von deutschen Soldaten ein Kind bekommen hatten und nach dem Krieg sehr schlimm behandelt wurden. Manchmal wurden die Frauen in die Psychiatrie gesteckt und die Kinder in Heime. In Frankreich wird es bis heute nicht gerne gesehen, wenn das Thema der Kriegslieben mit deutschen Soldaten und den daraus entstandenen Kindern angeschnitten wird.

In den Aufstellungsseminaren, die mein Mann und ich in Europa gehalten haben, zeigten sich immer wieder Familienschicksale, in denen die Kriegslieben und die Kriegskinder eine Rolle spielten.

Wie Paare sich finden: Die einen tun gestorbene Kinder ab, die andern kommen von der Trauer nicht los

Du hast gesagt, wenn wir uns in jemanden verlieben, geht das binnen Sekunden. Wir erkennen im anderen die gleiche Geschichte.

Ja. Das bestätigt sich wirklich bei jeder Aufstellung. Die Schicksale sind anders, aber das Thema ist das gleiche. Das ist ja auch oft der Grund, warum Paare scheitern. Denn trotz ähnlicher Familiengeschichten ist der Umgang damit unterschiedlich. In Familien gibt es natürlich ganz unterschiedliche Gefühlslagen und Verhaltensmuster, die dann bei einem Paar zu Konflikten führen.

Ein Beispiel: Ein Paar kam gemeinsam in die Beratung. In beiden Familien waren viele Kinder gestorben. Das waren Bauernfamilien. Da sagte man – vor allem früher: »Gott gibt, Gott nimmt. So ist das Leben.« Die Frau wirkt burschikos, der Mann sehr weich.

Der Mann erzählt: »Meine Mutter hatte zwei ältere Geschwister. Die sind als Kinder gestorben. Die Oma ist jeden Tag aufs Grab der gestorbenen Kinder gegangen, und meine Mutter musste als Kind immer mit. Sie hat ihre Mutter immer nur traurig erlebt.«

In der Familie der Frau waren einige Geschwister des Opas früh verstorben. Sie hat ihren Opa oft sagen hören: »Das Leben geht weiter. Man muss nach vorne schauen.«

Also hier ist das Gleiche im Hintergrund. Aber mit dem Verlust wird ganz unterschiedlich umgegangen.

Die einen tun die gestorbenen Kinder ab, die andern kommen von der Trauer nicht los. Der Mann ist ein ganz genauer.

Sie sagt: »Er ist so pingelig.«

Er sagt: »Sie ist so oberflächlich, so kann man doch nicht sein.«

Sie haben viele Konflikte, geraten aneinander – kein Wunder. Er plant alles genau, nichts wird dem Zufall überlassen, sie ist genau umgekehrt.

Wenn jeder der Partner bei sich und dem anderen den ähnlichen Hintergrund für das störende Verhalten sieht und jeder mit seiner Familiengeschichte in Frieden und zur Ruhe kommt, hören die gegenseitigen Zuschreibungen und Vorwürfe oft auf, so wie im folgenden Fall.

25. Geschichte: Der Hasardeur und die liebende Urenkelin

In Familien wird das Schlimmste oft in Geschichten und Anekdoten erzählt. Mich hat das früher einerseits fasziniert, andererseits irritiert und dann zur Weißglut getrieben. »Guck doch mal hin«, habe ich gedacht. »Wo ist die Trauer?« Aber mehr als Poetisierung war offenbar nicht möglich. Es war zu schwer. Überleben ging nur mit Weglassen, Witzen oder »Dönekens«.

Der eine macht das so, der oder die andere guckt auf das Gleiche und sagt: Man muss doch wissen, was ist! Einer versucht es leicht, der oder die andere nimmt die Schwere.

Das war die ganze Dynamik einer Sitzung, die ich nie vergessen werde.

Es kam ein Mann mit seiner Frau und sagt: »Wir müssen uns trennen, obwohl ich meine Frau liebe.«

Schon das Erscheinungsbild der beiden zeigte viel: Er setzt sich mir gegenüber. Seine Frau sitzt auf der Seite, schwarz gekleidet. Sie war der personifizierte Ernst.

Er sagt: »Wissen Sie, wir sind beide Künstler. Wir haben jetzt endlich ein Haus mit Atelier gefunden. Wir suchen schon ewig. Was passiert? Ich will mit meiner Frau den Vertrag unterschreiben. Wir kommen hin. Da sieht sie, dass das Haus die Hausnummer 17 hat, und sagt: ›Nein, da können wir nicht einziehen.‹«

»Die Zahl 17 – warum nimmst du das nicht wahr? Da stimmt die Energie nicht!«, sagt sie.

Er darauf zu ihr: »Du hast doch schon alles ausgemessen? Es ist doch perfekt. Die blöde Hausnummer, was soll denn das?«

Sie sagt: »Nein. In der Kabbala« – oder wo auch immer – »ist die 17 eine schlechte Zahl.«

Er schaut zu mir und sagt: »Helfen Sie mir. Die Frau macht mich wahnsinnig. So geht es immer. Wir haben ein schönes Zimmer und ich sage, wir stellen da noch eine Kommode hin. Dann wird ausgemessen. Dann schaut sie ganz verzweifelt und sagt: ›Nein, das ist nicht richtig. Das müssen wir anders machen.‹«

Zuerst habe ich mit der Frau gearbeitet.

Sie sagt: »Ich liebe meinen Mann. Können Sie ihm bitte sagen, dass Leben nicht so einfach ist. Wir müssen alles gut kontrollieren. Ich mach das doch nur, damit keine unguten Kräfte wirken und nichts passiert.«

Die Familiengeschichte der Frau: »Pass gut auf die Oma auf!«

Ich frage: »Worauf schauen Sie denn, dass Sie so traurig sind und dass Sie so unter Druck sind, alles kontrollieren zu müssen, damit ja nichts passiert?«

Sie sagt: »Ich bin Jüdin.«

Die jüdische Linie kam von der Mutter des Vaters. Dessen Familie wurde im Dritten Reich abgeholt. Die Mutter, der Vater, die Oma und der kleine Sohn, der Vater der Klientin.

Seine Mutter und sein Vater kommen auf den Lastwagen für die Erwachsenen. Die Alten und die Kinder kommen auf einen Extralastwagen. Als der Erwachsenen-Lastwagen losfährt, ruft die Mutter dem kleinen Jungen zu: »Pass gut auf die Oma auf!« Da sitzt der kleine Sohn, der spätere Vater der Klientin, mit seinen fünf Jahren mit diesem Auftrag. Er überlebt das KZ. Zwei Tage vor der Befreiung stirbt die Oma. Die Oma hat immer ihre Brotkante abgeschnitten und dem Kind gegeben.

Die Klientin hat so bitterlich geweint, als sie das erzählte.

»Mein Vater hat überlebt. Aber er hat einmal gesagt: ›Weißt du, bei der Befreiung war ich sechseinhalb Jahre. Ich habe mich kurz gefreut, dass wir befreit werden. Dann habe ich Angst bekommen, weil ich dachte, ich will meine Eltern suchen. Aber wenn ich sie finde, muss ich sagen: Ich habe auf die Oma nicht gut aufgepasst. Sie ist gestorben.‹«

Wir haben mit der Verabschiedung von den Eltern und der Oma gearbeitet. Ich habe gesagt: »Stellen Sie sich vor, wie die Eltern den fünfjährigen Sohn in den Arm nehmen und sagen: ›Du bist ein kleiner Junge, du kannst nicht auf die Oma Obacht geben. Die Oma ist die Große.‹ Die Oma sagt: ›Mein lieber Enkel, ich tu alles für dich. Wenn du weiterlebst, dann habe ich Hoffnung.‹«

Sie hat so geweint.

Habe ich gesagt: »Ich habe große Hochachtung davor, dass Sie das Ausmessen so genau nehmen. Sie sind die liebende Urenkelin, Sie wollen alles tun, dass nie mehr etwas Schlimmes passiert.«

»Ja«, sagt sie, »das ist meine Grundangst.«

Plötzlich wird ihr Mann ganz ernst, schaut sie an und sagt: »Isabelle, das tut mir so leid. Ich habe das nicht gewusst.«

Er war richtig erschüttert und konnte ihren Zwang, alles auszumessen, jetzt anders sehen. Und sie hat gesehen, wie sehr sie in ihrer Angst mit ihrem Vater verbunden ist.

Er: »In meiner Familie hat man alles ein bisserl heiter, lustig gesehen«

»Und Sie? Waren Sie manchmal der Klassenclown?«, frage ich ihn.

Er lacht: »Woher wissen Sie das?«

»Sie wählen eine Frau mit Tragik in der Familie. Ich bin mir sicher, Sie gucken auf was Ähnliches, aber Sie müssen davon ablenken.«

»In meiner Familie hat man alles ein bisserl heiter, lustig gesehen. Ich hatte einen ganz tollen Opa, den Vater meiner Mutter. Der ist auf die Jagd gegangen. Der hat sich vor nichts in die Hose geschissen. Der war mutig. Das ist mein Vorbild.«

Und der andere Opa?

»Der interessiert mich nicht so. Der kam aus dem Krieg, hat seinen kleinen Betrieb weitergeführt, hat alles ordentlich gemacht. Das ist auch nicht schlecht. Er war halt etwas bieder.«

»Was hat der andere Opa denn Tolles gemacht?«

»Der hat sechs Juden gerettet.«

»Wo kommen Sie her? Gibt es in dem Ort eine Gedenktafel für Ihren Opa?«

»Ich wüsste nicht«

»Wenn er doch Juden gerettet hat. Heutzutage wird so jemand geehrt.«

»Das war dem Opa nicht wichtig, glaube ich.«

Ich fragte mich, was ist da wirklich gewesen?

»Der Opa hat sich in der Nazizeit so durchlaviert«, sagte er. »Es gab Juden, die im Ort versteckt waren. Der Opa hat sie gerettet.«

»Ja wie denn?«

»Er wollte sie über den Fluss bringen.«

»Und was ist aus den Juden geworden? Gab es Dankesbriefe oder sowas?«

Da wurde der Mann ganz ruhig und sagte: »Die sind ertrunken.«

»Wie bitte? Wissen Sie, was da genau passiert ist?«

Das ganze Trallala war weg aus seinem Gesicht.

»Opa, du warst ein Hasardeur. Ich war stolz auf dich«

»Er wollte sie retten. Aber es war eine stürmische Nacht. Das Wasser im Fluss stand sehr hoch. Der Zeitpunkt für die Flussüberquerung war sehr ungünstig.«

»Und warum hat Ihr Opa das dann gemacht? Ich glaube, Sie wissen noch mehr.«

»Ich weiß nur, dass die Oma den Opa geheiratet hat, obwohl der Gauleiter auch in sie verliebt war. Sie waren alle zusammen schon in einer Schulklasse. Und der Opa und der Gauleiter sollen immer über Kreuz gewesen sein.«

»Wissen Sie was? Die sechs Juden haben womöglich ihr Leben gelassen für die Rivalität zwischen dem Gauleiter und Ihrem Opa. Vielleicht wollte Ihr Opa mit der Rettungsaktion vor allem dem Gauleiter eins auswischen oder der Oma imponieren und hat dabei überhaupt nicht auf die Juden geschaut.«

Ich habe noch nie so einen schnellen Wandel gesehen. Er, der so locker, flockig daherkam, sitzt plötzlich ganz ruhig da und sagt: »Im Dorf hat man Opa immer schief angeschaut.«

»Weil man gespürt hat, dass es um etwas ganz anderes ging als um die Rettung der Juden. Schauen Sie mal diesen Opa an und sagen: ›Opa, du warst ein Hasardeur. Ich war so stolz auf dich. Bei dem ganzen Stolz hab ich nicht gesehen, was wirklich war. Jetzt schaue ich nicht mehr nur auf dich, sondern auch auf die ertrunkenen Juden, und ziehe mich von deiner Lebensart und deiner Leichtfertigkeit zurück.‹«

»So wie der Opa war ich auch …«

Er sitzt eine Weile ganz ruhig da und sagte dann sehr ernst: »So wie der Opa war ich auch. Es sollte immer toll sein, was ich mache. Aber ich habe nicht hingeschaut. Gott sei Dank ist nichts Tödliches passiert. Als Architekt hab ich immer gesagt: Kriegen wir schon hin. Einmal habe ich die Statik gar nicht überprüft. Zum Glück ist nichts zusammengebrochen und niemand zu Schaden gekommen!«

Dann hat er die Hand seiner Frau genommen, und die Trennung war vom Tisch. Vielleicht konnten sie sich mit ihrem Verantwortungsbewusstsein und seiner Leichtigkeit jetzt eher etwas ergänzen.

Er konnte noch jemand fragen: Es war tatsächlich eine Sturmnacht. Man hatte den Opa gewarnt, das könne nie gut gehen.

Reflexion:
Was genau waren bei diesem Paar die kommunizierenden Röhren? Die Frau hat eine jüdische Vergangenheit. Sie blickt auf ihren Vater und kontrolliert alles: »Ich darf nicht schuldig werden.« Sie übernimmt die Schuldgefühle des Vaters …

… und ihr Mann identifiziert sich mit dem Hasardeur, dem angeblichen Retter, der sechs Leute in den Tod geschickt hat. Warum?

Entweder er wollte seiner Frau imponieren oder seinem Rivalen, dem Nazi, eins auswischen. Was davon zutrifft, wissen wir nicht.

Die Frau trägt das Verantwortungsgefühl und Schuldgefühl des Vaters, obwohl er als der kleine Junge niemals am Tod der Oma schuldig sein konnte.

Beim Mann wurde in der Familie vom tollen Opa erzählt. In der Legende wird verdeckt, dass sechs Menschen durch die Leichtfertigkeit des Opas sterben mussten. Hier wird über so etwas wie Schuld und Verantwortungsbewusstsein hinweggeschaut.

Das heißt: Es geht um Schweres in beiden Familien und die Art damit umzugehen.

Sie ist der »Kontrollfreak«, damit nie mehr was Schlimmes passiert.

Er ist das Gegenteil, er lenkt ab vom Schweren, beide schauen auf Schweres, beide schauen auf Schuld, beide schauen auf Ohnmacht. In ihrem Fall gibt es gar keine Schuld, hier sind es die Gefühle des Vaters. In seinem Fall wird der Opa wirklich schuldig – und man verkauft es als Heldentat.

Der Streit zwischen ihnen rührt von den unterschiedlichen Bewältigungsstrategien. Wenn sie jetzt verstehen können, was der Hintergrund ihres Handelns ist, können sie anders damit umgehen. Der Mann sagt ja am Ende: »Ich glaub, du tust mir gut, ich kann von deinem Ernst lernen.« Und sie sagt lachend: »Vielleicht sollte ich etwas von deiner Leichtigkeit nehmen.«

Man sagt ja oft bei Paaren: Gegensätze ziehen sich an – ohne dass man ahnt, dass diese »Gegensätze« nur unterschiedliche Lösungsstrategie für ein ähnliches Problem im Hintergrund sind. Das macht nochmal verständlich, wie unverzichtbar für die Arbeit mit Paaren diese Grundhypothese ist, dass Paare sich aus der gleichen Geschichte heraus wählen, ohne davon zu wissen. Es scheint, als wäre dieser systemische Blick da unverzichtbar.

Wie schon gesagt, haben aus meiner Erfahrung 60 Prozent der Paarprobleme nicht wirklich etwas mit der konkreten Situation des Paares zu tun, obwohl es oft so aussieht. Sie haben zu tun mit alten Familiengeschichten und den jeweiligen Lösungsstrategien in den Familien.

Lernen die Kinder das?

Kinder wachsen in der Familie mit bestimmten Mustern auf. Jede Familie hat ihre Traditionen, Legenden, Glaubenssätze und bestimmte Arten, sich praktisch zu verhalten.

Weil im Hintergrund andere Familienschicksale schlummern?

Ja, was in der Familie gilt, das nehmen wir als Kinder alle auf. Wir tun so, als sei das das einzig Richtige.

Als Kind habe ich früher mit dünnem Papier Münzen durchgerubbelt. Dann haben wir die ausgeschnitten und damit im Kaufladen gespielt. Diese Papiermünzen sind wie das »einzig richtige Verhalten«, was wir als Kinder gelernt haben. Die Münze darunter »vergessen« wir – bzw. ist ja unbewusst?

Ja, genauso ist es. Die Lösung, die Aufstellung, zeigt die Münzen – und schon lernen Paare, dass sie nicht mit gleicher Münze zurückzahlen können und müssen. Sie verstehen: Ah, so ist das bei mir, so ist das bei dir! Jetzt verstehe ich das. So kann jeder ein bisschen loslassen und den anderen wieder als Bereicherung sehen, von dem sie beide etwas lernen können.

26. Geschichte: »Wir wissen nicht, warum wir streiten«

Es kommt ein Paar zu mir. Sie lieben sich, aber sie streiten so viel, dass es mit dem Zusammenleben sehr schwierig geworden ist. Sie wollen sich trennen, schaffen es aber nicht.

Sie können keine Entscheidungen treffen. Sie wissen manchmal gar nicht, worum sie streiten. Sie streiten wegen Kleinigkeiten. Kann ich das Auto haben? Hast du heute das Auto? Darf die Tochter mit der Freundin noch bis um acht Uhr bleiben, lauter so Zeugs. »Wir lieben uns immer noch, aber wenn wir keine Entscheidungen mehr miteinander treffen können, haben wir keine Zukunft. Helfen Sie uns bei einer guten Trennung.«

Er hat so einen traurigen Blick, wirkt so müde und sagt auch: »Ich bin müde von unseren Streitereien und dem dauernd mich entscheiden müssen.«

Ich darauf: »Ich glaube nicht, dass die Last des Entscheidens mit Ihrem Alltag zu tun hat. Das kommt von woanders her.«

»Für Sie ist jede Entscheidung wie eine Frage auf Leben und Tod«

Ich habe zuerst mit ihm gearbeitet.

Er stellt seine Herkunftsfamilie auf. Der Vater schaut weg, nicht zur Familie. Der Klient stellt sich so auf, dass er genau wie der Vater rausguckt.

Der Vater des Klienten verliert mit 17 Jahren seinen Vater, den Opa des Klienten. Der Opa bricht tot zusammen, als er sich bei einem neuen Chef vorstellt. Er hatte sich sehr auf die neue Stelle gefreut. Er war von Italien in die Schweiz desertiert, damit er im Krieg nicht eingezogen wird, hat aber in Italien eine große Liebe zurückgelassen.

»Was für eine Entscheidung«, sage ich. »Sie streiten mit Ihrer Frau, weil Sie nicht entscheiden können. Für Sie ist jede Entscheidung eine Frage auf Leben und Tod.«

»Das stimmt«, sagt er.

»Schauen Sie, Ihr Opa wechselt die Stelle und bricht tot zusammen. Er geht weg aus Italien, weil er nicht in den Krieg will, und lässt die Frau zurück, die er liebt. Das ist eine schwere Entscheidung.«

Wir wissen jetzt nicht, was mit der Liebe passiert ist. Für die war es wahrscheinlich schlimm, dass er geht. Da ist die Trauer des Opas, der nicht mehr nach Italien kann. Der heiratet in der Schweiz. Aber die Liebe ist in Italien. Vielleicht hat er immer das Gefühl gehabt, er habe was falsch gemacht. Und jetzt kriegt er endlich die Stelle, die er wollte, und stirbt.

»Wie alt war da ihr Opa?«

»Er war 56, ich bin jetzt 55 Jahre«, sagt er.

»Manchmal denkt man dann in der Familie, es wäre besser gewesen, er wäre an der alten Stelle geblieben«, sage ich.

»Ja, für mich sind Veränderungen immer schwierig.«

Der Bub stirbt, der Großvater ist schuld

Ich frage ihn nach seiner Mutterfamilie. Seine Mutter verliert mit sieben Jahren ihren Bruder. Der Bub wollte beweisen, dass er auf einem Stier reiten kann, wird aufgespießt und stirbt.

Die Großmutter macht ihren Mann dafür verantwortlich. »Sie hat immer gesagt, ›Der Stier hat's nicht bös gemeint, der Großvater ist schuld‹«, erzählt er.

»Damit ist die Ehe Ihrer Großeltern vorbei, und man streitet nur noch«, sage ich.

Da fängt seine Frau so zu lachen an und sagt zu ihm: »Ha, ich glaube, das machen wir auch. Es sind immer Lappalien, über die wir streiten.«

Sage ich: »Nur bei seinen Großeltern war es bitterer Ernst. Da ist ein Kind gestorben.«

Da war für ihn sofort klar, dass er in den Reaktionen auf seine Frau sehr mit seinem Großvater verbunden war.

Ich habe ihn gebeten, sich seinen mütterlichen Opa vorzustellen und ihm zu sagen:

»Hallo Opa, du und Oma, Ihr seid zusammengeblieben, aber nach dem Tod des Jungen durch den Stier wart Ihr innerlich getrennt. Dauernd diesen Vorwurf zu hören, dass du schuld bist am Tod des Sohnes, das war für dich schwer auszuhalten. Zwischen mir und meiner Frau ist nichts Schlimmes passiert, aber ich tue alles, dass wir uns trennen müssen. Vielleicht mache ich das auch im Blick auf dich, damit wir die Vorwürfe nicht mehr hören müssen, lieber Opa.«

Ich bitte ihn dann, zu seinem Vater zu schauen und zu sagen: »Hallo Papa, ich kann mich nicht entscheiden, und jetzt sehe ich, wie nahe ich dir bin. Du hast dich entschieden, deine italienische Heimat und deine große Liebe zu verlassen. Du hast dich entschieden zu desertieren, um nicht in den Krieg zu müssen, und andere Kameraden mussten sterben. Und als es dir endlich gut geht und du eine Stelle gefunden hast, in der du dich beruflich verwirklichen kannst, stirbst du. Als ob es nicht erlaubt war, dass es mit deinem Leben gut geht. Ich lass das jetzt bei dir, Papa, als dein Schicksal. Ich bin jetzt so alt wie du, als du gestorben bist. Ich darf mit meiner Frau leben und sehe jetzt, dass es, wenn ich mich entscheiden muss, nicht um Leben und Tod geht. Und von dem Streit und dem Getrenntsein bei deiner Mutter und deinem Vater, da ziehe ich mich jetzt auch zurück.«

Die Familie der Frau: »Sollen wir das Mädchen oder den Jungen nehmen?«

Bei der Frau stellt sich heraus: Die väterlichen Urgroßeltern sind Italiener. Diese Familie war sehr arm. Die Tochter, die Großmutter, dachte sich, »Mir soll's mal besser gehen«, und heiratet einen vermögenden Witwer, dessen erste Frau an einer Krankheit gestorben war.

Der Altersunterschied war ziemlich groß. Mit diesem Witwer bekommt die Oma einen Sohn. Da sie danach nicht mehr schwanger werden soll, will sie noch ein Pflegekind aufnehmen. Da werden ihnen Zwillinge angeboten, ein Junge und ein Mädchen. Sie fragt ihren sechsjährigen Sohn: »Sollen wir das Mädchen oder den Jungen nehmen?« Er sagt: »Das Mädchen.« Das Zwillingsmädchen darf also bleiben und wächst in der Familie auf.

Der Vater der Klientin hat also als kleiner Junge entschieden: Wer von den beiden Kindern kommt in die Familie, welches Kind muss ins Heim?

Genau. Der Junge von den Zwillingen fällt einfach raus. Wie geht es dem Vater? Der fühlt sich ja immer an dem Jungen schuldig, der ins Heim muss. Der Vater der Klientin wird erwachsen, heiratet ihre Mutter. Aber die angenommene Schwester wird zu seiner Geliebten und bleibt es ein Leben lang.

»Wer ist stinkesauer auf Ihren Vater?«, frage ich die Klientin.

»Meine Mutter«, sagt sie. »Und das macht ihn wütend.«

Ich sage zur Klientin: »Ihr Vater wählt eine Frau, die eigentlich sagen müsste: ›Du bist schuld, wenn es mir nicht gut geht. Ich kann nicht neben deiner Geliebten leben.‹«

Aber der Vater fühlt sich nicht gegenüber seiner Frau schuldig, sondern gegenüber dem Zwillingsbruder seiner angenommenen Schwester.

Warum das?

Weil er ja als Kind entschieden hat, dass sie bleiben darf und ihr Zwillingsbruder gehen muss. Aus seinem Schuldgefühl heraus vertritt er nun bei seiner Geliebten deren weggegebenen Bruder, als könnten die dann wieder zusammen sein.

Ich frage: »Aber wieso duldet Ihre Mutter die Geliebte des Vaters und trennt sich nicht? Was ist in ihrer Familie los?«

Die Mutter der Frau: Der Vater annulliert seine erste Ehe

Da erzählt sie: »Meine Mutter kommt aus der zweiten Ehe ihres Vaters. Die erste Frau ihres Vaters war geistig krank. Der Opa schickt sie zurück zu ihrer Familie und lässt die Ehe annullieren, damit er meine Oma heiraten kann.«

Auch die Frau lasse ich auf ihre Familie schauen und sagen: »Hallo Opa, du hast deine erste Frau weggeschickt. Und ich weiß nicht, was aus ihr geworden ist, und du hast sie durch die Annullierung der Ehe mit ihr wie ausgelöscht. Ich bin froh, dass du Oma gewählt hast. So gibt es mich.

Hallo Papa. Es war für mich immer schlimm. Die Beziehung zu dir war für mich schwer. Mama hat immer erzählt, wie unglücklich sie ist, weil es immer deine Geliebte gab. Jetzt verstehe ich, dass du als Kind etwas entscheiden musstest, was ein Kind nicht entscheiden kann. Du musstest sie als Geliebte behalten, als könntest du für sie dadurch ihren Zwillingsbruder dabehalten und gut machen, was durch deine Entscheidung getrennt wurde.

Hallo Mama. Jetzt verstehe ich, dass du die Geliebte von Papa ausgehalten hast. Du hast im Blick auf deinen Opa und deine Mama gedacht: ›Lieber hat ein Mann zwei Frauen, als dass er eine wegschickt.‹«

Danach schaue ich zum Mann der Klientin und sage zu ihm: »Sie wählen eine Frau, die Ihnen vorwirft, wie unmöglich Sie sind, weil man mit Ihnen keine Entscheidungen treffen könne. Diese Vorwürfe ziehen Sie an. Da sind Sie dem einen Ihrer Großväter nahe, der dafür beschuldigt wurde, dass der Sohn durch den Stier zu Tode kam, auch wenn er nicht schuld war. Und Sie können schwer Entscheidungen treffen, weil Ihr anderer Großvater drei Mal eine weitreichende Entscheidung getroffen hat und beim Wechseln einer Anstellung gestorben ist.«

Und zur Frau gerichtet: »Sie wählen diesen Mann, der sich nicht entscheiden kann. In Ihrer Familiengeschichte muss Ihr Vater als Sechsjähriger entscheiden: Wer von den Zwillingen darf als Pflegekind bleiben, wer muss gehen. Sie haben eine Mutter, deren Großvater seine erste Frau wie ausradiert, indem er die Ehe annulliert.«

»Sehen Sie«, sage ich am Ende zu den beiden. »Sie haben sich doch richtig gewählt.«

Beide haben so schallend gelacht, und die Klientin schaute ihren Mann an und sagte:

»Wenn ich das so sehe, wären wir saublöd, wenn wir uns trennen.«

Er darauf: »Ja, jetzt kommen mir unsere Probleme ziemlich belanglos vor.«

Was hat hier die Veränderung bewirkt?

Beide haben gesehen und gefühlt, dass sie in ihrer Beziehung etwas ausagieren, was eigentlich mit ihnen selbst nicht viel zu tun hat. Wie gesagt: Wenn zwischen einem Paar nicht wirklich schwerwiegende Dinge passieren, agiert es in seinen Streitereien meist Altes aus der jeweiligen Familiengeschichte aus.

27. Geschichte: Die »Gräfin« und der »Förster«

Einmal kam eine Frau zu mir, die mich tief beeindruckt hat. Sie kam auf Empfehlung eines Scheidungsanwalts.

Bevor wir angefangen haben zu arbeiten, musste ich ihr sagen: »Ich habe noch nie eine so elegante Frau gesehen wie Sie.« Sie war umwerfend, absolut umwerfend. Sie war so was von toll angezogen. Alles stimmte.

»Schön, dass Sie das so finden«, hat sie nur gesagt und kam dann zu ihrem Anliegen.

»Mein Mann ist ein solcher Schlappschwanz. Er bringt nichts zuwege. Das war der größte Fehlgriff meines Lebens. Furchtbar! Wir haben drei Kinder. Jetzt will ich, dass wir uns scheiden lassen, und der Blödmann stimmt nicht mal zu.«

»Ich kenne Ihren Mann nicht«, habe ich gesagt. »Sie können Ihren Mann nicht ändern. Ich kann mit Ihnen nur schauen: Können Sie etwas ändern, dass Sie vielleicht mit ihm anders umgehen können? Sie haben ihn ja gewählt. Sie haben drei Kinder, und ich sage Ihnen ganz offen, wenn Sie so über den Vater reden, dann ist das für die Kinder schwer. Wie müssen Ihre Kinder sich da fühlen?«

»Die Schwester meiner Oma hat sich immer mit ›Sie‹ ansprechen lassen«

»Sie kommen so grandios daher und sind es ja auch. Aus welcher Familie kommen Sie?«

Ihr Vater war ganz normaler Angestellter, die Mutter Hausfrau. Der Großvater war Förster wie der Urgroßvater. Und jetzt kommt die Geschichte: Die Urgroßmutter wird von einem relativ bedeutsamen Grafen geschwängert. Sie war dort als Hausmädchen. Aber diese Beziehung geht auf keinen Fall. Sie bekommt eine Tochter und wird mit dem Förster des Grafen verheiratet, der auch die Vaterschaft übernimmt. Den Haushalt des Grafen muss sie verlassen.

»Wissen Sie, Sie sind hier hereingekommen wie eine Gräfin, so elegant. Sie haben diesen besonderen Auftritt«, sage ich zu ihr.

Die Uroma gebar in dieser Ehe mit dem Förster ein zweites Kind – die Oma der Klientin. Die Klientin erzählt: »Die Schwester meiner Oma hat sich immer mit ›Sie‹ ansprechen lassen. Die Oma musste sie siezen, von allen hat sie verlangt, dass sie ›Sie‹ zu ihr sagen.«

Sage ich: »Sie hat ja recht. Sie hätte als Tochter des Grafen an den Hof gehört als Gräfin. Sie hat nicht bekommen, was ihr zusteht. Und die Urgroßmutter auch nicht. Die musste den Förster heiraten.«

Die »Grafentochter« wächst im Försterhaus auf als Kind vom Förster. Die Oma heiratet wieder einen Förster, den Großvater der Klientin, und erbt die Försterei.

»Ihr Mann ist nicht der feige Graf«

Ich sage zu ihr: »Na ja, dann sind Sie mit der Oma verbunden, aber eigentlich gucken Sie auf Ihre Uroma, die verhinderte Gräfin, und geben sich so, als wäre die Gräfin geworden. Und Ihr Mann ist für Sie ein ›Schlappschwanz‹ und zählt genauso wenig wie der Förstermann der Urgroßmutter.«

Was in dieser Familie geschieht, nennt man im Fachjargon *Doppelte Verschiebung*.

Ich erkläre der Frau: »Die Urgroßmutter hätte am liebsten zum Grafen gesagt: ›Du Feigling, du stehst nicht zu uns, du lässt uns im Stich, du machst, was die anderen sagen. Du bist ein Schlappschwanz.‹ So nennen Sie jetzt Ihren Mann. Ihr Mann kriegt durch Sie das ab, was dem Grafen gilt. Und gleichzeitig wählen Sie als Mann wieder einen Förster, der Ihnen, wie der Urgroßmutter der Urgroßvater, nicht gut genug ist. Sie fühlen mit der Urgroßmutter, und Ihr Mann bekommt es ab.«

»Komisch, aber das stimmt irgendwie«, sagt sie. »Meine Oma hat erzählt, wie sehr sie darunter gelitten hat, dass ihre Mutter ihren Vater immer so abgekanzelt hat. Er war ihrer Mutter nie gut genug.«

Ich darauf: »So haben Sie sich aus der Geschichte Ihrer Urgroßmutter heraus den Richtigen gewählt. Jetzt hören Sie auf, Ihren Mann so zu behandeln und zu beschimpfen. Er ist nicht der feige Graf. Er ist natürlich auch nicht der Traummann. Er ist zwar Ingenieur, aber Sie betrachten ihn wie einen Waldschrat.«

»Sie sind der liebende Enkel und geben sich als Holzfäller«

Drei Tage später ruft die Frau wieder an, wollte dringend einen Termin. »Ich komme mit meinem Mann.«

Wie bitte? Ich war sehr verwundert. Da musste sich im Verhalten der Frau ihrem Mann gegenüber irgendetwas verändert haben, dass der jetzt mitkommt. Die zwei kommen rein, und ich habe so was von laut gelacht.

Die kommen rein: Sie wieder schick im Kostüm, geschminkt, toll! Und er kommt im karierten Holzfällerhemd, Cordhose, Bart und fragt: »Warum lachen Sie?«

»Bitte entschuldigen Sie, ich muss einfach mal herzhaft lachen. Wissen Sie, Ihre Frau kommt als Gräfin, und Sie kommen daher, als kämen Sie gerade tief aus dem Wald.«

Da lacht er auch: »Ja, genau. Das ist auch unser Konflikt. Wir sind so unterschiedlich, und meiner Frau passt das nicht mehr. Sie kam irgendwie freundlicher nach der Sitzung bei Ihnen nach Hause. Sonst wäre ich nicht mitgekommen. Sie meinte auch, bei Ihnen würde ich mich nicht blamieren mit meinem Aussehen.«

Ich frage den Mann nach seiner Herkunftsfamilie.

Der Mann: »Es war immer mein Traum, Förster zu sein«

»Mein Opa war Flößer. Hier an der Isar, und er hat im Wald gearbeitet, wo sie die Holzstämme fällen und dann den Berg runter zum Fluss rollen. Er ist bei einer dieser Aktionen von einem Baumstamm mitgerissen worden in die Isar und dabei umgekommen. Meine Mutter war gerade zwei oder drei Jahre alt.«

Ich darauf: »Ja und was tun Sie? Sie sind der liebe Enkel. Sie geben sich wie ein Holzfäller, als könnten Sie dadurch Ihren Opa irgendwie am Leben halten.«

Er sagt: »Mein Traum war immer, Förster zu sein, aber ich bin dann doch was anderes geworden.«

Ich: »Sie leben zwar anders, strahlen aber etwas aus, als kämen sie aus dem Wald.«

Ich habe dann mit den beiden in einer friedlichen Atmosphäre über praktische Dinge in ihrer Ehe gesprochen und, wenn sie das wollten, wie man sich auch angesichts der Kinder gut trennen kann.

Sie haben die Scheidung dann ganz gut hingekriegt. Der Jurist, der mir das Paar geschickt hatte, hat mir später erzählt: »Ich bin so froh. Du hast keine Ahnung, wie die vor mir gestritten hatten. Sie hat ihn so runtergeputzt. Und er hat immer gesagt: ›Du bist eine Furie, die nie sieht, was ein Mann leistet. Du denkst immer, du bist die tollste Frau.‹«

28. Geschichte: »Ich wollte nur, dass er leiden muss«

Eine andere Frau wollte sich von ihrem Mann trennen und kam deshalb, weil es mit der Trennung nicht vorwärtsging. Mir fällt auf den ersten Blick ihre elegante Kleidung und der wertvolle Schmuck auf.

Sie lag im heftigen Streit mit ihrem Mann. Es ging um ein Haus von ihm in Berlin. Das wollte sie unbedingt bei der Trennung auch noch haben, obwohl ihr Mann ihr schon eine große Wohnung in Bogenhausen überschrieben hatte. Sie sagt: »Dieser Mistkerl will mich reinlegen.«

»Aber Sie haben doch schon diese Wohnung in einem der teuersten Viertel Münchens überschrieben bekommen«, wende ich ein.

»Ja, das ist schon nicht schlecht. Aber es steht mir noch etwas zu. Er verdient so spitze. Er sagt dann aber immer: ›Auf keinen Fall. Du bekommst von mir schon so eine gute Abfindung.‹«

Frage ich: »Ist das juristisch wenigstens gerecht?«

Sagt sie: »Das schon. Er will mir 3000 Euro monatlich geben.«

Da gucke ich sie an und sage: »Worum kämpfen Sie? Um das Haus?«

»Ja, weil es mir zusteht. Er war ja nie da. Ich war wie alleinerziehend. Mein Mann hat immer nur gearbeitet und gearbeitet. Und ich stand mit unseren zwei Kindern da.«

»Und was ist mit dem Schmuck, den Sie tragen? Allein von dem, was ich sehe, kann eine Familie ein Jahr leben.«

»Für Schmuck hatte er einen guten Blick. Das stimmt. Das ist Oberurseler Schmuck.«

»Sie jammern und können nicht genug kriegen«

Da sage ich zu ihr: »Passen Sie mal auf. Jetzt reden wir Klartext. Ihr Mann gibt Ihnen 3000 monatlich, kümmert sich um die Ausbildung der Kinder. Sie haben diese Wohnung in Bogenhausen. Sie haben diesen vielen Schmuck. Und jetzt werfen Sie Ihrem Mann vor, dass Sie alleinerziehend waren. Ich gehe davon aus, dass Ihr Mann Manager war. Wenn Sie ein Leben gewollt hätten, wo Ihr Mann um fünf Uhr daheim ist, den Kindern gute Nacht sagt und morgens das Frühstück herrichtet, dann hätten sie einen Beamten heiraten sollen. Aber mit einem Beamten als Mann hätten Sie vielleicht, wenn's gut geht, den

Ring, aber nicht den anderen Schmuck. Dann würden Sie jetzt in München, wenn es gut geht, eine Zweizimmerwohnung bewohnen und 1000 Euro im Monat kriegen. Ich sage das mal so deutlich: Sie jammern und können nicht genug kriegen.«

Sie hört das alles und sagt dann: »Mein Mann hat mich nie betrogen. Er war immer großzügig. Ich brauche das Haus in Berlin nicht. Aber ich habe das Gefühl, es steht mir zu.«

Jetzt frage ich sie: »Gibt es denn in Ihrer Familie jemand, der betrogen wurde?«

Was kommt raus? Ihr Vater war auch sehr gut betucht. Er verlässt ihre Mutter und heiratet sehr schnell die zweite Frau und überschreibt ihr seinen ganzen Besitz. Danach meldet er mit seiner Firma Konkurs an, und die Mutter, die erste Frau, bekommt mit den Kindern kaum etwas, nur das, was gesetzlich unumgänglich für ihn war.

Wenn schon ein Mann leiden muss: Wer hätte es sein müssen?

»Und Sie wollen von Ihrem Mann holen, was Ihr Vater Ihrer Mutter nicht gegeben hat. Das geht nicht. Wissen Sie, Sie können offenbar nicht mehr zusammenleben. Aber haben Sie zu Ihrem Mann schonmal gesagt: ›Danke, dass du für die Kinder so gut sorgst? Danke, dass ich unbekümmert leben kann. Danke für den Schmuck. Wenn ich meinen Schmuck versetzen müsste, hätte ich noch Geld genug.‹ Warum kämpfen Sie um das Haus in Berlin?«

Sie sagt: »Sie haben recht. Ich hatte früher gar nichts. Ich will das Haus eigentlich gar nicht. Ich wollte eigentlich nur, dass er leiden muss.«

Ich sage: »Wenn schon ein Mann leiden muss, wer hätte es sein müssen? Kämpfen Sie weiter für Ihre Mutter? Hilft das Ihrer verstorbenen Mutter noch etwas? Machen Sie das noch drei Jahre und zahlen die Anwälte, bis Sie den Schmuck versetzen müssen.«

Sie ist eine Weile still, dann sagt sie: »Wissen Sie was? Jetzt fahre ich heim, und morgen unternehme ich die Schritte, um der Scheidung zuzustimmen.«

Reflexion:

Das ist ja auch eine klassische Verschiebung. Und oberflächlich gesehen ist der Mann erstmal das Hassobjekt, der die arme Frau allein gelassen hat.

Diesen Film hast du ja sehr schnell unterbrochen. Gibt es das häufig bei Paaren?

Sehr häufig. In vielen Paarkonflikten agieren wir verschoben etwas aus, was in der Herkunftsfamilie nicht gelöst wurde.

Das heißt, dein Suchmodus war hier: Wo gehört es hin? Wo macht ihr Verhalten Sinn? Für wen agiert diese Frau da an ihrem Mann etwas aus?

Ja, genau. Sie kam als scheinbares Opfer ihres Mannes und ist mit der Einsicht wieder gegangen, dass sie in ihrer Scheidung für ihre Mutter am Vater etwas rächen will, und hat sofort gehandelt.

Sie war ja ganz befriedet, als sie verstanden hat, warum sie sich so verhält. Das heißt, auch ihre Würde ist gewahrt. Sie steht nicht dumm da als Zicke.

Das hilft, versöhnlich zu sein. Versöhnt mit sich und dem Mann. Dann gibt es Lösungen. Natürlich wäre es spannend gewesen zu schauen: Warum wählt ihr Mann eine Frau, die mit nichts zufrieden ist? Aber in dem Fall war ja nur die Frau da.

29. Geschichte: Doppelte Verschiebung – »Die Mama ist so kalt«

Es kam eine 49-jährige Frau, die sagte: »Meine Mutter sieht mich nicht. Das setzt mir so zu. Es ist ganz komisch, ich fühle mich zu meiner Mutter hingezogen, aber sie verletzt mich so. Sie fragt nie, wie es mir geht. Wenn ich was erzähle, kommt gleich ein Kommentar von ihr: ›Führ dich doch nicht so auf.‹ Eigentlich fühle ich mich von ihr nie ernst genommen. Ich glaube, meine Mutter hat mich nie geliebt.«

Die Frau hatte einen Sohn und eine Tochter und war geschieden. Jetzt lebte sie wieder in einer neuen Beziehung.

In meiner Erfahrung ist man mit dem Elternteil, mit dem es schwierig ist, oft in der Tiefe am meisten verbunden. Wir haben ihre Herkunftsfamilie aufgestellt, also sie, ihre Schwester, den Vater und die Mutter. Sie stellt sich und die Schwester zusammen. Beide stehen nah gegenüber dem Vater. Die Mutter stellt sie etwas abseits. Sie kommentierte das so: »Der Papa ist so lieb und er hat so viel gearbeitet, aber er war immer da und hat immer auf uns geschaut. Die Mama ist so kalt.«

Was ist dein erster Impuls, wenn du dieses Aufstellungsbild siehst: Die Kinder nah beim Vater ...

Es sieht aus, als müsste er von ihnen gehalten werden. Da frage ich mich: Was ist da ihrem Vater passiert?

Der tote und der lebende Michael

Der Vater hatte einen Bruder, der kurz nach der Geburt gestorben ist. Er kam dann mit einigen Jahren Abstand zum toten Bruder zur Welt.

Ich frage: »Wie heißt Ihr Vater?«

»Mein Vater heißt Michael.«

»Und wie hieß das gestorbene Kind?«

»Auch Michael«, sagt sie.

Ich sage: »Ich vermute, dass Ihre Mutter Ihren Vater viel kritisiert hat.«

»Woher kennen Sie meine Mutter?«, antwortet sie. »Nie war sie mit ihm zufrieden. Ich bin meiner Mutter manchmal richtig böse geworden, wenn sie am Vater heftig rumkritisiert hat.«

»Ihr Vater ist kein Opfer, warum sucht er sich eine solche Frau?«

Wie kommst du zu dieser Vermutung? Allein aus der Topografie der Aufstellung?

Nein, das kann ich nicht an den Figuren ablesen. Man muss sich nur vorstellen: Was passiert, wenn einer den Namen seines toten Bruders bekommt? Und das spreche ich aus: »Ihr Vater wusste nie: Wer bin ich? Der Lebende? Der Tote? Der Vater muss sich immer anstrengen, denn er ist immer in Konkurrenz zu dem Toten. Der wäre vielleicht netter oder besser gewesen. Er muss zeigen: Schaut mal, wie gut ich bin, als müsste er zeigen, dass er ein Recht hat zu leben, auch wenn der Bruder gestorben bist.

Ihr Vater konnte sich als Junge nie bei seiner Mutter fallen lassen. Es war für ihn immer unklar: Nimmt sie *mich* in den Arm oder hat sie den toten Michael vor Augen? Manchmal wird so jemand aggressiv.«

Sie sagt: »Zu uns war mein Vater immer lieb, aber der konnte plötzlich sehr jähzornig werden.«

Ich erkläre: »Das kann die Wut des lebenden Kindes sein, wenn die Eltern in ihm das verstorbene Kind sehen. Die Wut kann aber auch eine Verbundenheit mit dem toten Geschwister sein, wenn das vergessen wird und durch den gleichen Namen des lebenden Kindes nicht mehr als eigenes Kind gesehen wird. Ihr Vater vertritt dann seinen Bruder und zeigt die Wut des ausgelöschten Kindes.«

Ausgelöscht, weil das zweite Kind den Namen des ersten bekommen hat?

Ja, damit hat weder das tote noch das lebende Kind eine klare eigene Identität.

Und die Vermutung, dass die Frau ihren Mann viel kritisiert? Hat das wieder mit der Hypothese zu tun, dass Paare sich aus einer ähnlichen Geschichte wählen?

Jein. Erstmal ging ich mit der Hypothese, dass ein Mann, der nie einen sicheren Platz im Leben hat, nicht wirklich da ist. Das macht die Frau wütend.

Wie ging es weiter?

Die Klientin war ganz bewegt und sagte: »Dann ist die Mama ja gar nicht daran schuld, dass Papa so ist.«

»Nein. Es geht hier sowieso nicht um Schuld. Ihr Vater hatte keinen sicheren Platz. Seine Wut ist ein Kampf um den Platz. Gleichzeitig traut sich Ihr Vater nicht, seinen Platz im Leben einzunehmen. Es ist, als dürfte er das nicht angesichts des toten Bruders. Vielleicht ist er dazu noch unsicher und denkt: Ohne den Tod des Bruders gäbe es mich vielleicht nicht. Wer weiß, vielleicht haben sie nur ein Kind gewollt.

Ihre Mutter macht das verständlicherweise sehr unzufrieden mit Ihrem Vater. Sie spürt, er ist nicht wirklich da.«

»Papa hatte eine erste große Liebe«

»Hat Ihr Vater Ihre Mutter jung kennengelernt?«, frage ich weiter.

Warum fragst du das jetzt?

Im Hinterkopf läuft: Wer so leben muss, hat fast immer eine erste Beziehung, die er verlieren muss. Er lebt ja doppelt, quasi für den Bruder mit. Speziell diejenigen, die den Namen des toten Geschwisters tragen, haben oft eine erste Beziehung, die sie verlieren müssen. Sie inszenieren das unbewusst. Das ist auch ein Grund, warum manche Männer zwei Familien parallel haben.

In diesem Fall war wichtig, dass der Papa nicht mehr das Opfer der krittelnden Mama ist?

Ja genau. Wenn sie das sieht, kann sie schon ein Stück loslassen.

Loslassen wovon?

Von der starken Nähe zum Vater. Aber es kam noch etwas viel Entscheidenderes dazu. Ich frage sie: »Hatte Ihr Vater vor Ihrer Mutter eine andere Frau?«

Die Klientin: »Ja, Papa hatte eine erste große Liebe. Er hat immer gesagt: Die war so toll. Er weiß selber nicht, warum er sich von ihr getrennt hat. Er hat aber immer wieder von ihr gesprochen, was meine Mutter ganz ärgerlich gemacht hat.«

Ich: »Da kann man Ihre Mutter schon verstehen.«

Da sagt sie von sich aus: »Vielleicht ist die dem Papa deshalb so nah gewesen, weil er Michael heißt und sie Michaela!«

Was bedeutet das konkret für den Vater?

Kinder, die tote Geschwister haben, fühlen sich oft nur als Ersatz für die gestorbenen Kinder. »Wenn sie nicht gestorben wären, gäbe es mich nicht«, denken sie.

Ich frage ja viele, die tote Geschwister haben: »Haben Sie mal gehört, was die Eltern gesagt haben?«

»Ja, meine Eltern haben gesagt, sie wollten nur zwei Kinder. Also mich gibt's nur, weil die zwei vor mir gestorben sind.« Das Kind hat sofort das Gefühl, ich verdanke eurem Tod mein Leben.

Wie arbeitest du dann?

Ich sage: »Schau sie an und sag: ›Hallo liebe Bruder. Hallo liebe Schwester. Weil du gestorben bist, geht es mir jetzt auch so.‹«

Dann frage ich sie: »Wie gucken die? Gucken die böse oder nicht? Schau sie an und sag: ›Euer Tod ist nicht umsonst. Ihr seid in meinem Herzen.‹«

Das heißt, man führt sie raus aus dieser blinden Loyalität in die sehende.

In diesem Fall für die Klientin. Wie hast du da gearbeitet?

Sie hat erst einmal gesehen, dass sie innerlich mit der ersten Liebe ihres Vaters verbunden ist. Das trennt sie natürlich von ihrer Mutter.

Ich habe sie dann sagen lassen: »Hallo Papa, jetzt sehe ich deine erste Liebe Michaela. Sie hat dir so gefehlt. In der Nähe zu dir habe ich immer auf sie geschaut. Aber ich kann sie nicht vertreten. Für mich ist es ein Glück, dass du Mama gewählt hast. So gibt es mich überhaupt erst. Michaele lass ich bei dir. Für mich ist Mama die Richtige.«

Reflexion:

Du sagst: Menschen müssen ihre erste Liebe verlieren, weil sie ein totes Geschwister haben. Das ist ja nur ein Grund unter vielen, warum man seine erste Liebe verlieren kann, oder?

Ja, natürlich. Aber wenn tote Geschwister im Spiel sind, ist es die Regel.

Er wählt Michaela für den toten Bruder – so musste er selber eine Zeit lang nicht mehr für ihn mitleben. Aber er muss sie verlieren.

Ich kann das nicht verstehen. Das ist mir so fremd.

Das klingt für dich vielleicht fremd. Aber für Menschen, die ein Geschwister verloren haben, ist es sehr einleuchtend. Ich frage Klienten, die kommen, weil sie zum Beispiel in Bigamie leben oder Außenbeziehungen haben: »Für wen brauchen Sie eine zweite Familie? Für wen leben Sie mit?«

Gucken die dich dann nicht erstmal komisch an?

Nein. Sie sind eher erleichtert, weil sie sich selbst nicht erklären können, warum sie sowas machen und damit anderen auch weh tun. Bisher war ihnen ja überhaupt nicht bewusst, warum sie das machen. Sie haben Schuldgefühle, können aber nicht anders. Oft müssen sie dann erst recherchieren.

Ich habe auch erlebt, dass beispielsweise ein Mann doppelt gelebt hat. Er hatte ein Büro mit zwei gleich eingerichteten Räumen. Einer der Räume stand immer leer. Es hieß, er finde keinen Partner. Er hat auch zwei Häuser gebaut, eines hat er bewohnt, das andere stand leer. Bis er darauf gekommen ist, dass er einen toten Zwillingsbruder hat. Er hat immer für ihn mitgelebt.

Kommen wir wieder zurück zur Klientin.

Für die Klientin war das Entscheidende, Michaela beim Vater zu lassen. Das verändert den Blick auf ihre Mutter grundlegend. Und wir konnten eine neue Frage stellen: Warum hat ihre Mutter diesen Mann gewählt?

Die Wut von Oma und Uroma

Im Hinterkopf hatte ich den Satz der Klientin: »Meine Mutter sieht mich nicht.«

Die Urgroßmutter, also die Oma ihrer Mutter, bekommt Zwillinge, unehelich. Die Zwillingsschwester stirbt, und das andere Kind, die Oma, wird weggegeben. Die Urgroßmutter sagt: »Ich kann kein uneheliches Kind aufziehen« – das war ja damals ein großes Tabu!

Die Oma kommt in eine Pflegefamilie. Noch sehr jung wird sie schwanger von einem verheirateten Mann, bekommt eine Tochter, darf diese aber von ihren Pflegeeltern aus nicht behalten und gibt sie zur Adoption frei. Dann heiratet sie später den Opa. Mit ihm bekommt sie ein Kind, die Mutter der Klientin.

»Und jetzt frage ich Sie, warum fällt es Ihrer Mutter schwer, zu Ihnen und Ihrer Schwester liebevoll zu sein? Und warum sagen Sie, Ihre Mutter sehe Sie nicht?«

Die Uroma konnte das überlebende Kind aufgrund des sozialen Umfeldes nicht behalten. Die Oma hat auf Druck ihrer Pflegeeltern und vielleicht auch, um den verheirateten Mann zu schützen, ihr erstes Kind weggegeben. Die Oma wurde von ihrer Mama nicht gesehen, das zur Adoption frei gegebene Kind der Oma hat auch die Mutter nicht mehr gesehen. Sie fühlen mit den weggegebenen Kindern. Ihre Mutter schneidet sich von der Liebe zu ihren Kindern ab, wie Ihre Oma und deren Mutter, und pflegt stattdessen das Bild von den treulosen Männern.

Ihr Vater hat es schwer, im Blick auf seinen gestorbenen Bruder seinen Platz einzunehmen. Er ist nicht treulos, aber nicht wirklich da wegen seines toten Bruders.«

Reflexion:
Kannst du das nochmal genauer erklären?

Die Mutter der Klientin agiert in ihrer Kritik an ihrem Vater aus, was eigentlich an die nicht existenten Männer der Urgroßmutter und Oma gerichtet ist, die nicht zu den geschwängerten Frauen und ihren Kindern gestanden sind.

Das heißt, die Mutter fühlt mit der Oma und Uroma, die Klientin fühlt mit den verlassenen Kindern?

Ja, so pflanzen sich die Gefühle in Familien über Generationen fort, völlig verschoben und obwohl die dazugehörenden Ereignisse vorbei sind.

Mit wem ist die Mutter der Klientin verbunden?

Sie ist mit ihrer Mutter und Oma verbunden, rechtfertigt beide in gewisser Weise und muss ihre Gefühle der Liebe unterdrücken wie sie.

Und die Klientin?

Sie fühlt mit den weggegebenen Kindern.

Auf der Vaterseite ist die Klientin mit Michaela verbunden? Auf der Mutterseite fühlt sie ...

... was eigentlich die Oma gefühlt hat, als sie weggegeben wurde. »Meine Mutter sieht mich nicht.«

Und das agiert sie gegenüber ihrer Mutter aus?

Ja. Was hier geschieht, ist eine doppelte Verschiebung.

Fehlt noch die Beziehung zwischen Mutter und Vater: Die Mutter ist unzufrieden mit ihrem Mann. Sie trägt die Unzufriedenheit von Oma und Uroma und agiert sie ihrem Mann gegenüber aus.

Obwohl der ja da ist. Aber er ist doch abwesend?

Ja schon, aber er ist da. Und sie hat den Blick auf Männer »geerbt«.

Das heißt, sie hat eine Art »Radar« für abwesende Männer?

So ist es, und er wiederum nimmt eine kritisierende Frau, weil er sich aufgrund seiner Geschichte nie gut genug fühlt.

So komplex! So verwickelt! Aber nach drei Generationen könnte sich dieses Gewirr nach der Arbeit eigentlich mal auflösen?

Ja, auf jeden Fall für die Klientin.

Du sagst ja, Paare wählen sich aus einer ähnlichen Geschichte. Die ähnliche Geschichte ist hier dann, dass in beiden Familien Kinder weg waren. Gestorben oder weggegeben. Und dass die Nachkommen, Vater und Mutter der Klientin, unterschiedliche Copingstrategien entwickelt haben. Was geschah mit dem ursprünglichen Anliegen der Klientin, die unglücklich ist, weil ihre Mama sie nicht sieht? War die Einsicht, dass die Mutter nicht die »Böse« ist und der Vater, gefangen in seinem Schicksal mit dem toten Bruder, für sie eine Lösung?

Ja, unbedingt. Die »klassische doppelte Verschiebung« kann man im Buch von Gunthard Weber nachlesen. Er gibt da einen Fall in einer der Gruppen von Bert Hellinger wieder: Da kommt eine Frau am Morgen des zweiten Tages eine Stunde später in die Gruppe, pflanzt sich vor allen Teilnehmern vor ihrem Mann auf und sagt laut: »Was glaubst du, wo ich war? Ich war bei meinem Geliebten.« Alle sind schockiert.

Die Mutter bedient ihren Mann und seine Geliebte

Was kommt in der Arbeit mit dieser Frau heraus? Ihre Mutter ist verheiratet mit ihrem Vater, ihr Vater hat eine Geliebte, schickt immer an den Wochenenden die Mutter mit den Kindern in das Gasthaus ihrer Familie, kommt dann mit seiner Geliebten im Sportwagen angefahren, und die Mutter bedient ihren Mann und seine Geliebte klaglos. Das geht natürlich nicht. Die Mutter hätte wütend sein und sagen müssen: »Das machst du nicht mit mir.«

Jetzt zahlt es die Tochter dem Vater heim. Sie liebt aber den Vater, verschont ihn und vollzieht den Ausgleich, der bei ihrer Mutter angebracht gewesen wäre, an ihrem Mann. Gleichzeitig wird sie wie der Vater. So wie der die Mutter in der Öffentlichkeit der Gaststätte brüskiert, stellt sie ihren Mann in der Öffentlichkeit der Gruppe bloß.

V Über persönliche und systemische Traumata: Wer trägt die Verantwortung für Schuld im System?

Eine Kollegin hat mal ganz aggressiv zu mir gesagt: »Du mit deinen blöden Großeltern und Urgroßeltern! Das ist doch Quatsch. Jetzt geht es um die Gegenwart.«

Natürlich geht es um die Gegenwart. Nur: Vergangenheit prägt Gegenwart. In der Gegenwart ist immer auch Vergangenheit lebendig. Die Verhaltensmuster heute haben immer eine Geschichte. In jeder Familiengeschichte gibt es Brüche mit Folgen für unsere Familie und unser persönliches Leben. Meine Grundfrage ist immer: Wo ist der Auslöser dafür, dass ich in gewissen Hinsichten mit meinem Leben nicht mehr zurechtkomme?

Psychotherapie wusste immer schon, dass die Hintergründe für seelische Probleme sich im Beziehungsleben entfalten, und zwar nicht nur im gegenwärtigen, sondern über Generationen hinweg – auch wenn das verschiedentlich ausgeblendet wird.

Du gehst immer zurück zu den Großeltern und Urgroßeltern. Aber viele Menschen erleben doch persönliche Traumata. Zum Beispiel frühen Verlust der Eltern, Gewalterfahrungen, Missbrauch und anderes.

Ja, natürlich. Und Gott sei Dank gibt es heute sehr gute Traumatherapien, die da helfen. Und doch ist meine Erfahrung, dass diese persönlichen Traumata immer auch in einem systemischen Kontext stehen. Der Blick auf den systemischen Kontext erleichtert auch den Umgang mit dem persönlichen Trauma sehr.

Ein kleines Beispiel: Ein Mann sagt: »Die Mama war ein Jahr weg, und das war so schlimm.« Dann frage ich mich: Warum geht eine Mutter ein Jahr lang weg?

Für mich ist immer die Frage: Was ist das systemische Trauma, das hinter einem persönlichen Trauma steht? Bei ganz vielen persönlichen Traumata sehen wir nur die Spitze des Eisbergs. Sie sind ganz häufig die Folge von einem systemischen Trauma.

Das heißt, wenn der Mann mit seinem persönlichen Trauma kommt, geht deine Aufmerksamkeit mehr auf das Systemische?

Natürlich kann er durch die lange Abwesenheit persönlich traumatisiert sein, und es ist auch sinnvoll, mit ihm darauf zu schauen, oft auch als Erstes. Aber das allein wäre zu kurz gegriffen.

Also in gewisser Weise wäre das persönliche Trauma »nur« das Problem im Vordergrund, und ohne das dahinterliegende systemische Trauma einzubeziehen, bliebe man beim Vordergründigen hängen?

Ja, so ist das nach meiner Erfahrung.

30. Geschichte: Woher kommt der Schmerz des Getrenntseins?

Ich hatte eine Klientin, die war kreuzunglücklich und hat gesagt: »Wissen Sie, ich strenge mich in meinem Leben so an.«

Als Lösung hat sie sofort gesagt: »Wir müssen mit meiner Mutter arbeiten. Meine Mutter und mein Vater sind die klassischen Schwaben. Häusle bauen war das Wichtigste.«

Ich frage genauer nach.

Nachdem sie auf die Welt gekommen ist, kam sie noch als Säugling zur Oma. Sie hatte dazu schon Therapie gemacht, denn sie hatte, wie sie sagt, dadurch das Urvertrauen verloren.

»Das schleppe und schleppe ich ewig mit. Darum geht es mir nicht gut.«

Ich habe mit ihr gearbeitet, zunächst mit ihrem Kinderschmerz, dann aber auch im Blick auf ihre Eltern, für die das Geben des Kindes zur Oma vermutlich auch nicht leicht war, und vor allem, dass sie das Leben von ihnen nimmt. Ich habe sie sagen lassen: »Hallo Mama, hallo Papa, es war schwer für mich, aber jetzt sehe ich, es war auch für euch schwer. Aber jetzt nehme ich mein Leben von euch und bedanke mich, dass Ihr mir das Leben geschenkt habt.«

Es ging der Frau eine Woche gut, dann ging es ihr wieder schlechter.

»Ein Enkelkind ist ja immerhin etwas ...«

Sie kam wieder und hatte Neues aus der Familie erfahren: »Ich hab's nicht gewusst. Meine Oma heiratet den Opa. Die hätten kein Paar werden dürfen. Die Oma wohnte bei Kempten. Sie nahm aber eine

Stelle in Ingolstadt an, denn da lebte ihre große Liebe, der Opa, und dort haben sie dann geheiratet. Das war ein Riesenproblem.«

Sie hätten kein Paar werden dürfen, denn der Opa war evangelisch. Einen Evangelischen könne man aber als Katholikin auf keinen Fall heiraten, so ihre Eltern, und sie verstießen ihre Tochter. Die Oma wurde gleich schwanger und war darüber sehr unglücklich. Sie musste weiterhin arbeiten und hatte in Ingolstadt niemand, der ihr Kind versorgte. Da haben ihre Eltern schließlich gesagt: »Ein Enkelkind ist ja immerhin etwas«, und haben das Enkelkind zu sich genommen. So ist die Mutter der Klientin die ersten sechs Jahre bei den Großeltern aufgewachsen.

Dann wollten die Eltern das Kind wieder zu sich holen, weil sie jetzt gut sortiert waren. Aber die Großeltern haben das Kind nicht mehr herausgegeben, und ihre Mutter musste dableiben und ist so bei den Großeltern großgeworden.

Ihre Mutter hatte ihr das noch nie erzählt: »Ich habe zu Oma und Opa immer Mama und Papa gesagt, und als meine Eltern gekommen sind und mich mit zu sich nehmen wollten, habe ich mich versteckt und geweint. Ich wollte nicht mit. Die waren ja fremd für mich.«

Jetzt war plötzlich klar, warum der Schmerz des Getrenntseins von der Mutter die Klientin immer noch, trotz Therapie, begleitete. Sie trug eigentlich den Schmerz ihrer Mutter. Dann stellte sich noch zusätzlich heraus, dass ihre Eltern und die Oma ganz nahe beieinander gewohnt haben. Die Klientin hatte also als Kind immer Kontakt zu ihren Eltern. Das war bei ihr völlig gelöscht.

Reflexion:

In einem persönlichen Trauma wiederholen wir oft das systemische Trauma. Dann bekommt dieses persönliche Trauma natürlich noch mehr Gewicht, weil ich ja Gefühle übernehme, die woanders hingehören.

Das ist dann wie doppelt aufgeladen. Du unterscheidest zwischen eigenen und übernommenen Gefühlen. Wie kannst du das merken?

Das merken häufig schon die Klienten selbst, dass sie Gefühle haben, die nicht zu ihrer Lebenssituation passen, dass diese Gefühle nicht stimmig sind. Zum Beispiel: Ich bin erfolgreich, fühle mich aber als Versager und kann mich überhaupt nicht an meinem Erfolg nicht freuen.

Selbst als Therapeutin denkt man anfangs: Was soll denn das? Kann ich mit der Klientin arbeiten? Aber egal wie verrückt sich jemand gebärdet oder wie komisch er sich verhält: Wenn wir arbeiten, wenn wir suchen, finden wir den Punkt, wo er oder sie eingebunden ist. Dann siehst du die Klientin ganz anders, und sie bekommt wieder ein anderes Gefühl für sich selbst und versteht, was da mit ihr geschieht.

31. Geschichte: »Ich verlier alles«

Ich habe noch ein eindrückliches Beispiel für diese Unverhältnismäßigkeit von Gefühlen, über die man sich auf den ersten Blick nur wundert.

Da ruft eine Frau aus Frankfurt an und braucht ganz dringend einen Termin. Sie habe ihren Geldbeutel verloren und letzte Woche ihre Handschuhe. Sie war fast panisch: »Ich verlier alles.«

Erstmal denkt man: Na ja, man ist vielleicht mal unkonzentriert und verliert was, im Geldbeutel war jetzt auch nicht so viel Geld!

Wie kannst du das beurteilen? »Es ist doch ihr Gefühl, ausgelöst durch eine bestimmte Realität. Das kann man doch nicht wegdiskutieren. Da muss man die Leute doch ernst nehmen«, heißt es heute doch allerorten.

Überleg dir mal, du verlierst deine Handschuhe und du verlierst den Geldbeutel nicht gerade mit tausend Euro. Dann sage ich doch zuerst: »Bin ich zurzeit unkonzentriert, bin ich überarbeitet? Bin ich schusselig?« Oder ich kann esoterisch fragen: »Was soll mir das jetzt sagen?«, bevor ich von Frankfurt nach München fahre. So ein Aufwand!

Das ist für mich unverhältnismäßig. Das heißt nicht, dass ich sie nicht ernst nehme.

Du verschiebst den Fokus?

Ich habe sie gefragt: »Sie kommen nicht wegen der Geldbörse und den Handschuhen, sondern Sie kommen, weil Verlieren Ihnen Angst macht. Haben Sie in Ihrem Leben schon viel verloren?«

»Nein, aber wissen Sie, das mit dem Geldbeutel und den Handschuhen, das macht mich verrückt«, gesteht sie.

Ich sage: »Sie sind nicht verrückt, sondern da scheint etwas verrückt zu sein.«

Ich habe mich gefragt: Wo macht dieses Gefühl des Verlierens in dieser Intensität Sinn?

Das verlorene Kind

Mit vier Jahren ist die Oma auf der Flucht für ein Dreivierteljahr verlorengegangen. Es ist Folgendes passiert: Die Uroma flieht mit drei Kindern, und die Oma war die kleinste. Der Bruder war neun oder zehn Jahre alt. Sie stehen alle zusammen am Bahnsteig und wollen noch in den letzten Zug, der nach Westen geht, reinkommen. Was macht die Urgroßmutter: Sie stellt die Vierjährige auf den Bahnsteig und sagt zum Sohn: »Nimm den Karton und stell ihn irgendwohin, dass niemand ihn klaut.« Der Bub geht in den Zug, sie steht auf der Treppe und reicht ihm den Karton an. Danach wollte sie die Kleine reinreichen. Bei den alten Zügen war das mit den Treppen schwierig. Sie steht auf der Treppe, will die Kleine holen, der Zug fährt an! Fährt einfach los. Und die Kleine bleibt auf dem Bahnsteig zurück.

Das hat man in der Familie immer erzählt. Es war natürlich furchtbar für die Uroma. Aber sie hat immer gesagt: »Ich konnte nicht runterspringen.« Jetzt steht die Vierjährige da, und andere, die auch nicht mehr in den Zug reingekommen sind, haben sich des Kindes angenommen. Erst nach einem dreiviertel Jahr hat man sie gefunden. Da ist die Panik real.

»Stellen Sie sich mal vor, wie es Ihrer Urgroßmutter gegangen ist. Und der Oma.«

»Meine Mutter hatte keine gute Beziehung zu ihr«, sagt sie.

»Ja wie denn auch? Stellen Sie sich vor, Sie wären dieses verlorene Kind gewesen. Wie soll denn eine Vierjährige verstehen, dass es ein Unglück ist? Ein schicksalhaftes Geschehen?«

»Meine Oma hat immer etwas verbittert gesagt: ›Der Bub geht über alles.‹« Das sei der Wahre, der Große, der auf das Zeug aufpassen sollte: »Der Bub war wichtig, die Kleine lässt man einfach stehen.«

Ich darauf: »Der musste auf das letzte Stück Besitz aufpassen. Das war damals auf der Flucht wichtig. Von heute aus gesehen kann man sich das nicht wirklich vorstellen.«

Lebt jemand als Lebender oder als Überlebender? Wenn sich persönliches Erleben und systemisches Trauma verschränken

Ich habe öfters Klientinnen oder Klienten, die wegen Überarbeitung kommen oder sich über ihren Vater beklagen, der nur gearbeitet hat.

Ich frage dann: »Wer musste sich zu Tode arbeiten?« Dann höre ich etwa: »Mein Opa war einer der Letzten, die noch aus Stalingrad ausgeflogen wurden.«

»Dann wundern Sie sich nicht, dass Ihr Vater sich zu Tode arbeitet«, sage ich. »Er übernimmt das für seinen Vater.«

Was ist die Dynamik dahinter?

Wenn Menschen überleben im Angesicht von vielen Toten um sie herum, haben sie oft den Impuls, innerlich zu den Toten zu gehen. Dann stehen sie nicht mehr wirklich im Leben. Oder sie arbeiten und arbeiten.

Warum tun sie das?

Es ist, als müssten sie sich ihr Überleben immer wieder verdienen. Manche fangen auch an zu trinken, damit sie die schrecklichen Bilder vertreiben können. Andere ergreifen einen Beruf wie zum Beispiel Vertreter oder Lkw-Fahrer.

Warum gerade Lkw-Fahrer?

Es ist, als würden sie sich sagen: Ich kann nicht bei meiner Familie sein, wenn die anderen alle gestorben und nicht mehr zu ihren Familien zurückgekommen sind.

Da wird zum Beispiel der Sohn eines Überlebenden zum Workaholic. Er schuftet und schuftet auf Kosten seiner Familie und seiner Gesundheit und weiß nicht warum. Er tut es mit dem inneren Satz: »Papa, ich mach das für dich. Wenn ich für die anderen mitlebe, dann ist es, als könnte ich deine toten Kameraden im Leben halten.«

So leben viele und können sich ein unbeschwertes Leben nicht erlauben.

Für mich ist dieser Unterschied wichtig: Lebt jemand als Überlebender oder als Lebender.

32. Geschichte: »Die dritte Filiale bringt mich um«

Ein Klient kommt und sagt: »Ich bin Filialleiter. Wir haben jetzt eine neue Filiale eröffnet, und eigentlich habe ich gedacht, das schaffe ich.

Ich komme zu Ihnen, weil ich merke, es geht nimmer, ich schlafe nicht mehr, ich kann nicht mehr essen. Es ist aus. Ich liege nur noch im Bett. Ich bin am Ende, ich könnte mich auch umbringen.«

Was ging dir durch den Kopf?

Er ist gut qualifiziert, der Chef schätzt ihn, er hatte schon einen Leitungsposten, und jetzt kommt er und sagt: »Ich sitze hier und würde gern jetzt alles hinschmeißen. Ich könnte auch sagen, das Leben ist vorbei. Ich kann nimmer.«

Warum bringt ihn das so an die Grenze? Oder anders gesagt: Was trägt er da zu viel? Er fragt sich ja selber: »Ich bin doch sonst nicht zu schwach. Was stimmt mit mir nicht?«

Also: Wo gehört das hin, dass das für ihn jetzt zu viel wird?

Ich frage ihn: »Haben Sie Angst, Sie könnten entlassen werden? Oder dass andere sagen könnten: ›So viel hat er doch nicht auf dem Kasten, wie ich gedacht habe‹ oder so?«

»Nein, das ist es nicht.«

»Wie viel arbeiten Sie? 100 Prozent?«

»Mindestens 150 Prozent«, antwortet er lachend.

Warum, frage ich mich. Wenn man 80 Prozent gibt, reicht das normalerweise, um ohne Burn-out zu leben. Also: Was sind die 70 Prozent zu viel? Ich frage ihn: »Wer hat denn in der Realität Ihrer Familie eine Situation bewältigen müssen, die nicht zu bewältigen war? Wohin gucken Sie da innerlich?«

Was kam raus? Sein Opa hat drei Mal alles verloren. Der Bauernhof in Schlesien ist abgebrannt. Da war der Opa 18 Jahre. Opas Vater war sehr schwer verletzt. Also musste der Opa den Hof wieder aufbauen – das ist viel für einen 18-Jährigen. Er schafft das. Dann müssen sie fliehen, alles geht verloren. Vorher war er im Krieg. Und dem Enkel hat er mal gesagt: »Das solltest du nie erleben müssen, dass man für etwas Verantwortung übernimmt, was man nicht schaffen kann.« Was er damit meint, bleibt im Dunkeln.

Der Klient ist nicht der Opa, aber er fühlt wie er

Dann ist der Krieg überstanden, Opa lernt die Oma kennen, sie bauen etwas auf: ein Lebensmittelgeschäft. Das ging gut. Und in der Freude, dass alles wieder so gut läuft, macht er eine Bergtour. Er rutscht ab, stirbt zwar nicht, verletzt sich aber so, dass er das Geschäft nicht mehr machen kann.

Wer ist da also immer in der Situation der Überforderung? Der Klient ist nicht der Opa, aber er fühlt wie er. Der stand drei Mal vor einer Aufgabe, die er eigentlich nicht bewältigen konnte, schaffte es zwei Mal, und beim dritten Mal »rutscht er ab«.

Der Klient hat lange dagesessen.

»Ich glaube, mein Opa wollte sich damals umbringen. ›Ich bin ja ein Krüppel‹, soll er gesagt haben.«

Ich: »Und was haben Sie vorhin gesagt? ›Am liebsten würde ich mich umbringen. Die dritte Filiale bringt mich um.‹«

Reflexion:

Es heißt ja dann oft, wenn Menschen über Überforderung klagen: »Grenz dich doch ab!« Viele machen es nicht – vermutlich weil, bildlich gesprochen, der Opa im Hintergrund ist?

Ja, die einen können sich abgrenzen, und die anderen reden und reden, aber handeln tut ihr innerer Antreiber.

Also wird es eher wie ein individualpsychologisches Thema behandelt?

Nicht wirklich. Woher kommt es denn? Wenn ich als uneheliches Kind das Gefühl habe, meinen Eltern geht es nicht gut, weil es mich gibt. Ja logisch habe ich dann immer gesagt: »Ich schaff alles«, damit alle sagen: »Mei ist es nett, dass es dich gibt.«

Ich werde nie vergessen, wie meine Ärztin, die meinen Darm behandelte, gesagt hat: »Wissen Sie, Ihre Krankheit ist genetisch, aber gleichwohl ist das eine soziale Krankheit.«

Da ist mir klar geworden, wie groß bei mir selbst der innere Druck war. Es war immer: »Du musst, du musst, damit du dich nicht blamierst. Nichts darf schief gehen – das bringt die Erschöpfung.«

Also prüfst du, welche systemische Komponente der innere Antreiber hat?

Ja, und häufig gibt es die. Aber es kann natürlich auch ein persönliches Trauma sein. Zum Beispiel als einziger Überlebender bei einem Lawinenunglück.

Dann ist es bei den Überlebenden oft, dass der Antreiber sagt: »Ich hab überlebt. Jetzt muss ich immer beweisen, dass ich auch leben darf, wenn die anderen gestorben sind.« Diese Überlebenden bleiben mit den Toten verbunden und arbeiten sich »zu Tode«, wie man so schön sagt.

Das gilt doch besonders auch für die Kriegsgeneration.

Viele haben im Krieg Schlimmes überlebt, zum Beispiel Stalingrad. Bei Nachfahren von Stalingrad-Überlebenden fällt mir zum Beispiel auf, dass sie oft mit dem Thema kommen, viel zu viel zu arbeiten, sich chronisch zu überarbeiten, dass sie zum Workaholic werden. Und sie wissen nicht, warum.

Welche Fragen stellst du, wenn Menschen mit diesem Thema kommen und du diesen von dir geschilderte Hintergrund vermutest?

Ich frage ganz konkret nach: »Haben Sie das Gefühl, Sie müssten sich Ihr Leben verdienen? Glauben Sie, Sie hätten sonst kein Recht auf Leben?« Wenn Klienten das bejahen, frage ich weiter: »Hat ein Opa oder Uropa im Krieg überlebt, während die Kameraden gestorben sind, oder ist jemand in Ihrer Familie bei einem schweren Unglück davongekommen, während andere gestorben sind?«

33. Geschichte: »Ich wollte nicht ins Kinderheim«

Wir haben schon darüber gesprochen, dass die Sicht auf das eigene Erleben als individuelles Schicksal manchmal zu kurz greift und keine Lösung bringt. Kannst du noch einmal etwas über den Zusammenhang von individueller Traumakomponente und systemischem Trauma sagen?

Ich erkläre das am besten an einem Beispiel: Da kommt ein 50-jähriger Mann zu mir. Es geht ihm beruflich schlecht, er ist schwach, mag nicht mehr arbeiten. Er erzählt, dass er als Kind für drei Wochen ins Kinderheim kam, weil er unterernährt und zu schwach war.

Da kommt dieser gestandene Mann und sagt: »Wissen Sie, das hat mein ganzes Leben geschwächt.« Er legt die ganze Problembeschreibung auf den Tisch.

Darauf sage ich: »Schauen Sie, das war hart für ein Kind, und doch haben Sie dadurch überlebt. Ich glaube nicht, dass der Schmerz so groß war. Oder sind Sie misshandelt worden? Gab es Missbrauch?«

»Nein, aber ich wollte nicht ins Kinderheim.«

»Ja, ich verstehe, das ist schwer für ein Kind. Nur wenn Sie jetzt sagen, es geht Ihnen im Beruf so schlecht, glaube ich nicht ganz, dass es nur damit zu tun hat.«

Du sagst das so direkt? Man lernt doch, als Beraterin immer empathisch zu sein und die Menschen in ihren Gefühlen ernst zu nehmen. Du sagst einfach: »So schlimm kann das nicht gewesen sein.« Hört sich brutal an.

Ja, das mute ich manchen zu. Denn meine Hypothese ist, dass sich hier persönliches und systemisches Erleben oder Trauma verschränkt. Dass wir also suchen müssen: Wo gab es im System ein Ereignis, was sich in seinem Erleben widerspiegelt und jemandem die ganze Energie genommen hat?

Ich sage zu ihm: »Ich glaube Ihnen, dass Sie so fühlen. Darf ich trotzdem mal schauen, was in Ihrer Familie ist?«

»Ganz normale Eltern«, sagt er. »Die Mama hat viel gebetet. Die war sehr religiös. Herzlich, aber religiös. Die hat immer gesagt: ›Gott gibt, Gott nimmt.‹«

Ich denke bei so einem Satz sofort: Sind da Kinder gestorben? So ein Satz bezieht sich ja oft auf gestorbene Kinder. Und tatsächlich, es gab eines.

»Aber das war nicht so schlimm«, sagt er.

Der Opa wächst im Waisenhaus auf

Dann kommt ihm: »Beim Papa war es schon schwieriger. Der Opa kannte nur Arbeit. Der war ein Waisenkind. Erst ist die Mutter gestorben, dann der Vater.«

»Wie alt war der Opa da?«

»Noch keine zehn Jahre.«

»Und wo wächst er auf?«

»In einem Waisenhaus.« Der Mann erzählt das ganz unberührt.

Ich frage: »Was glauben Sie, wie es dem Opa im Waisenhaus ergangen ist? Sie waren drei Wochen im Kinderheim, der Opa viele Jahre im Waisenhaus. Ich vermute, dass Sie in Ihrem Schmerz über die Zeit im Kinderheim auch den Schmerz des Großvaters im Waisenhaus fühlen. Stellen Sie sich den Opa mal vor. Dann sagen Sie ihm: ›Opa, ich war drei Wochen im Kinderheim. Da haben sie mich aufgepäppelt, dann kam ich wieder nach Hause. Du warst im Waisenhaus – dein ganzes Kinderleben.‹«

Er war ganz bewegt.

Sage ich nach einer Zeit: »Sie haben den Schmerz vom Opa gefühlt. Der musste ihn verdrängen, dort ist das Trauma.« Das hat ihm sofort eingeleuchtet.

Dann erzählt er: Als er aus dem Kinderheim heimgekommen ist, wurde richtig gefeiert, dass er wieder da ist.

»Opa, ich fühl was, was du nie zeigen konntest«

Sage ich: »Jetzt merken Sie, wie Sie in Ihrem persönlichen Schmerz vor allem etwas gefühlt haben, was zum Schicksal des Opas gehört. Das hat ein ganz anderes Gewicht.«

Er ist ganz berührt. Zum ersten Mal nimmt er wahr, was dieser Opa ausgehalten hat. Und es wird für ihn plastisch, was es wirklich heißt, ein Waisenkind zu sein. Er fühlte jetzt eine ganz andere emotionale Nähe zum Opa.

Wie ging es aus?

Ich sage: »Wenn Sie jetzt den Opa anschauen, können Sie ihm mal innerlich sagen: ›Opa, ich habe drei Wochen gefühlt, was du ein Leben lang mit dir als schmerzliche Erfahrung herumgetragen hast. Opa, wenn ich jetzt mit 50 Jahren noch sage, mir geht's nicht gut, ich fühl mich manchmal einsam, dann sind es nicht die drei Wochen, die mich so geprägt haben, sondern dann fühle ich etwas, was du nie zeigen konntest. Das ist ja deine Einsamkeit, die ich da fühle.‹«

Der Mann schaut mich nach einer Weile an und sagt: »Mein Opa ist mit 53 Jahren gestorben.«

»Und Sie sind jetzt 50«, sage ich, »Sie spüren Ihre Lebenskraft nicht mehr. Bei Ihrem Opa war die Lebenskraft mit 53 aufgebraucht.«

Er lacht. Dieser gestandene Mann hat auf den Tisch geklopft und gesagt: »Ich fahr jetzt heim und trink ein Bier. Und dann wäre es doch gelacht, wenn ich nicht morgen wieder in die Arbeit ginge und sage: ›Hallo, ihr Lieben, hier bin ich wieder.‹«

Reflexion:

Du hast ja gesucht mit der Hypothese, dass es vielleicht ein gestorbenes Kind geben könnte. Das beruhte ja auf dem Satz »Gott gibt, Gott nimmt«. Wie hast du das verworfen?

Diese Idee war in meinem Kopf, ja. Aber dann kam ja von ihm die Information, dass der Opa weggegeben wurde. Das ist ja viel naheliegender gewesen. Dann ändert sich mein Suchprozess sofort und ich lasse Hypothesen fallen.

In diesem Fall war dann die psychische Energie des Klienten im System gebunden, und dadurch hatte er viel weniger Kraft. Das löst sich in dem Moment, in dem er erleben kann, dass er etwas für den Opa wiederholt. Wenn er das fühlt und sieht, kann er sich davon verabschieden und es beim Opa lassen?

Also hier verschränkt sich ein real erlebtes kleines Trauma mit einem gewichtigen Trauma aus dem System. Wir sehen am Anfang nicht, wo ein Trauma beginnt. Wir sehen nur: Der hat sich umgebracht, der hat die Familie im Stich gelassen. Dann kann es sein, dass ich etwas in meinem persönlichen Trauma nochmal erleben muss, damit das nochmal gesehen wird.

Gibt es denn überhaupt Traumata, die nicht systemisch sind?

Ich bin sehr zurückhaltend, alles systemisch zu sehen. Mal ein ganz krasses Beispiel: Ich gehe auf dem Bürgersteig, und es kommt ein Auto um die Kurve gefahren. Der fährt so schnell, weil er die Gegend nicht kennt, das Auto schleudert und es trifft mich und mein Kind und mein Kind stirbt dabei. In so einem Fall würde ich mit der Klientin niemals systemisch in dem Sinne arbeiten, dass ich zurückgehe in die Familienschicksale. Da ist es ein persönliches Trauma, das ist ein schlimmes Ereignis und braucht eine gute Traumatherapie.

Die Klientin in dem folgenden Fall hatte sich in Therapie schon mit ihrem persönlichen Trauma befasst. Aber es hat nicht wirklich viel an ihrem Zustand verändert.

34. Geschichte: »Ich kenn mein Trauma schon«

Die Klientin sagt gleich zu Beginn: »Kein Wunder, dass ich keinem Menschen traue. Ich war ein Jahr alt, da musste mein Vater beruflich für einige Zeit nach Amerika. Meine Mutter hat gedacht: ›Wer weiß, was der dort alles treibt?‹ Sie ist mitgefahren, und ich wurde allein gelassen.«

»Allein?«, frage ich.

»Ja, bei der Oma halt.«

Ich sage zu ihr: »Sie als Einjährige konnten nur fühlen: Die Mama hat mich verlassen. Ein einjähriges Kind kann sich ›Zeit‹ nicht vorstellen. Es kann nicht abschätzen, wie viel Zeit vergehen muss, bis die

Mama mit dem Papa wieder kommt. Das ist schlimm für so ein kleines Wesen. Aber jetzt sitzen Sie hier, haben Familie, es geht Ihnen gut. Und jetzt plötzlich fühlen Sie sich einsam und glauben, Sie können niemanden trauen und waren immer einsam? Waren Sie damit schon in Therapie?«

»Ja«, sagt sie, »deshalb weiß ich ja, woher es kommt, dass ich niemandem trauen kann.«

Also sie hatte schon eine Erklärung für ihr Verhalten und Gefühl. Aber ihr Zustand hat sich nicht verändert.

Was machst du, wenn dieses Gefühl von Misstrauen und Einsamkeit trotz Therapie so anhält?

Ich frage mich dann: Ist mal jemand ganz verlassen worden? Und gehe mit der Klientin auf die Suche.

Die Oma konnte niemandem trauen

Wir stellen auf: Eltern, die Großeltern mütterlicher- und väterlicherseits. Dann können wir gemeinsam prüfen, woher dieses Gefühl kommen könnte.

Was stellt sich heraus: Die Oma ihres Vaters war das zwölfte Kind auf einem Bauernhof. Zwölf Kinder, hat man gesagt, sind zu viel. Die Oma wurde weggegeben, in die Familie des Bruders ihrer Mutter. Die hatten keine Kinder und haben sie adoptiert. Bis zur Hochzeit hat sie zu Tante und Onkel »Papa« und »Mama« gesagt. Sie hat erst bei der Hochzeit erfahren, dass die gar nicht ihre Eltern sind. Wem soll die Oma der Klientin da noch trauen, wenn sie nicht mal weiß, dass ihre Eltern sie weggegeben haben?

Also die Oma konnte niemandem trauen. Die hat nicht gewusst: Wo gehöre ich hin? Sie muss den Hof von ihrem Onkel übernehmen, muss den Mann heiraten, der auf den Hof passt.

Als die Klientin das gesehen hat, war sie ganz berührt.

»Na sowas«, sagte sie, »ich habe ein gutes Leben, aber ich habe immer gedacht, ich lebe nicht das, was ich leben will. Ich habe auch einen Beruf, aber ich habe immer gedacht, es gäbe was anderes. Ich habe einen guten Mann, aber immer gedacht, ich muss einen anderen finden.«

Sie fühlte, was ihre Oma gefühlt hat. Die hatte immer unbewusst das Gefühl, da ist was falsch. Aber sie musste es wegstecken. Was will sie machen? Das ist ein solcher Vertrauensbruch, da kann man niemandem mehr trauen. Und die Enkelin greift das unbewusst mit ihren Gefühlen auf. Das verstärkt das eigene Trauma und bleibt, selbst wenn sie das eigene schon bearbeitet hat. Jetzt konnte die Klientin sehen, dass ihre Schwierigkeit, anderen Menschen zu vertrauen, nicht wirklich mit ihr selbst zu tun hat. Sie ging sehr erleichtert aus der Sitzung.

35. Geschichte: »Ich falle immer wieder in diese Trauer zurück«

Noch ein Beispiel: Eine 65-jährige Frau kam, ihr Mann war vor acht Jahren gestorben, die Ehe war glücklich gewesen. Doch sie kommt nicht über den Tod ihres Mannes hinweg. Sie trauert und trauert und sagt: »Eigentlich habe ich lange vorher gewusst, dass er sterben wird. Wir haben gut Abschied genommen. Eigentlich ist das Leben für mich jetzt leichter, weil er so gelitten hat. Aber ich falle immer wieder in diese Trauer zurück und denk, die ganze Welt lohnt sich nicht mehr, ich will nicht mehr leben.«

Was hattest du im Hinterkopf, als diese Frau erzählte?

Ja. Diese Frau trauert um ihren Mann. Natürlich. Aber nach acht Jahren? Das ist unverhältnismäßig. Ich stelle mir oft diese Frage: Stimmt die Intensität des Gefühls mit der Situation überein? Und wenn das nicht übereinstimmt, gehe ich davon aus, dass da von rückwärts etwas hineinspielt und sich auf die berechtigte Trauer »draufsetzt«.

Was kam in der Arbeit raus?

Ihre Oma hatte den ersten Mann im Krieg verloren. Dann hat sie nochmal geheiratet, der zweite Mann starb dann an einer Lungenembolie. Ihre Urgroßmutter hatte ihren Mann und die vier Kinder durch die Spanische Grippe verloren. Jetzt war klar: Zusammen mit ihrem persönlichen Verlust kommt der Schmerz der Oma und der Uroma nochmal hoch. Damals konnten die ja kaum trauern. Das Leben musste einfach weitergehen. Denn beide waren durch den Tod der Männer wirtschaftlich nicht mehr versorgt,

Diesen Zusammenhang zu sehen, das ist sehr wichtig in der Arbeit.

Wir können nicht wissen, welche Wirkung welche Ursache hat

Also gibt es doch letztendlich eine Ursache-Wirkungs-Kette? Auch wenn sie nicht individualpsychologisch gedacht wird, sondern familiensystemisch?

Nein, nicht im eigentlichen Sinne des Wortes. Wir können nicht wissen, welche Wirkung im speziellen Fall welche Ursache hat. Gerade wenn die Ursache verdeckt ist, werden die Wirkungen oft immer kurioser. Wir sehen eine Wirkung, ein Verhalten, starke Gefühle, die man zunächst gar nicht versteht, weil sie einfach so absurd erscheinen. Aber wenn ich dann in der Familiengeschichte zurückgehe und dorthin komme, wo die Verhaltensweisen und Gefühle eines Klienten Sinn machen, wird klar: Aha, das ist gar nicht verrückt. Wir finden einen Zusammenhang. Und natürlich kann es auch andere Zusammenhänge geben. Also es hängt etwas zusammen, steht in einer Beziehung, ohne dass wir im Einzelnen angeben können, welche einzelne Ursache genau welche Wirkung hat.

Wie wir neben unserer eigenen Geschichte immer zwei Systeme – von Mutter und Vater – im Gepäck haben? Macht das die systemische Komplexität aus?

Ja. Bei der Aufstellung mit Figuren haben wir in gewissem Sinn einen Vorteil: Ich kann das gesamte Panorama der Generationen, der Herkunftsfamilien, anschauen. Eine meiner Hypothesen ist ja: Wir wählen uns – Mann und Frau – aus der gleichen Geschichte. Dann sehe ich zum Beispiel: Aha, so ist es bei der mütterlichen Linie, so bei der väterlichen. Dann kann ich fragen: Wo verdichtet sich das? Und dann sieht man, wie und wo Kinder tatsächlich eingebunden sind. Wir sind ja oft nicht nur mit einer Person verbunden, wir übernehmen sehr viel mehr. Es ist erstaunlich, wie viel an Schicksal manchmal in Familien zusammenkommt. Das hat alles seine Wirkung, auch wenn nicht immer schwerwiegend.

Ein Kind kann in mehrere Dynamiken aus der Vater- und Mutterfamilie eingebunden sein

Wenn Paare kommen oder ein Kind einen Konflikt hat, schaue ich immer in beide Familien der Eltern. Manchmal springt es ins Auge, dass es zur mütterlichen Linie gehört, aber ich habe immer im Hinterkopf, dass Paare sich aus der gleichen Geschichte heraus wählen. So kann es sein, dass das Kind auf zwei oder mehr Sachen schaut, in mehrere Dynamiken aus der Mutterfamilie und der Vaterfamilie eingebunden ist.

Mir ist immer wichtig, dass ein Klient *sieht*. Dass er wirklich sieht, nicht nur fühlt, sondern sieht und dann sagen kann: »Ah. Da steht meine Oma, meine Uroma steht ja hier in der gleichen Position.« Es gibt oft rein durch das Hinschauen schon einen Aha-Effekt: »Da habe ich noch gar nicht daran gedacht, dass das Schicksal von meiner Oma ja das gleiche ist wie von dieser Urgroßmutter.« Oder jemand sagt beispielsweise: »Ich fand meine Schwiegermutter so ätzend. Aber jetzt sehe ich, meine Schwiegermutter trägt am gleichen Schicksal wie meine Oma. Auch sie ist ohne Vater aufgewachsen.« Sie sehen plötzlich die Zusammenhänge und Übereinstimmungen. Das ist der erste Schritt. Im nächsten Schritt ist dann die Frage: »Was löst das bei mir aus? Und was löst mich da raus?«

Hilfreiche Hypothesen sind ganz un-apodiktisch

Wie apodiktisch sind deine Hypothesen?

Ich weiß nicht, ob »Hypothese« das richtige Wort ist. Ich würde es eher als Erfahrungswissen bezeichnen. Das ist aber ganz un-apodiktisch, auch wenn ich es apodiktisch formuliere, weil ich dann eine stärkere Reaktion bekomme. Ich kann noch so oft die Erfahrung machen: Psychosomatische Herzprobleme führen zum Papa. Dann kommt jemand, bei dem hat es mit dem Vater gar nichts zu tun, sondern es ist etwas auf der Seite der Mutter oder hat einen ganz anderen seelischen Zusammenhang.

Aber andererseits: Wenn ich als erstes überlebendes Kind nach zwei toten Kindern komme, hat es eine Wirkung. Aber die Wirkung ist nicht eindeutig im Sinne von: Tote Geschwister heißt, ich werde Workaholic, weil so jemand muss sich ja sein Leben verdienen, um leben zu dürfen, wenn die zwei gestorben sind. Nein, es kann auch ganz anders sein in der Wirkung.

Jemand kann depressiv sein und sagen: Mein Leben, was soll ich damit? Es kann sein, dass so ein Kind eine ganz enge Beziehung zum Vater hat, weil die Mutter vor lauter Trauer überhaupt nicht da ist. Aber wenn der Vater stabil da ist, hat das eine andere Auswirkung, als wenn die Eltern sich nach einer Totgeburt des dritten Kindes trennen. Das gibt es ja auch oft, wenn man nicht gemeinsam trauern kann.

Jede Aufstellung ist ein Suchprozess

Gibt es dann überhaupt etwas, worauf man sich stützen kann?

Wenn ich mit Aufstellungen arbeite, frage ich: Was ist passiert? Wo ist da etwas im System passiert und wo könnte ein Problem systemisch herkommen? Welche Wirkung hat ein Schicksal in der Familie? Wenn es direkt in der Generation aufgearbeitet worden ist, wo es passiert ist, hat es weniger Wirkung, als wenn es nicht aufgearbeitet wird.

Dann ist die Aufstellung ein Suchprozess. Und wenn ein Ehepaar beispielsweise um ein totgeborenes Kind trauert, es nicht verheimlicht, sondern ein Andenken hat, braucht es kein anderes Kind zu übernehmen. Wenn sie es totschweigen, bleibt es als »Knoten« im System?

Ja, wenn es nicht aufgearbeitet wird, wenn man nicht trauern kann, wenn man eine Schuld, sofern es eine gibt, nicht anschaut, dann hat es auf jeden Fall eine Wirkung über die Generationen hinweg.

Dann ist die Frage: Welche Wirkung hat es? Die kann ganz unterschiedlich sein. Und es können auch Kinder in der Familie aufs Gleiche schauen und ganz anders reagieren. Der eine geht zum Beispiel ins Verlieren, kriegt im Leben nichts auf die Reihe, wird also solidarisch mit dem, der sein Leben verloren hat. Der andere sagt: »Ich mach's gut, ich werde top, ich lass mich nicht unterkriegen.« Wieder ein anderer sagt: »Ich lebe für dich mit« und gründet dann vielleicht zwei Familien. Also da müssen wir immer ganz differenziert hinschauen. Dennoch gibt es Häufungen von Wirkungen, die man für die Suche in konkreten Fällen anwenden und ausprobieren kann.

»Überlebende« schauen auf die Toten

Du sagst öfter: »Das sind Überlebende, die nicht wirklich leben können.« Was ist gemeint mit dem Unterschied von »Lebenden« und »Überlebenden«?

Es gibt, was ich »Überlebende« nenne, in verschiedenen Weisen. Eine Oma lebt zwar, aber sie ist eine Überlebende, weil ihre Zwillingsschwester bei der Geburt gestorben ist. Ein Vater oder Großvater ist ein Überlebender, weil um ihn herum viele Kameraden gefallen sind. Überlebende schauen auf die Toten, mit denen sie verbunden sind und die nicht überlebt haben.

Überlebender sein kann dann heißen: Ich werde depressiv, traue mich nicht, das Leben und das Gute zu nehmen, weil es mir doch nicht zusteht. Wieso lebe ich und nicht meine Zwillingsschwester oder mein bester Kamerad?

Oder ich werde Workaholic, wie der Vater einer Klientin, die kürzlich bei mir war. »Ich muss zeigen, ich habe ein Recht, dass ich da bin. Ich arbeite, was das Zeug hält.« Er hatte Stalingrad überlebt.

Ich habe mit Klienten gearbeitet, deren Vater oder Großvater im Krieg im U-Boot waren. Und wenn ich im U-Boot bin, lebe ich auf ganz engen Raum, auf Leben und Tod. Da wird die Kameradschaft ganz eng. Wenn da jemand Heimaturlaub hatte und in dieser Zeit wurde das U-Boot von Torpedos getroffen und alle Kameraden sind umgekommen, dann kann man denken: »So ein Glück!« Der innere Satz ist aber meist: »Ich hätte mitsterben müssen« oder »Wäre ich doch mitgestorben«. Sie verspüren einen Sog zu den toten Kameraden. Sie fühlen sich später ganz häufig als Überlebende und nicht mehr als Lebende. So als müssten sie immer zeigen, sich immer, immer anstrengen, dass sie es wert sind zu leben. Aber unterschwellig gibt es den Satz: »Das steht mir gar nicht zu.«

Überlebensschuld: »Ich hätte doch mitverbrennen müssen«

Ich habe eine junge Kollegin, die arbeitet mit überlebenden Flüchtlingen, die in Booten über das Mittelmeer geflüchtet sind. Da ist es ähnlich: »Ich bin gerettet worden, aber bleibe immer verbunden mit den Ertrunkenen. Ich kann das Leben, die Freiheit nicht nehmen.« Das ist wirklich mit Schuldgefühlen verbunden. Auch wenn sie gar nichts dafür können. Man nennt das häufig eine »Überlebensschuld« oder auch eine »Überlebensscham«.

Ich hatte in einem Jahr zwei junge Männer da, ganz kurz hintereinander. Der eine hat dauernd etwas gebrochen, die Hand und den Arm und einen Fuß, und er versteht nicht, was da mit ihm geschieht. Und der andere junge Mann hat gesagt, er hat keinen Elan, irgendetwas zu tun. Beide wollten mit der Gletscherbahn in Kaprun fahren, die vor etwa zehn Jahren in Brand geraten ist und wo die allermeisten Mitfahrenden umgekommen sind.

Beide sind nicht in diese Bahn gekommen. Dem einen war es schlecht geworden und er war umgekehrt. Der andere hatte was im Auto vergessen und kam zu spät. Beide hatten Freunde in der brennenden Bahn verloren. Beide sagten, sie würden die Vorstellung von der brennenden Bahn nicht los.

Da sieht man, welche Bindungen Menschen zu »Überlebenden« machen, die das Leben nicht mehr nehmen können.

Verschobener Missbrauch oder: Eine Dynamik gehört nicht immer dahin, wo sie auftaucht

Eine entferntere Bekannte hat mir erzählt, ihr Sohn habe sich von ihr losgesagt, weil in einer Aufstellung herauskam, dass sie den Sohn vor dem Missbrauch durch seinen Vater nicht geschützt hat. Sie war außer sich, sie war sich keiner Schuld bewusst und hat jahrelang darunter gelitten, dass der Sohn keinen Kontakt mehr zu ihr wollte und dieser Vorwurf im Raum stand. Was sagst du dazu?

Wenn in einer Aufstellung eine Dynamik auftaucht, stimmt sie aus meiner Erfahrung fast immer. Die Dynamik stimmt, aber sie gehört oft nicht dorthin, wo sie auftaucht.

Was bedeutet das? Was soll man dann mit so einem »Ergebnis« anfangen? Oder anders gefragt: Wie weiß man denn, was real ist und was vielleicht in der Dynamik woanders hingehört?

Ein Therapeut muss vorsichtig sein, wenn er sich aufgrund einer Aufstellung auf Fakten festlegt.

Ich habe immer wieder mal Klientinnen und Klienten, die sagen: »Ich muss mit Ihnen arbeiten. Ich bin missbraucht worden.«

»Wirklich?«, sage ich dann oft, »Sie schauen nicht aus wie ein missbrauchtes Kind.«

»Ich habe es bis zu dieser Aufstellung, die ich gemacht habe, auch nicht so gespürt.«

Dann frage ich zuerst mal: »Wann soll das gewesen sein? In welchem Alter?«

»Ja, das war in der Aufstellung ganz klar. Da war ich zehn Jahre«, hat eine Frau gesagt.

Ich darauf: »Normalerweise erinnert man sich ja, wenn man mit zehn Jahren missbraucht wird.«

Sie: »Oder man hat es verdrängt.«

»Aber was ist denn da passiert?«

»Kann ich nicht sagen, ich weiß nichts.«

»Haben Sie eine gute Beziehung zu Ihrer Mutter?«

»Ja, ja.«

»Zu Ihrem Vater?

»Ja auch.«

»Gab es in der Verwandtschaft jemand, in dessen Gegenwart Sie beklommen waren?«

»Nein.«

»Dann müssen wir uns das genauer anschauen, ob das mit dem Missbrauch wirklich Sie betrifft oder jemand anderes im System.«

In den vielen Fällen von Missbrauchsvermutung, die ich in den letzten Jahren in meiner Praxis hatte, gab es höchstens eine Handvoll Klientinnen, die tatsächlich missbraucht wurden. Bei allen anderen, die ich angeschaut habe, kam etwas anderes heraus: Da wurde eine Oma im Krieg vergewaltigt. In einem anderen Fall gab es einen früheren Inzest in der Familie.

Also die Dynamik des Missbrauchs in den Aufstellungen kann stimmen. Aber de facto kann er zu anderen Personen im System gehören, die nicht aufgestellt waren?

Ja genau. Ich gebe dir ein Beispiel.

36. Geschichte: »Männer sehen mich nur als Sexobjekt«

Eine Frau kommt zu mir. Sie fühlt sich von Männern missachtet. »Die sehen mich nur als Sexobjekt«, sagt sie, »ich glaube, ich bin als Kind missbraucht worden.« Ihre Freundin, eine Therapeutin, hat sie darin bestärkt.

Wir stellen ihre Herkunftsfamilie auf, also ihren Vater, ihre Mutter, ihren älteren Bruder und sie selbst. Sie stellt ihre Figur nahe vor die Figur der Mutter. Und zwar so, dass sie an der Mutter vorbei nach hinten schaut. Vater und Bruder stehen etwas abseits und schauen weg von den beiden Frauen.

Ich sage zu ihr: »Es ist, als würden Sie auf etwas im Rücken ihrer Mutter schauen. Was ist denn in der Mutterfamilie passiert?«

»Papa, wir müssen beieinanderbleiben«

Was kommt raus? Ihre Oma hat mit 15 Jahren die Mutter, also die Uroma der Klientin, verloren. Der Uropa war allein mit fünf Kindern. Er hat gesagt: »Ich kann nicht für die fünf Kinder sorgen.« Er wollte sie weggegeben. Die Oma, die älteste der Geschwister, hat mit ihren 15 Jahren aber gesagt: »Papa, wir müssen beieinanderbleiben.«

Die Klientin erzählte: »Meine Oma hat keine Schule mehr besucht und wirklich ihre Geschwister großgezogen und blieb bis zum Alter von 26 Jahren daheim.«

»Dann stellen Sie mal hinter Ihrer Mutter die Oma auf«, sage ich, »den Vater der Oma und seine gestorbene Frau.«

Sie stellt die Oma mit Abstand hinter ihre Mutter. Als ich sie bitte, die Eltern der Oma dazuzustellen, probiert sie herum und sagt dann: »Das kann ich nicht aufstellen.«

»Das sind doch die Eltern der Oma«, sage ich.

»Ja, aber ich muss den Uropa hierher stellen«, sagt sie.

Ich: »Oh, Sie stellen ihn ja neben die Oma, als wäre er ihr Mann.«

Sie sagt: »Jetzt wird mir ganz anders. Da will ich gar nicht hingucken. Aber er gehört irgendwie dahin. Das tut mir richtig weh.«

Da habe ich zu ihr gesagt: »Wenn eine Mutter stirbt und die Tochter schaut vielleicht der Mutter ähnlich, wenn die Tochter immer da ist und alles für die Geschwister macht, kann es sein, dass sie in Liebe die Rolle der Mutter übernimmt. Dann kommt es zu kritischen Situationen, in denen verwischt wird, wer hier wer ist. Dann steht der Vater plötzlich hier, wie ein Mann neben seiner Tochter, und da gehört vermutlich der Missbrauch hin.«

»Das macht mich traurig, aber es erleichtert mich auch. Ich glaube, Sie haben recht.«

Reflexion:

Das heißt: Die Missbrauchsdynamik hat es im System gegeben, aber woanders, als die Klientin vermutet hat? Das heißt auch: Nur weil eine Dynamik in einer Aufstellung auftaucht, ist es nicht unbedingt die Realität des Aufstellenden, auch wenn es ins System gehört. Man muss danach suchen, wohin es gehören könnte?

Ja, deshalb ist die Mehrgenerationenperspektive so erhellend. Für mich geht es immer um die ganze Familie, altmodisch ausgedrückt: um die Sippe. Dann suche ich.

In Familiensystemen gibt es häufig Verschiebungen im Gefühl. Klienten fühlen wie frühere Familienmitglieder, sie »tragen« deren Gefühle, als wären es ihre eigenen. Das kann zum Beispiel auch bei der Frage nach der Vaterschaft so sein. Wenn in einer Aufstellung von einem Stellvertreter gesagt wird: »Das ist nicht mein Vater«, kann ich nicht sagen: »Dann ist das so.« Das muss überprüft werden, denn es kann auch verschoben sein. Wenn Klienten zu mir kommen und sagen: »Mein Vater ist nicht mein Vater«, ist immer meine erste Frage: »Woher wissen Sie das? Haben Sie das schwarz auf weiß?«

37. Geschichte: Wo die Wut einer Verlobten landen kann

Eine Frau kam und erzählte: »Ich bin seit drei Jahren konfus. Ich habe eine Aufstellung gemacht, und da wurde mir gesagt, mein Vater sei nicht mein Vater. Ich bin manchmal mit meinem Vater so aneinandergeraten. Der war auch früher schon so streng. In der Aufstellung hat meine Stellvertreterin gesagt: ›Der Vater interessiert mich nicht. Ich glaube, das ist gar nicht mein Vater.‹ Ich habe zwar mit meinem Vater viel gestritten, aber er hat mich immer interessiert.«

Ich sage: »Schauen wir mal auf die Fakten. Haben Sie mit Ihrer Mutter gesprochen?«

»Ja, das habe ich. Erst hat meine Mutter ganz ruhig gesagt: ›Kind, spinnst du?‹ Dann wurde sie so bös.«

Ich zu ihr: »Können Sie Ihrer Mutter im Normalfall trauen?«

»Ja klar!«, sagt sie.

Ich darauf: »Sprechen Sie mit Ihrem Vater, wenn Sie Zweifel haben. Wenn die danach immer noch da sind, machen Sie einen Test.«

Ich frage sie, wie und wann die Eltern geheiratet haben.

Sie erzählt: »Meine Eltern mochten sich wirklich, auch wenn sich meine Mutter erst nicht sicher war, ob mein Vater sich wirklich für sie entscheiden würde. Mein Vater war vorher schon verlobt. Er hat die Verlobung aufgelöst. Aber darüber hat er nie geredet.«

Wir stellen es auf: Mutter, Vater und sie. Sie stellt den Vater mit Abstand neben ihre Mutter, mit dem Blick schräg zur Seite. Sich selbst stellt sie in Abstand vor die Mutter. Auch ihr Blick geht zur Seite. Sie schaut fast dahin, wo der Vater hinschaut.

Ich bitte sie, die ehemalige Verlobte des Vaters dazuzustellen. Die stellt sie so, dass der Vater sie anschaut. Und auch sie schaut zur Verlobten.

Ich nehme ihre Figur und stelle sie direkt vor die Figur der Verlobten.

»Wie fühlt sich das an?«, frage ich.

»Huch!«

Ich stelle ihre Figur zurück und stelle den Vater der Verlobten nahe gegenüber. »Was passiert jetzt?«

»Die ist wütend«, sagt die Klientin.

Sage ich: »Da haben Sie die Wut, die Sie manchmal auf Ihren Vater haben! Die hat vielleicht die Verlobte gehabt. Sie sind mit dieser Verlobten verbunden.«

Sie wird ganz ruhig, fragt: »Darf ich was ausprobieren?«

»Vielleicht haben Sie ein Geschwister«

Sie nimmt eine kleine Figur und stellt sie zur Verlobten des Vaters.

Ich: »Wissen Sie, was Sie da gemacht haben?«

Sie: »Ich weiß nicht genau, aber das fühlt sich richtig an. Jetzt geht es mir besser.«

Ich: »Sie haben zur Verlobten ein Kind gestellt. Vielleicht war sie schwanger, als Ihr Vater sie verlassen hat. Vielleicht haben Sie noch ein Geschwister.«

Drei Wochen später rief sie wieder an. Sie hatte mit ihrem Vater gesprochen. Er habe ihr versichert, dass sie seine leibliche Tochter und er ihr Vater ist. Sie fragte ihn daraufhin: »Warum hast du dich von deiner Verlobten getrennt?«

Der Vater habe lange geschwiegen und dann gesagt: »Sie wurde schwanger und ich war mir sicher, das Kind war nicht von mir. Sie hatte eine kurze Affäre mit einem anderen Mann, den sie später auch geheiratet hat, soviel ich weiß.«

Ich sage: »Angenommen, das Kind wäre doch von Ihrem Vater. Vielleicht gehört der Zweifel an der Vaterschaft auch zu diesem anderen Kind, wenn es ein Geschwister von Ihnen ist.«

Wir müssen immer überprüfen, wo eine Dynamik hingehört.

VI Es gibt nur einen richtigen Vater

Adoption, Samenspende, verschwiegene Väter, untergeschobene Kinder. Es gibt viele Varianten, in denen es unterschwellig um die Frage geht: Wie wichtig ist der leibliche Vater?

Jeder Mensch muss wissen, woher er oder sie kommt. Das ist eine Grundannahme in der Aufstellungsarbeit. Manchmal braucht es erst unerklärliches, verschrobenes, als unverschämt erlebtes Verhalten, bevor man dem auf die Spur kommt – ganz abgesehen davon, dass in vielen Kreisen die Wichtigkeit des biologischen Vaters im Leben eines Menschen eher abgewertet oder mindestens grandios unterschätzt wird.

38. Geschichte: »Sie haben mir nichts zu sagen, Sie lügen!«

Die Voraussetzung für deine Aufstellungsarbeit ist ja, dass die Klienten etwas wissen aus ihrem System. Das heiß auch, dass ihre Eltern ehrlich mit ihnen sein müssen.

Unbedingt. Das ist ein Grund, warum ich nicht mit Kindern arbeite, denen die Eltern die Wahrheit verschweigen.

Ich hatte eine Mutter bei mir, die gefragt hat, ob ich mit ihrem Jungen arbeiten würde. Er sei in Gefahr, die Grundschule verlassen zu müssen, weil er sich weigert, Anweisungen der Lehrer zu befolgen.

Wenn die Lehrerin sagt: »Trag das ins Heft ein« oder »Komm an die Tafel«, macht er das nicht. Sie fragte ihn: »Jürgen, warum kommst du nicht an die Tafel? Warum trägst du die Sachen nicht in dein Heft ein?« Dann sagte er: »Sie haben mir nichts zu sagen, Sie lügen.« Das sagt ein Achtjähriger!

Ich nehme das ganz wörtlich und frage die Mutter: »Gibt es in der Familie eine Lüge?«

»Nein.«

Ich lasse sie aufstellen: sich, den Sohn und den Vater.

Sie stellt ihren Mann in größerer Distanz neben sich mit Blick nach vorne, den Sohn sich gegenüber, aber mit dem Blick an ihr vorbei in die Ferne.

»Wollen Sie sich trennen?«, frage ich.

Manchmal spielen die Eltern noch heile Welt, aber die Kinder merken, da stimmt was nicht. »Nee, nee, unsere Ehe ist ganz gut.«

Wie kommst du aufgrund dieser Topografie dazu?

Sie stellt sich und ihren Mann so weit entfernt auf, als seien sie getrennt. Und mir geht der Satz des Jungen zu der Lehrerin durch den Kopf: »Sie haben mir nichts zu sagen, Sie lügen.«

Ich frage: »Warum stehen Sie so weit auseinander?«

»Ach so, das war Zufall«, antwortet sie.

Ich frage nach: »Gibt es etwas Besonderes in der Familie?«

»Nein, alles wunderbar.«

»Unser Sohn ist durch Fremdsamen entstanden«

Dennoch schauen wir ihre Familie väterlicher- und mütterlicherseits an. Aber es zeigt sich keinerlei Verbindung zum Verhalten des Sohnes.

»Das hat mir trotzdem gutgetan«, sagt sie am Ende der Stunde.

Da sage ich zu ihr: »Es mag Ihnen besser gehen, aber ich glaube, wir haben nicht gefunden, warum Ihr Sohn diesen Satz zu den Lehrern sagt.«

Sie steht schon an der Tür, dreht sich um und sagt: »Warum fragen Sie drei Mal, ob zwischen mir und meinem Mann was nicht stimmt?«

Ich: »Das sage ich rein von der Aufstellung her. Ich habe ja Ihren Mann mehrmals versucht, näher an Sie heranzustellen. Immer wieder haben Sie ihn weggeschoben. Darauf sie: »Kann ich mich nochmal hinsetzen? Ich muss es Ihnen jetzt doch sagen: Unser Sohn ist durch künstliche Insemination mit Fremdsamen entstanden.«

Der Sohn wird angelogen – und sagt zur Lehrerin: »Sie lügen!«

»Haben Sie mich jetzt auf den Arm genommen, die ganze Stunde? Ich frag drei Mal nach«, sage ich etwas angekratzt.

Sagt sie: »Ist das jetzt wichtig?«

»Ja natürlich, das ist wichtig.«

»Aber wieso, mein Mann sorgt doch für ihn.«

Ich darauf: »Schauen Sie auf Ihren Sohn, der guckt doch wo ganz anders hin.«

»Aber mein Mann ist sein Vater, das ist sein Vater«, insistiert sie.

»Der sorgt für ihn, aber das Leben hatte er von dem Samenspender. Das muss Ihr Sohn erfahren«, erwidere ich.

»Nie im Leben«, protestiert sie.

Ich darauf: »Gut, Sie entscheiden, was Sie machen. Aber Sie können mir Ihren Sohn nicht schicken, denn er fühlt richtig.«

Da war sie schockiert: »Meine Eltern dürfen es nicht erfahren, die Schwiegereltern dürfen es nicht erfahren. Wir haben eine große Firma, wir brauchen einen Stammhalter.«

»Das können Sie Ihrem Sohn nicht vormachen. Ihr Sohn wird angelogen – und sagt zur Lehrerin: ›Sie lügen!‹ Der hat doch recht, auch wenn nicht bei der Lehrerin.«

»Den Tretroller kriegst du nur, wenn du ›Papa‹ sagst«

Sie ist erst richtig wütend und sagt: »Das ist jetzt überhaupt kein Thema, das kommt nicht in Frage.«

Sage ich: »Ich gebe Ihnen gern Adressen, aber ich arbeite nicht mit Ihrem Sohn. Ich kann es nicht verantworten, dass ich Ihren Sohn therapiere, wenn er richtig fühlt.«

Eine Zeit lang herrscht Schweigen. Dann laufen ihr die Tränen.

Sie sagt: »Seit unser Sohn reden kann, sagt er zu mir ›Mama‹ und zu seinem Vater ›Klaus‹.« Meine Schwiegereltern versuchten ihn immer dazu zu bringen, dass er zu ihrem Sohn ›Papa‹ sagt. Er blieb bei ›Klaus‹. Zum vierten Geburtstag wollte er einen Tretroller haben. Da haben die Großeltern gesagt: ›Den Tretroller kriegst du nur, wenn du *Papa* sagst.‹ Machte er nicht. Jetzt, zu Weihnachten wünscht er sich einen sehr teuren Computer. Er ist acht Jahre alt, und die Großeltern sagen wieder: ›Du kriegst den Computer, aber du sagst zum Papa *Papa*.‹ Und er sagt: ›Nein.‹«

Sage ich: »Ihr Sohn weiß es unbewusst, und wenn er zur Lehrerin sagt: ›Sie lügen‹, dann sagt er das verschoben. Zu Hause wird ihm die Wahrheit nicht gesagt. Aber unbewusst scheint er es zu wissen.

Reflexion:

Das ist ja ein krasses Beispiel dafür, wie es wirken kann, wenn Kindern verschwiegen wird, woher sie kommen. Wie siehst du systemisch den Vater und den sozialen Vater? Viele sprechen ja manchmal etwas abschätzig von ihrem

»Erzeuger« im Gegensatz zu ihrem sozialen Vater, weil sie die Ansicht sind, der biologische Vater sei nicht wichtig oder zumindest überbewertet. Sie finden das »biologistisch«. Hast du eine Hypothese, wenn jemand vom »Erzeuger« spricht?

Stell dir einfach vor: Wie ist das Gefühl zu deiner biologischen Wurzel, wenn du deinen Vater »Erzeuger« statt »Vater« nennst? Meist steckt ein tiefer Schmerz dahinter, wenn Menschen so reden. Sie versuchen, ihn mit dem Wort »Erzeuger« wegzuwischen. Vater ist und bleibt der, von dem ich das Leben habe. Er ist mehr als ein »Erzeuger«. Mit ihm ist das Kind sowohl genetisch als auch seelisch verbunden. Auch mit ihm und seiner Herkunft hat ein Kind mehr gemeinsam als die Gene. Das kann man zwar schwer nachweisen. Aber wir können an adoptierten Personen sehen, die nichts vom Leben ihrer leiblichen Eltern wissen und irgendwann Kontakt zu ihnen aufnehmen, wie viel sie von den leiblichen Eltern in ihrem Verhalten und Fühlen übernommen haben.

Das ist die Grundannahme. Also kein Existenzialismus des Geworfenseins in die Welt, auch kein Konstruktivismus: Wir schaffen uns unsere Eltern selbst. Sondern was?

Verbundenheit entsteht nicht durch Kommunikation und Interaktion. Verbundenheit ist Teilhabe an einem sozialen Gebilde. Das ist schon da, bevor man wie auch immer mit seinem Kind umgeht.

Es gibt nichts Größeres als das Leben. Dieses größte Geschenk bekommen Menschen nur durch den leiblichen Vater und die leibliche Mutter – durch alle Generationen hindurch.

39. Geschichte: »Frauen sind schlimm, sie lügen. Man kann ihnen nicht trauen«

Kinder sind Seismografen. Ihr merkwürdiges, unerklärliches Verhalten kann auch das Echo einer Wunde sein, mit der die Eltern sich schon abgefunden haben oder die sie noch gar nicht kennen. So ist es im folgenden Fall:

Ein Sohn bringt durch sein Verhalten ans Licht, dass er sehr wohl noch einen lebenden Opa hat, von dem sein Vater nichts wusste.

Michael war ein Junge, der die Mädchen in der Schule wirklich getriezt hat. Er sollte die Schule verlassen. Die Eltern kamen zu mir –

reizende Leute, genauso hilflos wie ich als Schulberaterin. »Wir verstehen das nicht. Warum ist unser Sohn so aggressiv? Wir haben ihn doch genauso erzogen wie seine Schwester! Die ist ganz normal.«

Als Klassenlehrerin habe ich den Jungen schon vor dem Treffen mit den Eltern angesprochen: »Michael, schau mal her, die Mädchen tun dir doch nichts.«

Er mit seinen zwölf Jahren sagt darauf: »Sie verstehen auch nichts. Frauen sind schlimm.«

Als ich frage: »Was ist das Schlimme?«, sagt er: »Die sind einfach schlimm, und lügen tun sie auch – das halt ich nicht aus.«

In der Sprechstunde mit den Eltern hatte der Vater dann die Idee, dass das vielleicht mit der Kindergärtnerin zu tun haben könnte, mit der Michael nicht zurechtkam – wir haben zunächst einfach herumgerätselt.

Ich hatte damals, das ist viele Jahre her, begonnen, die Playmobilfiguren in die Sprechstunden mitzunehmen. Da war dann für mich die Familienaufstellung wirklich eine tolle Lösung. Denn in der Aufstellung ist eine ganz andere Wirklichkeit ans Licht gekommen.

Der Vater hat aufgestellt. Er hat seine Figur hingestellt und den Sohn ganz nah neben sich. Beide Figuren haben weggeschaut.

Ich frage: »Wo gucken Sie hin?«

Sagt der Vater: »Ich habe immer schon den Horizont, die Ferne geliebt.«

Als ich nachfrage, stellt sich heraus: Er kannte seinen Vater nicht, weil der im Krieg gestorben war.

Ich: »Na ja, der Michel schaut auch in die Richtung. Könnten Sie von Ihrer Mutter vielleicht noch ein bisschen was über Ihren Vater erfahren?«

»Du bist 48 Jahre alt – da ist doch der Papa nicht so wichtig«

Nach den Weihnachtsferien am ersten Schultag steht der Vater vor der Tür: »Ich muss sofort mit Ihnen reden. Ich habe Herzklopfen bis oben hin.«

Was ist passiert? Er hat mit seiner Mutter über seinen Vater gesprochen. Sie hatte gesagt: »Du weißt doch, dein Vater wurde abgeschossen. Schau her, du bist 48 Jahre. Da ist doch der Papa nicht so wichtig.«

»Doch«, sagte er, »Du weißt doch, was mit Michael ist, das ist sehr wichtig.«

Was kommt raus? Sein Vater wurde gar nicht abgeschossen, sein Vater lebt.

Seine Mutter hat es schließlich erzählt: Sie wurde nach Kriegsende von einem Amerikaner schwanger. Sie wusste genau, das würden ihre Eltern nie dulden. Als sie im dritten Monat war und es den Eltern sagen wollte, hat sie im Radio gehört, dass ein amerikanisches Flugzeug abgestürzt ist. Daraufhin ging sie weinend zu den Eltern:

»Ich muss euch was sagen, ich bin schwanger von einem Amerikaner. Jetzt ist er gestorben, er ist abgestürzt.«

Und die Eltern? Vor lauter Mitleid mit der Tochter war es nicht mehr so schlimm, dass sie von einem Amerikaner schwanger war. Jetzt musste man halt die Tochter im Haus behalten – sonst wäre sie wahrscheinlich weggeschickt worden. Sein richtiger Vater, der Amerikaner, war wieder zurück nach Amerika gegangen.

Und jetzt hat er mit 48 Jahren erfahren, dass sein Vater dort lebt!

Was hat sein Sohn Michael immer gesagt? »Frauen sind schlimm. Sie lügen. Man kann ihnen nicht trauen.« Die ganze Aggression bei dem Jungen war weg, als er die Geschichte erfahren hat. Der Vater von Michael hat tatsächlich herausgefunden, wo sein amerikanischer Vater lebt. Die ganze Familie fuhr in die USA, und sie haben ihn besucht.

Hier wird ja vom Vater dann nichts verschwiegen – im Gegenteil, er findet durch das Verhalten seines Sohnes seinen eigenen Vater wieder. Eindrucksvoll, dass er sich darauf eingelassen hat.

Ohne die Familienaufstellung und das damit verbundene systemische Wissen wäre ich bei der Suche nach einem Hintergrund für das Verhalten von Michael wahrscheinlich in den nahen Beziehungen steckengeblieben. Zum Beispiel: Ist er eifersüchtig auf seine Schwester? Oder hat er ein traumatisches Erlebnis mit seiner Mutter oder einer Kindergärtnerin gehabt?

Die Familienaufstellung war wie ein Schlüssel – dieses Instrument gab es vor Bert Hellinger in dieser Form nicht.

40. Geschichte: »Ich bin mir selbst immer irgendwie fremd«

Früher haben Eltern oft verschwiegen, dass ihr Kind adoptiert ist, und es erst gesagt, wenn das Kind 18 Jahre alt war. Heute geht es eher darum: Muss ein Kind, das aus einer Samen- oder Eizellenspende hervorgeht, das wissen? Welche Folgen es haben kann, wenn darüber nicht gesprochen wird, haben wir schon gesehen. Hast du noch ein anderes Beispiel?

Ja. Ich habe mit einem Mann gearbeitet, der hatte es ganz schwer im Leben. Ich habe nachgefragt, und er sagte plötzlich: »Über die Familie meines Vaters kann ich nichts sagen«, und er fügt etwas verächtlich hinzu: »Wenn man so jemand überhaupt Vater nennen kann.«

»Ja, wieso? Ist der verschwunden?«, frage ich nach.

»Nein, das nicht. Meine Mutter hat sich künstlich inseminieren lassen. Das habe ich erst zu meiner Hochzeit erfahren.«

Es gab den Verdacht, dass der Gynäkologe der Mutter sein Vater war. Damals war Samenspende noch verpflichtend anonym.

»Ich weiß nicht, wer ich bin«

Er sagt: »Wissen Sie, was mein größtes Problem ist? Ich weiß nicht, wer ich bin. Können Sie sich vorstellen, was es bedeutet, nie meinen Vater kennenlernen zu können? Der Mann meiner Mutter, mein Pflegevater, hat sich sehr um mich bemüht. Und doch war er mir immer fremd. Ich bin mir auch selbst immer irgendwie fremd.«

»Wissen Sie was?«, sage ich: »Immer, wenn Sie jetzt in der Frühe in den Spiegel schauen, dann sagen Sie: ›Hallo Papa, ich kenn dich nicht, aber wenn ich in den Spiegel schaue, sehe ich auch ein bisschen dich. Auch wenn ich dich nicht kenne, du bist mir nicht fremd.‹«

Das hat ihm eingeleuchtet.

Viele tun so, als spielte das keine Rolle. Familie wird heute öffentlich oft als der Ort bezeichnet, wo ein Kind aufwächst. Aber *ganz* und mit uns im Reinen können wir uns nur als Kinder unserer leiblichen Eltern fühlen.

41. Geschichte: Systemisch gesehen kann Leukämie heißen: »Das Blut stimmt nicht«

Ein Paar kam zu mir. Ihr Sohn war krank, und es war noch nicht klar, was er hat. Leukämie? Oder doch etwas andres? Sie waren sehr irritiert, weil auch zwei verschiedene Ärzte nicht so recht eine medizinische Diagnose stellen konnten.

Sie stellen auf: Der Vater steht weiter weg und schaut auf die Mutter und den Sohn. Der Sohn steht ganz nah bei seiner Mutter, schaut aber woanders hin.

»Wo guckt Ihr Sohn hin?«, frage ich. Ich merke eine Unruhe: Die Mutter rutscht so hin und her, der Vater fängt an, sich unentwegt zu räuspern.

Ich sage: »Sie sind beide unruhig? Gibt es etwas, was Sie mir sagen sollten, damit wir weiterarbeiten können?«

»Nee, nee, nee, ist ja gut«, sagt die Frau.

Ich sage zum Mann: »Ich habe den Eindruck, Sie stehen hier und schauen, als ob Sie nicht ganz dazugehörten. Ihr Sohn schaut Sie gar nicht an, er schaut woanders hin.«

Ich denke für mich: Der Sohn ist in die Geschichte der Mutter eingebunden – mehr Informationen habe ich noch nicht.

Die Frau hatte aufgestellt. »Würden Sie das anders aufstellen?«, habe ich den Mann gefragt.

»Nein, ich würde es genauso machen.«

»Warum schauen Sie auf Ihre Frau und Ihren Sohn, aber können nicht bei ihnen stehen?«

Ich wende mich an die Frau: »Ich muss Sie jetzt nochmal fragen, bevor ich rückwärts gehe. Warum steht Ihr Sohn so nahe bei Ihnen, dass er den Vater gar nicht sehen kann? Und Sie sprechen von Leukämie. Systemisch kann Leukämie manchmal heißen: Das Blut stimmt nicht. Gibt es in Ihrer Familie ein untergeschobenes Kind, ein Kuckuckskind?«

Sie wird total rot. »Nein, wie kommen Sie darauf?« Es ist so eine Röte, wenn man etwas nicht sagen kann, weil man sich schämt.

Der Sohn muss wissen, dass er noch eine andere Wurzel hat

»Wenn Sie wollen, dass ich mit Ihnen weiterarbeite, sagen Sie mir bitte: Was ist wirklich Sache? So wie Sie erröten, so wie Sie unruhig geworden sind, gibt es da etwas. Wenn Sie es nicht sagen wollen oder können, akzeptiere ich's. Aber vielleicht hat das ja etwas mit der Krankheit Ihres Sohnes zu tun.«

Dann war es ganz still, bis sie sagt: »Ja, dann sagen wir es Ihnen: Unser Sohn ist durch künstliche Insemination mit Fremdsamen gezeugt. Wir haben es ihm nie gesagt.«

»Dann brauchen wir nicht weiter zu suchen«, sage ich. »Ihr Sohn muss es erfahren. Er muss wissen, dass er noch eine andere Wurzel hat.«

Beide sind sehr betroffen. Das setzt ihnen zu. Aber es machte Sinn für sie.

Die Frau meint leise: »Ich habe die Unterlagen über den Spender und wollte sie schon ein paarmal vernichten. Jetzt bin ich froh, dass ich es nicht getan habe.«

Der Mann wirkt traurig und zugleich sehr zugewandt. Er sagt: »Ich bin so froh, dass ich als Vater für ihn sorgen kann. Mir hat ein Vater gefehlt. Ich kenne meinen Vater nicht. Wenn Martin etwas älter ist, werden wir es ihm sagen. Das erleichtert mich. Ich weiß selber, wie schwer es ist, innerlich damit klarzukommen, dass ich meine Wurzeln nicht kenne.«

Reflexion:

Die Hypothese war ja in diesem Fall, dass die Krankheit des Sohnes und die Insemination mit Fremdsamen etwas miteinander zu tun haben könnten. Deshalb, weil der andere Vater im Dunkeln bleibt oder weil der Samenspender krank sein könnte?

Das wissen wir nicht. Aber zumindest ist eine künstliche Insemination mit Fremdsamen systemisch von großer Bedeutung. »Das Blut stimmt nicht« ist vielleicht etwas blumig formuliert. Dadurch, dass dieses Paar gezeigt hat, wie betroffen sie waren, habe ich es dabei gelassen. Mehr kann ich nicht tun. Ob sie es ihrem Kind sagen, liegt in ihrer Verantwortung. Doch bevor sie es ihm nicht gesagt haben, würde ich mit dem Kind nicht arbeiten.

42. Geschichte: Er schielt zu den richtigen Großeltern

Eine Mutter kommt in Angst um ihren zehnjährigen Sohn, der schielt. Der Junge wurde schon zwei Mal an den Augen operiert, mit geringem Erfolg. Die Ärzte waren ratlos, weil die Operation geglückt war und es für sie unerklärlich ist, dass der Junge trotzdem noch schielt.

Was ist dein erster Impuls?

Meine innere Frage war: Kann es sein, dass der Junge wo hinschielen muss?

Ich bat die Mutter, ihre Familie aufzustellen. Sie gab der Figur des Sohnes einen Platz nahe vor sich, aber so, dass er an ihr vorbei in den Raum hinter ihr schaute.

Ich frage die Klientin: »Gab es in ihrer Familie schon einmal jemand, der geschielt hat? Oder gibt es jemanden, der fehlt oder ausgeschlossen wurde?«

»Nein, weiß ich nicht – ich weiß nichts über meine Familie. Die interessiert mich eigentlich auch nicht.«

»Ich bin adoptiert«

Ich frage hartnäckig weiter. Da sagt sie ganz leise: »Ich kann gar nichts wissen, ich bin adoptiert. Aber das weiß nur mein Mann.«

Zu den Adoptiveltern hatte sie schon länger den Kontakt abgebrochen. Ihrem Sohn hatte sie erzählt, die Großeltern seien gestorben.

Ich sage der Frau: »Ihr Sohn muss die Wahrheit wissen« und erzähle ihr einige Fallbeispiele, die zeigten, wie notwendig und hilfreich das ist.

»Ihr Sohn hält Ihre Adoptiveltern für Ihre leiblichen Eltern. Vielleicht schielt er auf Ihre richtigen, leiblichen Eltern.«

Zunächst reagiert die Frau verwirrt. Dann meint sie: »Ich bin ein nüchterner Mensch. Ich denke, für den Sohn ist nur wichtig, dass er ein harmonisches Elternhaus erlebt. Manchmal allerdings sorge ich mich. Er hat so gar keine geistigen Interessen. Er interessiert sich nur für Fußball und bastelt gerne. Mit seinen Händen ist er sehr geschickt.«

Nach dieser ersten Stunde hat die Klientin zum ersten Mal ihre Adoptionsunterlagen angeschaut. Da stand etwas über ihre Mutter. Sie fing an, die Mutter zu suchen.

Einen Monat später kam sie wieder. »Ich habe meine leibliche Mutter gefunden. Solche Herzklopfen hatte ich noch nie, wie als ich sie angerufen habe. Ich habe mich ihr sofort nah gefühlt – das hat mich überrascht.« Der Besuch ist für beide sehr harmonisch verlaufen.

Was hat sie erfahren? Ihre Mutter ist Musiklehrerin. Während des Studiums hat sie sich in einen Handwerker verliebt und wurde von ihm schwanger. Aber ihre Akademikerfamilie hat gedroht: »Ein Handwerker! Das ist kein Mann für dich. Wenn du bei dem bleibst, unterstützen wir dich nicht mehr.«

Die Geschichte der leiblichen Mutter

»Dein Vater«, hat ihre Mutter erzählt, »hat sich über meine Schwangerschaft gefreut und wollte warten, bis ich mit meinem Studium fertig bin, und mich heiraten. Aber auch seine Familie hatte etwas gegen unsere Beziehung. Denn dein Vater sollte den Handwerksbetrieb übernehmen, und dafür wäre ich nicht geeignet gewesen. Ich war keine gestandene Frau. So kam es zum Streit zwischen deinem Vater und mir und zum Zerwürfnis. Da habe ich dich zur Adoption freigegeben.«

Die Klientin hatte immer die Vorstellung, ihre Eltern seien Asoziale. Deshalb wollte sie auch die Adoptionsunterlagen nie anschauen. Sie was so berührt zu erfahren, dass sie ein Kind der Liebe ist.

Die Klientin war Computerspezialistin, aber als Kind wollte sie Pianistin werden. Sie liebte Musik. Das war die zweite Überraschung – eine Mutter, die Musikerin ist!

Aber es gab auch einen Wermutstropfen. Die Mutter wollte nicht, dass ihre jetzige Familie von dieser Tochter erfährt. Und nicht nur das: Ihre zweite Tochter, die sie mit ihrem jetzigen Ehemann hatte, trug denselben Vornamen, wie die Klientin.

»Mama, den Mann besuchen wir öfters ...«

Zwei Wochen später kam die Klientin wieder. Sie wirkte irgendwie gelöster. Sie hatte zusammen mit ihrem Sohn ihren leiblichen Vater besucht. Dem Sohn hat sie gesagt: »Wir besuchen jetzt einen älteren Mann, den ich von früher kenne.«

Der Vater und seine Frau haben sich gefreut. Der Vater hatte immer darauf gewartet, dass sie sich meldet. Nach dem Kaffeetrinken ist ihr Vater mit ihrem Sohn in die Werkstatt verschwunden. Er hat ihm alles dort gezeigt.

Beim Heimfahren, erzählt sie, hat ihr Sohn gemeint: »Mama, den Mann besuchen wir öfters, der hat eine tolle Werkstatt und ist so nett. Stell dir vor, er ist auch Fußballtrainer und trainiert Kinder.«

Am Abend hat sie ihrem Sohn erzählt, wer der ältere Herr wirklich ist. Sie hat ihm auch gesagt, dass sie ein Adoptivkind ist und gerade erst ihre leibliche Mutter kennengelernt habe.

Nach ein paar Tagen fällt der Klientin auf, dass ihr Sohn nicht mehr schielt. Die Ärzte meinten: »Na endlich wirkt die OP doch!«

43. Geschichte: »Ich bin eh ein besserer Vater als der Krüppel«

Adoption kann ein Segen sein – für Kinder und für kinderlose Paare. Aber sie kann auch zum Fluch werden. Was kann passieren, wenn ein Kind, obwohl der leibliche Vater lebt, vom neuen Mann seiner Mutter adoptiert wird und der sich als der bessere Vater gebärdet?

Ein Mann kam zu mir. Er war Arzt, spezialisiert auf Nierenkrankheiten, und musste selbst an die Dialyse. Das könnte er auch zu Hause machen, aber seine Frau will das nicht. Er versteht das überhaupt nicht. Sie überlegen, ob sie sich trennen.

»Sie sind verheiratet. Haben Sie ein Kind?«

»Ja, einen Sohn.«

Dann kommt im Gespräch heraus, dass es gar nicht sein Sohn ist.

Aber er sagt: »Natürlich ist es mein Sohn. Ich habe ihn ja, als ich meine Frau geheiratet habe, angenommen. Er hat meinen Namen, und er wird auch mein Erbe sein.«

»Was ist mit dem leiblichen Vater?«

»Ach so«, sagt er verwundert, »der hat jetzt damit nichts zu tun.«

»Wie das?«, frage ich.

Ich habe noch nie jemand erlebt, der so blass geworden ist.

»Ich habe geschafft, dass sie sich in mich verliebt«

»Ich bin Arzt, ich lernte meine Frau kennen, als sie ihren Mann, einen Dialysepatienten, in die Klinik begleitet hat. Ich war sein behandelnder Arzt und habe mich in sie verliebt. Ich habe zu ihr gesagt: ›Was machst du eigentlich mit einem Krüppel? Das ist doch für dich kein Leben und für deinen Sohn auch nicht.‹ Ich habe wirklich geschafft, dass sie sich in mich verliebt hat. Ich habe sie geheiratet und den Sohn adoptiert.«

Ich darauf: »Und jetzt sitzen *Sie* als Dialysepatient vor mir, was ist da passiert?«

»Ich hatte nie was an der Niere. Keiner der Kollegen versteht das, ich auch nicht. Meine Frau hat sich von ihrem damaligen Mann scheiden lassen. Wir heiraten. Ich adoptiere den Sohn. Der mag mich. Ich hab mir immer gesagt: Ein Glück, dass meine Frau jetzt mich hat, und für den Sohn bin ich eh der bessere Vater als der Krüppel. Und dann krieg ich seine Krankheit! Ich hatte doch nie was an der Niere.«

Jetzt droht ihm, was dem ersten Mann widerfahren ist

Ich sage: »Das können Sie jetzt komisch finden, aber der seelische Prozess könnte sein: Sie nehmen die Frau ihrem Mann weg. Sie sind stolz und sagen: Ich bin besser als er, ich bin der bessere Mann und der bessere Vater. Und was erleben Sie jetzt? Ihr Gewissen macht das nicht mit. Vielleicht spüren Sie es, vielleicht verläuft das völlig unbewusst. Und jetzt werden Sie krank wie dieser Mann. Jetzt droht *Ihnen*, Ihre Frau zu verlieren, so wie es dem ersten Mann widerfahren ist.«

Da schaut er mich an und sagt: »Danke. Manchmal hatte ich ein schlechtes Gewissen. Das habe ich aber schnell weggewischt und einfach gemacht und gemacht. Jetzt verstehe ich etwas. Medizinisch habe ich es nicht verstanden.«

Gibt es da eine Lösung?

Zunächst wäre die Frage: Ist diese Dynamik im Erleben des Mannes innerlich stimmig? Dieser Mann hat das sofort verstanden. Geht es seiner Frau ähnlich? Vielleicht ist dann eine Scheidung noch aufzuhalten. Oder beiden können ihr als notwendige Folge zustimmen.

Wenn er innerlich zu seiner Frau sagt: »Ich bin dein zweiter Mann und ich bin nicht besser als dein erster.« Und zum Sohn: »Du bist nicht mein Sohn und ich nicht dein Vater. Du hast einen Vater, und dessen Familienname ist dein richtiger Name.« Das kann lösend wirken. Es wäre natürlich gut, wenn er mit seinem adoptierten Sohn liebevoll in Kontakt bleiben kann. Aber so eine Adoption ohne wirkliche Not macht man am besten rückgängig.

Wie ging es im wirklichen Leben weiter?

Er hat mich später noch einmal angerufen. Der angenommene Sohn hing sehr an ihm. Er wollte zu seinem leiblichen Vater keinen Kontakt. Die Scheidung lief. Sein Gesundheitszustand hatte sich sehr gebessert. Mehr weiß ich nicht.

Welche Dynamik steckt dahinter?

Er heiratet die Frau und kickt den kranken Ehemann ganz raus. Den nennt er einen Krüppel, fühlt sich als der Bessere. Dann adoptiert er noch das Kind, obwohl er für den Sohn sorgen könnte, ohne ihm durch die Adoption den leiblichen Vater zu nehmen. Da drängt ein unbewusstes Gewissen auf Ausgleich: Er wird dem kranken Mann ähnlich. Es ist, als könnte er dadurch von seiner »Schuld« frei werden.

Geht das?

Natürlich nicht. Wenn man die Tatsache, dass er diesem Mann immer ähnlicher wird, nicht als Lösung sieht. Es ist ja die »Lösung des Unbewussten«, die für ihn verheerende Konsequenzen hat.

Kann man dieses »Systemgewissen« nicht ausschalten?

Nein, aber man kann verstehen. In seinem Fall war dieses Verstehen eine große Erleichterung.

44. Geschichte: »Wenn man vom Vater nicht geliebt wird, ist er kein ›richtiger‹ Vater«

Du sagst öfters: »Vorwurf bindet, frei werden heißt nehmen.« Was genau heißt das? Hast du dafür ein Beispiel?

Ja, habe ich. Ein Mann kommt und sagt, es gehe ihm nicht gut in seiner Ehe. Seine Frau nörgelt immer an ihm herum – egal, was er macht, es ist nie gut genug. Da in seiner Ehe nichts Gewichtiges vorgefallen war, gehe ich mit ihm zunächst zurück in seine Herkunftsfamilie.

»Dann stellen Sie mal auf: Ihre Mutter, Ihren Vater und sich.«

Er stellt sich ganz nah zur Mutter und stellt den Vater abseits.

»Warum stellen Sie Ihren Vater so weit weg? Haben sich die Eltern scheiden lassen?«

Er sagt: »Ich hatte nie so einen richtigen Vater.«

Ich frage: »Was machen Sie denn mit Ihrem Sohn anders als Ihr Vater?«

»Ich gehe mit meinem Sohn radeln, wir gehen in die Berge. Mein Vater hat sich für mich nie interessiert. Der hat seine Werkstatt gehabt und seinen Schützenverein. Ich habe ihn nicht interessiert. Der hat mich nicht gefördert. Wenn man vom Vater nicht geliebt wird, wenn der einen nicht fördert, dann ist er kein Vater.«

Ich merke mir den Satz »... dann ist er kein Vater«.

»Also so wie der möchte ich nicht sein«

Dann sage ich zu ihm: »Und trotzdem ist es Ihr Vater. Vielleicht nicht der Vater, den sie sich gewünscht haben.«

»Also so wie der möchte ich nicht sein!«, sagt er.

»Wenn Sie jetzt sagen, ich will nicht so sein wie mein Vater, dann schauen Sie ja in allem, was Sie tun, auf Ihren Vater. Dann sind Sie ja in allem, was Sie tun, innerlich an ihn gebunden, weil Sie ja auf keinen Fall so werden wollen wie er.«

Meinst du das mit »Vorwurf bindet«?

Ja, und das heißt: Er ist nicht frei. Er orientiert sich immer an dem Bild eines Vaters, das er ablehnt. Da unser Unbewusstes keine Negation, kein »Nein« kennt, hat er dauernd das Verhalten seines Vaters vor sich. Das prägt ihn.

Das heißt, im Unbewussten, in der Tiefe wirkt der Satz: Ich werde wie du?

Genau. Damit bleibt er im Vorwurf gebunden: »Du bist kein richtiger Vater. So will ich nie werden.« Ich habe ihn dann gefragt: »Wie machen Sie das denn, ein richtiger Vater zu sein?«

»Das habe ich Ihnen ja schon gesagt, ich versuche, viel mit meinem Sohn zu unternehmen. Aber die sehen das ja nicht. Dabei mach ich so viel!«

»Wer sieht das nicht?«, frage ich.

»Meine Frau nörgelt an mir rum, und mein Sohn inzwischen auch. Er fährt auch lieber mit seinen Freunden in Urlaub als mit mir.«

Ich bitte ihn, neben den Figuren für seine Herkunftsfamilie seine jetzige Familie aufzustellen. Er stellt sich weit weg von seiner Frau. Mit der Figur des Sohnes probiert er aus: Erst stellt er ihn nahe zu seiner Frau, dann schiebt er ihn mehr zu sich, dann wieder zurück zu seiner Frau.

Sage ich: »Sie fühlen sich vermutlich ziemlich allein. Es geht Ihnen so ähnlich, wie es Ihrem Vater ergangen ist. Schauen Sie, der steht hier auch ganz allein.«

Woher wusstest du, dass es dem Vater genauso ergangen ist?

Er hat ja gesagt, dass sein Vater nur für die Arbeit und seinen Schützenverein gelebt hat. Und dass seine Mutter dem Vater genau dieselben Vorwürfe gemacht hat, wie heute seine Frau ihm: Dass er nie da sei, sich nicht für sie und den Sohn interessiere. Sein Vater hat vermutlich auch nichts recht gemacht.

Zudem bin ich von der Ähnlichkeit der beiden Bilder ausgegangen, die er hingestellt hat: Er stellt seine Frau hin und stellt sich weg.

Erst stellt er den Sohn zu sich und sagt dann: »Nein, das stimmt nicht.« Der Abstand zwischen ihm und seiner Frau mit Sohn war groß. Der Abstand seines Vaters von dessen Frau und ihm war groß. Ich beschreibe einfach die beiden Bilder und deren Ähnlichkeit.

Aber das hilft noch nicht wirklich. Die Frage ist ja, was ist der Hintergrund für die Vorwürfe an den Vater? Und warum hat sein Bemühen, ein »richtiger« Vater zu sein, keinen Erfolg?

»Mein Großvater war kein ›richtiger‹ Vater«

Ich frage ihn: »Was ist mit Ihrem Vater? Warum ist er auf Kosten seiner Familie so in der Arbeit und vielen Vereinen engagiert? Warum ist er der Hans Dampf in allen Gassen und kommt offensichtlich in der Familie nicht an?«

»Mein Vater ist halt ein Narzisst«, sagt der Mann etwas abschätzig, »der muss halt immer glänzen.«

Aber das ist nichts wirklich Greifbares. Er hat der Familie nichts Gravierendes angetan, hat nicht geprügelt, nicht getrunken.

»Sie haben doch gesagt, Ihr Vater war kein richtiger Vater. Ich vermute, der Satz gehört woanders hin. Was ist denn in der Familie des Vaters passiert?«, frage ich.

Er erzählt: »Die Oma hatte sich in den Bauernsohn von einem größeren Hof verliebt. Die haben sich auch echt geliebt«, so hat er es aus den Erzählungen gehört. »Aber der durfte die Oma nicht heiraten, die passte da nicht hin.« Sie wurde aber vom Bauernsohn schwanger. Noch bevor der Sohn auf die Welt kommt, heiratete sie einen Knecht. »Man hat immer gewusst, dass der Knecht, obwohl mein Vater jetzt so heißt, nicht der Vater ist.«

Wer hat nicht gekriegt, was er braucht?

»Na, schauen Sie, was Sie gesagt haben: ›Mein Vater ist kein richtiger Vater.‹ Das Gleiche haben wir hier, beim Opa. Ihr Vater hat den Namen Müller, aber der Müller ist nicht der richtige Vater. Und eigentlich wäre Ihr Vater ein Großbauer und nicht einer, der aus einem kleinen Hof kommt. Also wer hat nicht gekriegt, was er braucht? Der Opa ist der Bauernsohn aus dem großen Hof, der die Frau, die er liebt, die Oma, vom kleinen Bauernhof, nicht heiraten darf. Jetzt heiratet sie noch den Knecht, und Ihr Vater wird der Sohn des Knechtes. Wer hat hier von seinem Vater nicht gekriegt, was ihm zusteht?«

»Potzblitz, wer hätte das gedacht, ja, so a Sauerei«, hat er gesagt.

»Sehen Sie, wie nah sie Ihrem Vater sind? Er hatte keinen ›richtigen‹ Vater. Und Sie fühlen mit ihm, wenn Sie von Ihrem Vater sagen, er wäre kein richtiger Vater gewesen.«

»Sie haben ja recht.« Es war ihm sofort einsichtig.

»Jetzt merke ich, dass ich eigentlich genug bekommen habe …«

»Dann hat das mit mir gar nichts zu tun«, hat er gesagt. »Ja, ich glaube, ich war so gekränkt, wenn ich etwas wollte und es nicht bekommen habe. Jetzt merke ich, dass ich eigentlich genug bekommen habe, aber mein Vater nicht. Er ist der Depp der Nation, er wird nicht anerkannt. Das gehört nicht zu mir.«

Sage ich: »Jetzt schauen Sie mal zum Opa, zum Großbauern. Haben Sie zu dem Kontakt?«

»Nee, nee, nee.«

»Wie geht's denn dem? Er heiratet die Bäuerin. Vielleicht ist es gut. Oder aber er trauert seiner Liebe nach, Ihrer Oma. Vielleicht sagt seine Ehefrau: ›Was ist mit dir los?‹, weil sie merkt, dass er innerlich ganz woanders ist. Vielleicht macht er sich Vorwürfe.«

»Also wünschen tät ich's ihm«, sagt er.

Ich sage: »Wir wissen nicht, was wirklich war. Aber Sie können doch mit Ihrer Frau glücklich sein.«

Er sagt nachdenklich: »Also, wenn ich das jetzt überlege: Wissen Sie, ich mag meine Frau. Vielleicht ist sie gar nicht so übel. Vielleicht sehe ich auch meine Frau manchmal gar nicht so richtig.«

Reflexion:

Das Thema war ja: Vorwurf bindet – der Vorwurf an den Vater, kein »richtiger« Vater zu sein. Darauf rein individualpsychologisch zu schauen, würde viel zu kurz greifen. Dann würde man vielleicht therapeutisch daran arbeiten, die Trauer darüber zuzulassen?

Systemisch macht das einen ganz anderen Sinn: Er fühlt, wie sein Vater gefühlt haben müsste, und ist deshalb in der Tiefe an ihn gebunden, obwohl der so ist, wie der Klient nie sein will. Er erkennt durch die Aufstellung, dass seine Gefühle eigentlich die Gefühle des Vaters sind. Sein Vater war de facto der weggeschobene Sohn. Wenn die Oma den Sohn des Großbauern hätte heiraten können, wäre sein Vater ein Großbauer geworden, dann hätte er wie sein echter Vater einen eigenen Hof. Der echte Vater hat ihn nicht anerkannt. Es war sein Großvater, der kein »richtiger« Vater war.

Diese Gefühle, nicht den »richtigen« Vater zu haben, die ursprünglich zu seinem Vater gehören, verstärken sich beim Klienten. Er nennt seinen Vater »narzisstisch«. Das trennt ihn oberflächlich, bindet ihn aber in der Tiefe.

Und allein, dass er das sieht, verändert etwas?

Dadurch kann er sich lösen. Er muss nicht mehr besser sein, als es sein Vater war. Er kann jederzeit zu seinem Sohn sagen: »Schön, dass wir so viel Zeit miteinander verbracht haben. Aber es stimmt, so ein 15-Jähriger ist lieber mit den Freunden. Er ist frei.«

45. Geschichte: »Jetzt verstehe ich, warum ich kein Vater werden kann«

Viele Paare wünschen sich sehnlichst Kinder und können keine bekommen. Mal gibt es eine medizinische Diagnose, mal gibt es keine Erklärung dafür, warum kein Kind kommen will. Dann suchen manche Paare danach, was es noch für Gründe sein könnten ...

Zu mir kam ein nettes junges Paar. Die wollten unbedingt Kinder, und sie waren kurz davor, eine künstliche Insemination zu versuchen. Der Mann hat sogar gesagt: »Ich gebe meine Frau frei« – nach Aussage der Ärzte war seine Samenflüssigkeit der Grund, warum kein Kind kommen wollte. Ich habe zuerst mit dem Mann gearbeitet.

Was war seine Familiengeschichte?

Sein Urgroßvater hat im Dachauer Hinterland, auf einem großen Hof, vor der Ehe drei Mägde geschwängert. In der Familie wird das bis heute als lustige Anekdote erzählt, nach dem Motto: »Na ja, die jungen Kerle müssen sich doch die Hörner abstoßen – und es war halt noch keine Bauersfrau da.«

Die »Evangelische« muss gehen – das Kind bleibt auf dem Hof

Der Opa als eheliches Kind hat den Hof geerbt. Er lebte mit einer Frau zusammen, die er offenbar geliebt hat. Sie hatten ein gemeinsames

Kind, aber heiraten durfte er sie nicht: »Eine Evangelische kommt nicht auf den Hof!«, hieß es. Sie musste gehen, das Kind blieb beim Vater auf dem Hof. Immerhin war es ein Sohn! Da hatte man schonmal die Garantie, dass es einen Hoferben gibt. Dieser Sohn ist der Vater des Klienten.

Man stelle sich das mal vor: Die Frau muss gehen, und man behält das Kind auf dem Hof. Der Opa heiratet dann eine andere, »auf den Hof passende« Frau. Für den Vater des Klienten war die neue Frau »seine Mutter« und für den Klienten immer die Oma. Erst über die für die Heirat nötigen Papiere erfährt sein Vater die Wahrheit.

Was ist aus der Mutter des Kindes geworden?

Das weiß keiner.

»Euch ist großes Unrecht widerfahren«

Wir stellen zuerst die Mägde, die der Urgroßvater geschwängert hatte, und deren Kinder auf. Sie mussten ja alle den Hof verlassen – ohne jedes Erbe.

»Stellen Sie sich vor, was das damals für die bedeutet hat. Welcher Schmerz das war, und was der Urgroßvater ihnen schuldig geblieben ist.«

Dem Klienten habe ich dann gesagt: »Sie können, zur Oma gewandt, innerlich sagen: ›Euch ist ein großes Unrecht widerfahren, ich sehe euren Schmerz und achte euer Schicksal. Oma, ich bin dein Enkel. Jetzt bekommst du den Platz als meine Oma. Ich bin froh, dass durch eure Liebe Papa entstanden ist, auch wenn der Preis für dich sehr hoch war. Wie schön, dass du meine richtige Oma bist. Und jetzt lasse ich das Schlimme bei euch.‹«

So kommt die echte Oma in den Blick. Jetzt ist die nächste Frage: Was bedeutet es für den Opa, seine Liebe zu verlieren und sich dazu noch an ihr schuldig zu machen? Ich habe ihn mit Blick auf seinen Opa sagen lassen: »Opa, die Liebe zwischen dir und Oma hat mir über Papa das Leben gegeben. Du hast Oma im Stich gelassen. Das schmerzt und es ist schlimm, dass Papa so lange nicht erfahren hat, wer seine Mama ist. Jetzt schau ich euch beide im Tod an. Da seid ihr wieder beisammen. Oma, ich nehme deinen Segen, dass ich Vater werden darf.«

Reflexion:
Der Uropa hat die Mägde und seine Kinder vom Hof geschickt. Der Opa duldet, dass seine Liebe weggehen muss, und nimmt ihr das Kind weg. Sein Vater glaubt, eine Schwester zu haben, die nur seine Halbschwester ist. Ganz schön viel an systemischem Gepäck zum Thema Kinderwunsch!

So ist es. Durch die Aufstellung konnte der junge Mann verstehen, dass es für ihn so etwas wie ein inneres Verbot gab, Vater zu werden.

Wie genau erklärst du das mit dem »inneren Verbot«?

Der Klient möchte Vater werden. Aber im Blick auf seinen Urgroßvater sagt er, es ist besser, ich werde nicht Vater. Dann komme ich nicht in die Gefahr, dass eine Frau durch mich unglücklich wird.

Auch in Bezug auf den Opa gibt es ein Verbot: Wenn ich nicht Vater werde, kann ich an meiner Frau und einem Kind nicht schuldig werden.

Aber dafür ist die Aufstellung ja da, das zu unterbrechen. Wie kann man dieses innere Verbot denn lösen?

Dadurch, dass er das, was vorher unbewusst war, anschaut, dem zustimmt, die echte Oma ihren Platz bekommt und er das Leben von seinem Vater auch angesichts dieser schweren Schicksale nimmt. Dann kann er auch sagen: Jetzt trau ich mich, Vater zu werden.

Was ist mit dem Paar passiert?

Ein Jahr später habe ich eine Geburtsanzeige bekommen.

Innere Verbote sind ganz häufig. Wenn beispielsweise ein Großvater im Krieg ein Vergewaltiger war und die Frau ist schwanger geworden, gibt es oft Enkel, die Väter werden wollen, aber nicht können, weil sie dieses innere Verbot haben.

Die wissen das ja auch gar nicht.

Das ist ja wurscht, ob sie das wissen – es gibt eine unbewusste innere Stimme, die sagt: »Wenn ich nicht Vater werde, kann ich auch nicht schuldig werden wie du.«

Bei diesem Klienten war der Grund ja die Samenflüssigkeit. Es kann auch sein, dass sein innerer Satz war: »Urgroßvater, wenn du dieses Manko gehabt hättest, hättest du keine Magd schwängern und ins Unglück stürzen können.« Es ist, als hätte er dieses Manko für den Uropa.

Die Geschichte der Frau

Hast du auch mit der Frau gearbeitet?

Ja. Sie sagte: »Männer kommen in meiner Familie nicht gut weg. Ich glaube, ein paar Frauen wären lieber ledig und kinderlos geblieben.«

Auch diese Geschichte ist nicht weniger tragisch. Ihr Urgroßvater mütterlicherseits heiratete die Urgroßmutter in zweiter Ehe. Seine erste Frau konnte keine Kinder bekommen. Eigentlich war die Urgroßmutter schon vergeben. Doch ihre große Liebe ist kurz vor der geplanten Heirat tödlich verunglückt. Deshalb hat sie den Urgroßvater geheiratet.

Also war er zweite Wahl?

Das kann man annehmen.

Die Oma der Klientin ist das Kind dieser Ehe. Die Oma hat ihre Liebe, den Opa, geheiratet – und stirbt nach der Geburt des vierten Kindes. Die Mutter der Klientin wollte eigentlich Nonne werden, lernte aber dann ihren Vater kennen. Die Ehe ihrer Eltern war stürmisch, der Vater beruflich sehr viel unterwegs und die Mutter ewig eifersüchtig.

Die Klientin ist besonders vom Tod der Oma nach ihrem vierten Kind berührt: »Vielleicht habe ich Angst vor einer Schwangerschaft, auch wenn ich mir Kinder wünsche, wenn meine Oma daran gestorben ist.«

Was hat sie auf deine Veranlassung hin gesagt?

»Liebe Oma, du hast die Liebe und dein Frausein mit dem Tod bezahlt. Jetzt nehme ich dich als gute Kraft, dass ich schwanger sein darf und die Angst loslasse, sterben zu müssen.

Lieber Urgroßvater, ich seh jetzt auch deine erste Frau. Ihrem Schicksal verdanken wir unser Leben. Ich bin froh, dass du Urgroßmutter gewählt hast. Aber deine erste Frau behält ihren Platz und bleibt immer deine erste Frau.«

Dann habe ich die Klientin gebeten, sich vor ihrem inneren Auge die erste Frau des Urgroßvaters vorzustellen und zu sagen: »Ich nehm deine Freundlichkeit, dass ich Mutter werden darf, auch wenn du es nicht werden konntest.«

Reflexion:

In beiden Familiengeschichten wird ja deutlich, wie viel Schmerz und Schuld, sogar Tod sich in diesen Familien beim Kinderkriegen abgesetzt hat. Ist es das, wonach du suchst, wenn Paare mit unerfülltem Kinderwunsch zu dir kommen? Hast du einen speziellen Fokus, wenn kein Kind kommen will?

Wenn ein Paar kommt und sagt, es liegt an ihm oder an ihr, frage ich mich: Wo gehört die Kinderlosigkeit bei beiden hin? Und: Warum hat sie so einen Mann und er so eine Frau gewählt, wo es offenbar keine Kinder geben kann? Oder ich schaue und frage nach, ob es jemanden im System gibt, der gewünscht hätte, es wäre so, weil eben in der Familie etwas Tragisches geschehen ist. Kinder werden Waisenkinder, Kinder werden weggegeben, Kinder sterben, Kinder bleiben im Krieg – das alles kann im Hintergrund wirken, wenn Paare kinderlos bleiben.

Steht auch hier für dich im Hintergrund die Hypothese, dass Paare sich in der gleichen Geschichte »finden«?

Ja, das gilt ja auch hier. Es sind nicht immer die gleichen Geschichten, aber beide bringen eine ähnliche Grunddynamik für das Symptom oder Problem in der Beziehung mit, hier also ein inneres Verbot oder Hindernis für Schwangerschaft.

Kann sich das dann lösen nach so einer Arbeit?

Oft schon, aber nicht immer.

Und wenn tatsächlich kein Kind möglich ist?

Das ist ein sehr großer Schmerz – für beide. Der medizinische Grund mag bei einem der Partner vorliegen, aber der andere Partner wählt so jemand.

Das kann ja für beide sehr entlastend sein – keiner muss sich schuldig fühlen –, es heißt ja immer: »Es liegt an ..., dass es nicht klappt! Und implizit schwingt mit, dass da jemand ein Defizit hat.

Wenn sie das sehen und nachvollziehen können, ist es leichter, sich gemeinsam vom Kinderwunsch zu verabschieden.

Was hilft Paaren, damit sie gemeinsam dem Schmerz der Kinderlosigkeit zustimmen können?

Das ist dann ein Teil der Arbeit. Ich hatte zum Beispiel ein Paar, da konnte die Frau keine Kinder bekommen – ohne ersichtlichen medizinischen Grund. Das belastete beide. Sie kamen zu mir, um zu klären, ob sie ein Kind adoptieren sollten.

Auf meine Frage, was denn in ihrer Familie geschehen ist, erzählt die Frau: »Meine Großmutter musste auf der Flucht ihre Kinder zurücklassen. Sie hat sie nie wiedergefunden.«

Man stelle sich das vor: Kinder, für immer verloren! Unaushaltbar! Das ist natürlich hart. Die Klientin war sehr bewegt und voller Mitgefühl für die Oma und die verlorenen Kinder. Darüber konnte sie auch ihrem Schicksal, selbst keine Kinder zu bekommen, zustimmen. Dem Mann ging es nicht anders. Sie haben dann zwei Kinder adoptiert.

»Dann gibt es sowas wie Frieden«

Du lässt den Mann sagen: »Ich schau euch beide im Tod an, da seid ihr wieder beisammen.« Welchen Sinn macht dieser Satz, den du den Klienten sprechen lässt?

Dann gibt es in der Seele sowas wie Frieden.

Woher weißt du das?

Hier geht es nicht um wissen. Es ist wie ein Seelenbild. Es hilft Klienten, Frieden zu finden.

Es heißt ja, die Seele kennt keine Zeit. Hat es damit was zu tun?

Nein, eher damit, dass es im Tod keine Schuld mehr gibt.

Deshalb ist es ja auch absurd, wenn man vergangenes Unrecht an den Vorfahren rächen will.

Ich kann das, was geschehen ist, ja nicht mehr ungeschehen machen. Ich kann natürlich in der Ablehnung sagen: Dann nehm ich mein Glück auch nicht.

Wie geht's der Oma, wenn etwa die Enkelin sagt: »Weil du gestorben bist, werde ich auch nicht Mutter.« Wem nützt das? Sie hat das Leid getragen – so oder so. Daran ist nichts zu ändern.

VII Die Eltern nehmen, wie sie sind – ohne Wenn und Aber

Es gibt bis heute einen großen Einwand gegen die Hellinger'sche Art des Familienstellens, die von Klienten verlangt, dass sie sich vor den Eltern verneigen. Wenn Eltern schlimm sind, der Vater Nazi war, die Kinder geschlagen oder gar missbraucht wurden: »Wie kann ich mich da vor denen verneigen?«, wird gesagt! Das klingt auch plausibel. Was heißt also »die Eltern nehmen« genau?

Wir brauchen unsere Wurzeln. Das Leben kommt von weit her durch die Ahnen über diese konkreten Eltern zu mir. Es geht dabei nicht darum, zu sagen: Mama oder mein Papa sind nicht so schlimm.

Meine Eltern sind meine Eltern. Nicht weil sie gut sind oder schlecht, besonders begabt oder dumm, arm oder reich. Sondern banal gesagt: Sie haben miteinander geschlafen, haben mich gezeugt, und so gibt es mich. Ich kann mein Leben mit der ganzen Lebenskraft nur leben, wenn ich diese Wurzeln nehme. Die habe ich nur von ihnen, von niemand anderem.

»Ich muss nicht euer Schicksal teilen ...«

Wenn ich frei werden will vom Schicksal der Eltern, geht es nur, wenn ich das Leben von ihnen nehme.

Und die Eltern so nehmen wie sie sind – ohne Wenn und Aber?

Ja. Wenn ich sage: Ich nehme das Leben von euch, ich bin euer Kind, dann sage ich aber auch: »Ich muss nicht euer Schicksal teilen.« Ich muss nicht mehr blind, zum Ausgleich im Schicksal, bei euch bleiben.

Es ist ja oft so: Kinder gehen zwar weg, aber innerlich bindet sie die Ablehnung der Eltern. Solange ich im Vorwurf bleibe, bin ich immer nach rückwärts gebunden, bin ich nicht frei.

Die alte Frage also: Wie frei bin ich? Wie unabhängig kann ich sein, wenn ich mein Elternhaus verlassen und mit »denen« nichts mehr zu tun haben will? Das heißt: Es ist eine Illusion der Jungen zu glauben, Unabhängigkeit könne man proklamieren oder erreichen, indem man einfach geht, sich selbst verwirklicht und meint, damit hätte man innerlich mit den Eltern abgeschlossen?

Sie bleiben damit auf halbem Wege gebunden. Deshalb schauen wir: Wie kann jemand die Eltern anders sehen, sodass er sagen kann: »Ja, so bist du, Mama, so bist du, Papa. Es hat sehr wehgetan.« Manchmal muss jemand auch sagen: »Es war so schwer, wir können keinen Kontakt mehr haben. Das, was du mir angetan hast, trennt uns. Aber du bleibst trotzdem mein Vater und trotzdem meine Mutter. Und ich nehme das Leben von dir.« Die Frage ist immer: Wie stehe ich im Fluss des Lebens? Von rückwärts nehme ich das Leben, nach vorne gebe ich es weiter.

Die Verletzung kann groß sein – die Bindung an die Eltern bleibt

Was ist, wenn es einfach zu schlimm war? Die Verletzungen viel zu groß waren?

Wann ist eine Verletzung zu groß? Nach schwerem Missbrauch, lebensbedrohlichen Schlägen, Tötungsdelikten kann es sein, dass ein Kontakt zu Eltern abgebrochen werden muss.

Aber die Bindung an die Eltern bleibt, und die Frage ist, wie kann ich dieser Verbundenheit zustimmen, mich aber von der Schuld und Verantwortung der Eltern trennen und alte Verletzungen heilen oder vorbeisein lassen.

Was hilft dabei?

Den Hintergrund im Schicksal der Eltern zu sehen.

Könnte das nicht auch als Entschuldigung dienen oder als Appell, doch Verständnis für die Eltern zu haben?

Nein, das meine ich nicht. Aber zu verstehen, wie auch die Eltern geworden sind, kann hilfreich sein und Frieden stiften – auch für das Kind, das gelitten hat. Ich arbeite mit der Vorstellung, sich vor dem Schicksal *hinter* den Eltern zu verneigen. Also geht es um »zustimmen zu dem, was ist«. Gerade dadurch kann es seelisch vorbei sein.

Wie das wirkt, dieses: Sich-vor-dem-Schicksal-hinter-den-Eltern-Verneigen, zeigt sich ja auch in vielen der Geschichten, die du hier erzählst.

46. Geschichte: »Ich habe keine Familie«

Manchmal erlebt ein Mensch auch Verletzungen als besonders schlimm, die eigentlich nicht so schlimm waren.

Kann man das von außen beurteilen?

Das ist hier nicht die Frage. Ich will auf etwas anderes hinaus: Wenn ich diesen Eindruck habe, suche ich danach, wo hier in diesem Gefühl die wirklich schlimmen Verletzungen anderer sprechen oder übernommen werden. Das habe ich bei einem Klienten einmal eindrücklich erlebt.

Er war Leiter in einem Kraftwerk und konnte mit einer großen Abfindung gehen. Dann hat er die Ausbildung zum Heilpraktiker gemacht, sagt aber: »Ich habe eine Top Ausbildung, aber ich kann den Schritt zum Heilpraktiker nicht tun. Man hat mir sogar eine Praxis angeboten. Aber ich kann nicht. Es geht nicht.«

Wir sprechen zunächst über seine Lebenssituation. Aber es gab da nichts, was seine Blockade verständlich machte. So frage ich: »Was ist mit der Herkunftsfamilie?«

Er sagt zu mir: »Wissen Sie, ich habe keine Familie. Ich habe eine Mutter und ich habe einen Vater, aber der ist ein Arsch. Ich sage es noch deutlicher: Mein Vater ist ein Arschloch. Der hat mich nie gesehen, er hat mich nie anerkannt. Der hat mich immer kleingemacht.«

»Hat Ihr Vater Sie geschlagen?«

»Nein.«

Es ging ja um seine berufliche Situation. So ließ ich ihn aufstellen: das Kraftwerk, den Heilpraktiker und sich selbst. Für das Kraftwerk hat er eine Frau genommen, für den Heilpraktiker einen Mann. Er stellte sich selbst so, als würde er ins Leere schauen. Das Kraftwerk und den Heilpraktiker stellte er weit weg links und rechts von sich.

Sage ich: »Es wundert mich nicht, dass das mit dem Heilpraktiker nicht klappt. Den Heilpraktiker sehen Sie ja gar nicht. Das Kraftwerk schaut Sie wenigstens an.«

Die Mutter warmherzig, der Vater ein »Arsch«

»Ja, das muss ich so hinstellen. Ich habe schon manchmal den Eindruck, meine Energie ist irgendwie gebunden, ich weiß nicht wo und warum.«

Ich sage: »Stellen Sie mal Ihre Mutter, Ihren Vater und sich auf.«

Er stellt seine Familie ähnlich auf wie das vorhergehende Bild, seine Mutter in der Mitte, den Vater rechts weit weg und sich links weit weg. Der Vater schaut weg. Die Figur des Klienten schaut zur Mutter.

Ich sage: »Es sieht so aus, als wenn Sie mit Ihrer Frage zu Ihrer beruflichen Zukunft in etwas eingebunden sind, was zu Ihrer Familie gehört.«

Er nimmt seine Figur, stellt sie näher zur Mutter und sagt: »Mit meiner Mutter habe ich mich bestens verstanden. Sie war so warmherzig und immer für mich da.«

Ich darauf: »Warum stellen Sie Ihren Vater so weit weg?«

»Ja, weil er eben einfach nur ein Arschloch ist. Dann ist doch logisch, dass ich bei meiner Mama bin.«

Was war dein Bild?

Ich habe mich gefragt: Er ist der einzige Sohn. Was ist hier los? Was trennt ihn so sehr von seinem Vater, den er als »Arsch« bezeichnet?

»Der Mann ist so blöd, mit dem will ich nichts zu tun haben«

»Was ist in der Familie Ihres Vaters?«, frage ich.

Sagt er: »Wie soll ich das wissen? Da will ich auch nicht drüber reden. Der Mann ist so blöd, mit dem will ich einfach nichts zu tun haben.«

Ich frage ihn: »Wer hat denn Ihr Studium finanziert?«

Er: »Na, mein Vater. Ich hätte nie seinen Hof übernommen.«

»Immerhin hat Ihr Vater da zugestimmt und Ihnen ein Studium bezahlt.«

»Da haben Sie auch wieder recht.«

»Also gut, können wir vielleicht schonmal einen Buchstaben aus dem Arschloch herausstreichen?«

»Ja«, hat er gesagt.

»Also, was ist mit Ihrem Vater?«

Sagt er: »Wissen Sie, mein Opa, der war genauso. Mein Vater hat nur einmal gesagt: ›Der Opa, der Depp, der hat nie was gesagt, der hat nur gearbeitet.‹«

Ich frage ihn: »Warum sind die alle so? Was ist mit dem Opa los?«

Sagt er: »Wie soll ich das wissen?« Und mit einer wegwerfenden Handbewegung: »Wissen Sie, mich interessieren die alle gar nicht.«

Sage ich: »Stellen Sie mal den Grund dazu, warum Sie nicht Heilpraktiker werden können.«

Er wählt eine Männerfigur und stellt sie in den Hintergrund nahe dem Vater. »Ändert das etwas für Sie?«, frage ich. Er dreht daraufhin seine eigene Figur so, dass er auf den Grund und den Vater schaut.

Ich sage ihm: »Wir brauchen mehr Informationen, um weiterarbeiten zu können.«

Ich biete ihm an, die Stunde zu beenden. Wir kamen nicht weiter.

Da sagt er: »Nein, ich bin ein Mann der Tat, so wie mein Vater.« Er hat zum Handy gegriffen und gesagt: »Das mach ich jetzt gleich – auch wenn ich jetzt seit acht Jahren keinen Kontakt mehr hatte.«

Der Vater war völlig überrascht, fragt: »Was willst du?«

Er sagte: »Vater, ich muss dich ein paar Sachen fragen, und du gibst mir jetzt Auskunft. Ich will was wissen über deinen Vater.«

Sein Vater war verdutzt: »Was soll das jetzt? Warum willst du von dem Deppen was wissen? Über den Deppen kann ich dir was sagen: Der hat den Hof nur gekriegt, weil seine Geschwister alle krepiert sind. Der musste den Hof nehmen. Und mein Bruder ist ja auch gestorben. Ich wollte nicht, aber da musste ich den Hof übernehmen, obwohl ich nicht wollte.« »Papa, das reicht.«

So in etwa habe ich das Gespräch mitgehört.

Die Last des Opas – vier tote Geschwister

Also: Sein Opa verliert seine vier größeren Geschwister. Vier Geschwister, die vor dem Opa sterben!

Ich sage: »Die Figur für Ihre Blockade ist vermutlich der Opa.«

Ich stelle mal seine Eltern dazu und sage zu dem Mann: »Jetzt schauen Sie bitte hin. Ich weiß nicht, wie viel Zeit Sie brauchen. Fühlen Sie sich mal ein. Wie geht es dem Opa, wenn vor ihm vier Kinder sterben?«

Da saß er in sich versunken und sagt dann: »Schön ist es nicht. Was bedeutet das?«

Ich: »Er kann ja nie mehr richtig in den Arm genommen werden.«

Die Hebammen, mit denen ich gearbeitet habe, bestätigen: Wenn eine Frau ein, zwei, drei, vier Kinder verliert, nimmt sie am Anfang das lebende Kind nicht mehr richtig in den Arm. Warum? Weil sie sich sagt: Lieber Abstand, denn wenn es wieder stirbt, halte ich es nicht aus. Und dieses lebende Kind wiederum ist unbewusst solidarisch mit all den gestorbenen.

Ich sage zu dem Mann: »Das heißt: Dieser Opa lebt nach dem Motto: ›Es darf doch mir nicht gut gehen, wenn ihr gestorben seid.‹ Der muss ja für fünf arbeiten, und er kriegt den Hof, weil die vier Geschwister gestorben sind. Können Sie nachfühlen, was das für Ihren Opa bedeutet? Das ist eine große Last! Und der Bruder Ihres Vaters ist ja auch gestorben.«

Sagt er: »Das hat ja niemand gewusst, davon wurde nie gesprochen.«

Der erste in der Familie, der seinen Beruf wählen konnte

»Also schauen Sie mal an! Ihr Großvater muss den Hof nehmen. Er hat keine Wahl für ein anderes Leben. Bei seinem Vater kann er sich nie fallen lassen. Der ist unerreichbar, er ist mehr bei den toten Kindern als bei den lebenden. Ihr Vater hat wieder den Bruder, der vor ihm stirbt. Also wenn der nicht gestorben wäre, hätte Ihr Vater den Hof nicht gekriegt. Er muss es wieder machen wie sein Vater. Das heißt, Sie sind der erste in dieser Familie, der seinen Beruf wählen konnte, der erste, der einen Beruf hat, den er gerne gemacht hat. Und jetzt wollen Sie Heilpraktiker werden.«

Er hat dagesessen – fast zehn Minuten, ganz ruhig. Dann sagt er plötzlich: »Sie haben doch gefragt, wer mein Studium bezahlt hat? Jetzt erinnere ich mich: Mein Vater hat gesagt: ›Ich behalte den Hof so lange, bis du dein Studium fertig hast. Und dann kann ich endlich das machen, was ich immer werden wollte, Schreiner.‹ Er wollte nie Bauer sein.«

Die Tragik des Vaters

Als der Klient mit dem Studium fertig war, war sein Vater 50 Jahre. Er will den Hof verkaufen oder verpachten. Fährt aber noch einmal die letzte Ernte ein. Der Traktor kippt. Sein Vater fällt unter den Traktor und sein Bein wird abgequetscht. Damit war für seinen Vater klar: Er muss auf dem Hof bleiben, er konnte mit dem fehlenden Bein kein Schreiner werden.

Ich sage: »Schauen Sie hin, sagen Sie zu Ihrem Vater und Opa: ›Papa, Opa, Ihr hattet keine Wahl. Jetzt verstehe ich, Opa, warum du nicht erreichbar warst. Danke Papa, dass du den Hof so lange gehalten hast, dass ich studieren konnte. Aber dass du nicht mehr Schreiner werden konntest, das ist tragisch. Ich habe die Wahl, und jetzt nehme ich deine Freundlichkeit, wenn ich mit 49 aus meiner alten Arbeit herausgehe und anders als du etwas Neues machen darf. Ich darf jetzt meinen Traum leben, auch wenn sich deiner nicht erfüllt hat. Ich muss jetzt nicht mehr solidarisch sein mit eurem unerfüllten Leben.‹«

Er nahm seine Figur und stellte sie zum Vater und Opa.

Beim Gehen hat er gesagt: »Wissen Sie, das ist ja für meinen Vater ganz blöd, dass ich ihn anrufe, ohne ihm was zu erklären. Das sind jetzt für mich 20 km Umweg, aber da fahre ich halt vorbei. Jetzt kaufe ich zwei Flaschen Bier, und dann nehme ich noch 'ne Weißwurst mit. Und dann essen wir zusammen. Und noch was: Ich werde zu meinem Vater nie mehr Arschloch sagen und zum Opa nicht mehr Depp.«

Das ist gemeint: Mit dem Blick zurück auf die Familie des Vaters versteht er seinen Opa und seinen Vater, kann sie neu in ihrem Verhalten sehen und kann sein Herz etwas aufmachen.

Raus aus Vorwürfen, die ganz auf das kindliche Erleben bezogen sind

In diesem Fall konnte man ja sehen, welche Wirkung dein Plädoyer haben kann, wenn sich Menschen auf die Frage einlassen: Was hat aus meiner Mutter, aus meinem Vater diesen Menschen gemacht, den ich erlebe, auch wenn ich sie als Kind als bedrückend erlebt habe?

Dabei geht es immer darum: Wie kann ich mich aus den Schicksalen der Eltern oder Großeltern verabschieden und leichter aus den Vorwürfen gehen, die ganz auf das kindliche Erleben bezogen sind?

Gilt das auch, wenn Kinder missbraucht worden sind?

Dann geht es auch darum, klar zu sagen: »Papa, die Verantwortung liegt bei dir. Aber es hat mir meine Würde nicht genommen. Ich gehe, das trennt uns.«

Dann ist es logisch, dass Kinder als Erwachsene keinen Kontakt mehr haben können. Es gibt Schicksale, da kann ich mit den Eltern keinen Kontakt mehr haben. Aber: Ich nehme das Leben von ihnen. Nur so kann ich aus diesem Teufelskreis aussteigen.

Das ist das Geschenk des Lebens, und den Rest macht man selber

Also, wenn du in diesem heiklen Feld des Missbrauchs, wo ja auch Schuld und Ohnmacht und Empörung regieren, sagst: Das Leben von den Eltern nehmen als Ausweg aus der Verstrickung, dann ist das keine Entschuldigung für deren Tun, sondern nur die Möglichkeit, frei zu werden?

Ja, genau. Also rein bildlich. Da stehen meine Eltern vor mir. Ich schaue auf sie als ihr Kind. Wenn ich nun in mein Leben gehe, drehe ich mich um und schaue nach vorne. Meine Eltern stehen nun hinter mir. In unserer Arbeit geht es nun darum, dass die Eltern und die ganze Herkunftsfamilie weder einen Sog noch einen Druck ausüben, sondern einfach als Kraftquelle meines Lebens hinter mir stehen.

»Kraftquelle«? Viele würden sagen: Ich habe nichts bekommen.

Wenn jemand zu mir kommt und sagt: »Ich hab nichts bekommen«, sage ich als Allererstes, bevor wir arbeiten: »Sie haben etwas bekommen, sonst würden Sie hier nicht sitzen. Das ist das Geschenk des Lebens, und den Rest macht man selber.« Da lachen die meisten.

»Also das Leben haben Sie schonmal? Sind wir uns da einig?«

»Hm, hab ich noch gar nicht dran gedacht, haben Sie auch wieder recht«, ist dann häufig die Antwort.

Dann sage ich: »Wenn wir jetzt arbeiten, dann will ich mit Ihnen hinschauen, was Sie hindert, das Leben von den Eltern zu nehmen.«

Es scheint eine solche Selbstverständlichkeit zu sein, auf der Welt gelandet zu sein, dass diese Kategorie des »Nehmens« vielen ganz fremd ist. Nach dem Motto: Wieso, ist doch klar, dass ich da bin! Was soll daran besonders sein! Wenn du sagst: »Wir können nicht ins Leben gehen, wenn wir von den Eltern nicht nehmen können«, dann ist das keine Hypothese, sondern ein fester Grundpfeiler für die Arbeit?

Ja schon. Aber dann müssen wir natürlich auch fragen: Hat jemand tatsächlich mit seinen Eltern ein schweres Trauma erlebt? Oder kann er es nicht nehmen, weil es in der Familie eine Schuld gibt? Oder nimmt er nicht, weil er die Eltern immer als traurig und belastet erlebt hat und deshalb glaubt: Wenn ich das Leben nehme, dann muss ich auch die Schwere mitnehmen. Oder hatten die Eltern große Konflikte, in die das Kind mit reingezogen wurde? Oder ist das Kind weggegeben worden? Oder, oder, oder – das Leben ist so vielfältig und voller Überraschungen.

Das Gefühl stimmt, es scheint nur woanders hinzugehören

Wenn jemand kommt und klagt, er habe nichts bekommen von seinen Eltern, sehe ich erst einmal: Er sitzt ja hier.

Ein Klient darf natürlich fühlen, wie er fühlt. Nur ich versuche, Klagen und Problembeschreibungen möglichst schnell zu unterbrechen.

Warum?

Sie halten Klienten in ihrer Selbstbeschreibung und damit im Problem gefangen. Das führt nicht weiter. Wenn zum Beispiel der Satz kommt: »Ich möchte, dass mich endlich jemand sieht«, frage ich: »Haben Sie einen Freund? Haben Sie eine Mutter? Haben Sie eine Lehrerin gehabt?«

»Ja, na klar«, sagen die meisten.

Ich: »Dann hat Sie doch schonmal jemand gesehen.«

Aber das Gefühl bleibt doch.

Ja, natürlich, fragt sich nur wieder, wo es hingehört. Das sage ich dann auch: »Schauen Sie, Sie fühlen das. Aber der Satz ›Mich hat nie jemand gesehen‹, oder ›Ich bin nie gehört worden‹, kann bei Ihnen nicht so ganz stimmen. Ihr Gefühl stimmt. Nur scheint es woanders hinzugehören.«

Ich nehme meine Klienten immer in ihrem Gefühl ernst. Sie können mit allem Schrägen kommen. Aber ich konfrontiere sie oft gleich am Anfang: »Dass du so fühlst, trifft nicht deine Realität.«

Das ist ja ein radikaler Shift – weg vom Individualpsychologischen hin dazu, im Familiensystem zu forschen, woher das Gefühl kommt. Ist das nicht für manche Klienten sehr ungewohnt und manchmal etwas unempathisch?

Wenn jemand kommt und sagt: »Ich wurde nie geliebt«, überprüfe ich seine reale Lebenssituation. Selten stimmt das »nie.« Und häufig trifft dieser Satz einfach nicht die Wirklichkeit. Und dann kann ich ewig lang mit ihm arbeiten, und es hilft nichts. Aber es ist ja womöglich gar nicht seine Situation. Er fühlt es nur für jemand anderen.

Fragst du deshalb am Anfang nach Fakten und nicht nach Gefühlen?

Ich frage dann: »Ist die Person zum Beispiel selbst weggegeben worden oder war als kleines Kind lange im Krankenhaus?«, und wenn jemand sagt: »Mich hat nie jemand in den Arm genommen«, will ich wissen: »Hat Ihre Mutter Sie nie in den Arm genommen?«

»Doch, doch, die hat mich schon gestillt.«

»Und wenn Sie mal von der Schule heimgekommen sind oder Sie sind hingefallen, haben sich Knie aufgeschlagen, hat Ihre Mutter Sie verarztet?«

»Ja, ja, natürlich, das war so.«

»Aber dann könnte man doch sagen, bei Ihnen stimmt dieser Satz so nicht. Lassen Sie uns also schauen: Wo stimmt es, dass jemand nie in den Arm genommen wurde? Ihr Satz stimmt, aber er stimmt nicht für Sie, sondern für jemanden, mit dem Sie verbunden sind. Jetzt gucken wir mal, wer das sein könnte.«

Dann gehe ich mit der Person auf die Suche, um das Puzzleteil zu finden, wo Gefühle und Verhaltensweisen mit dem, was sich in der Familie ereignet hat, zusammenpassen und dieser Satz Sinn macht.

Wenn jetzt jemand gesagt hätte »Ja, meine Mutter hat mich zwar gestillt, aber dann ist sie drogenabhängig geworden«, dann ist es wieder etwas anderes. Dann würde ich nicht systemisch arbeiten, sondern mit dem Trauma.

47. Geschichte: »Ich kann nicht kommunizieren«

Es kommt eine Frau. Das werde ich nie vergessen. Sie kommt rein und setzt sich hin und sagt: »Mein Anliegen ist, ich kann nicht kommunizieren.«

Ich sage: »Können Sie es bitte genauer erklären?«

Ich unterhalte mich mit ihr, frage sie: »Wie war die Bahnfahrt hierher?«

»Sehr schön«, sagt sie.

»Und wie ging's Ihnen mit dem Regen?«

»Och, war gar nicht so schlimm.«

Ich frage: »Was machen Sie im Beruf? Sind Sie da stumm?«

»Nee, nee, das nicht, ich bin ja in der Bank, da muss ich reden.«

So ging es hin und her.

Ich frage noch einmal: »Was ist Ihr Anliegen?«

»Ich möchte endlich kommunizieren, ich möchte, dass ich wirklich reden kann.«

Sage ich: »Was haben wir jetzt zehn Minuten gemacht? Sie können kommunizieren. Sie haben mir erzählt, Sie haben mir zugehört. Also können Sie es nicht sein, der nicht kommunizieren kann. Sie tun es ja. Aber warum haben Sie das Gefühl, dass Sie es nicht können?«

Darauf sie: »Sie haben recht, ich kann ja reden und kommunizieren. Aber ich habe das Gefühl, wenn ich es tue, ich werde nicht gehört.«

»Hat man Ihnen daheim immer das Wort abgeschnitten, wenn Sie was gesagt haben?«

»Nein, gar nicht«, hat sie gesagt.

»Ich werde nicht gehört«

Dann haben wir uns auf die Suche begeben.

»Stellen Sie jemand für sich auf, für Ihre Mutter, Ihren Vater und holen Sie eine Figur für dieses Gefühl: ›Ich werde nicht gehört.‹«

Sie hat dafür eine Frauenfigur gewählt. Sie stellt die Mutter neben den Vater und sich den Eltern gegenüber, dann lässt sie hinter der Mutter Platz, und dahinter stellt sie die Figur für ›Ich kann nicht kommunizieren, ich werde nicht gehört.‹

Ist das für dich ein erster Hinweis?

Na ja, wenn ich das Bild nehme, dann wäre das bei diesem Abstand ja die Uroma. Dazwischen hätte die Oma Platz.

Ich frage sie: »Gibt es was Besonderes in Ihrer Familie?«

»Meine Eltern haben ein gutes Leben. Ich hatte auch eine gute Kindheit.«

Ich: »Was ist mit der Oma?«

»Die war eigentlich immer eine nervöse, hektische – lieb, aber hektisch und immer zugange.«

»Also hat sie viel gearbeitet?«

Sagt sie: »Ich hatte den Eindruck, die Oma hat immer zeigen müssen, dass sie wichtig ist – aber nicht angeberisch.«

»Und die Uroma?«

»Die Uroma hat den Uropa geheiratet, der war da schon älter.«

»Was ist da gewesen?«

Da sitzt sie, guckt runter, spielt mit ihren Fingern. »Ich erinnere mich, dass die Oma einmal gesagt hat: ›Meine Güte, ich habe meinem Papa schon immer gekannt, aber die haben erst so spät geheiratet.‹ Als ich frage warum, da ist die Oma stumm geworden und hat nur gesagt: ›Ich war schon zehn Jahre alt, als die Eltern geheiratet haben. Vorher haben sie so zusammengelebt.‹ Da hat man lange nicht drüber geredet.«

Da frage ich mich sofort: Warum heiratet ein Bauer auf dem Land Anfang des letzten Jahrhunderts seine Frau erst, wenn das Kind zehn Jahre alt ist? Was ist passiert?

Wer kann nicht kommunizieren? Wer wird nicht gehört?

Der Uropa war mit seiner ersten Frau verheiratet. Die wird schwanger. Die Schwangerschaft ist hoch kompliziert, das Kind kommt auf die Welt, stirbt aber nach drei Tagen, und sie kommt über den Tod nicht hinweg, wird wohl depressiv, aber auch wirr. Sie hat dann wohl gesagt: »Ich habe das Kind getötet« und ist verrückt geworden.

Was ist dann passiert? Diese erste Frau hat auf dem Hof oben ein Kämmerchen bekommen. Dort hat sie gelebt. Man hat ihr immer Essen gebracht, die kam nie mehr aus diesem Zimmer heraus. Dann kam die Uroma der Klientin auf den Hof. Sie hat mit dem Uropa ein Kind bekommen. Aber heiraten konnten sie erst, als die erste Frau gestorben war.

Da frage ich sie: »Wer kann nicht kommunizieren, wer wird nicht gehört? Die Beziehung Ihrer Uroma zum Uropa verdanken beide dem Schicksal dieser ersten Frau. Stellen Sie sich vor: Wie geht es dieser Frau, auch wenn sie verrückt ist?«

Sie lebte 15 Jahre in dem Zimmer. Einmal im Monat, am Abend, ist jemand hochgegangen und ist mit ihr raus auf einen kleinen Balkon. Aber es durfte niemand mitkriegen. Sie durfte eine halbe Stunde auf dem Balkon stehen.

Also ist der Satz: »Ich kann nicht kommunizieren, mich hört niemand« verschoben und gehört zur Uroma, mit der die Urenkelin verbunden ist?

Ja, und sie bringt damit diese Frau in Erinnerung, die wie ausgelöscht war.

Was hat sich bei der Klientin dadurch verändert?

Die erste Veränderung geschah in der Stunde: Sie hat gelacht und gesagt: »Das ist ja peinlich, wenn ich sage, ich kann nicht kommunizieren, und ich bin in der Bank und mir geht's gut. Bin ich verrückt?«

Ich darauf: »Nein, Sie sind nicht verrückt, aber dieses Gefühl haben Sie immer mitgetragen. Sie haben dieser Frau ihren Platz gegeben. In Ihrer Familie ist weit zurück etwas passiert. Das ist mit dem Gefühl zu Ihnen hin ver-rückt.«

Reflexion:

Bei so einer Familiengeschichte hätte das ja noch ganz andere Auswirkungen haben können.

Ja klar, da könnte zum Beispiel jemand mit dem Symptom, dass ihr die Stimme weggeht, sagen: »Ich kapsle mich vom Leben ab, ich kann nicht daran teilnehmen.« Oder eine Frau könnte fürchten: »Ich habe solche Angst, verrückt zu werden.« Oder: »Ich fühle mich komisch, ich verdiene gut und sitze in einem kleinen Zimmer und ich möchte hier wohnen. Warum schaff ich es nicht, mir eine Wohnung zu suchen?«

Diese Frau, die im Kämmerlein versteckt wurde, musste früher oder später in der Familie vertreten werden. Es war die erste Frau des Uropas – ihrem Schicksal verdankt die Klientin ihr Leben. Deshalb gibt es die Urenkelin überhaupt. So konnte der Uropa die Uroma heiraten und ein Kind bekommen. Deshalb muss diese Frau gewürdigt werden.

Die Spur zur Uroma kam ja über die Art, wie die Klientin aufgestellt hat: eine Frauenfigur, die sie für das Gefühl auf den Platz der Uroma gestellt hat. Hat dich das zur Frage nach der Uroma geführt?

Das war der erste Schritt, und meine Erfahrung sagt mir: Wer ausgelöscht wird, wird später vertreten.

Nochmal zurück zu den unterschiedlichen Symptomen. Heißt das auch, jeder Mensch reagiert auf seine Familiengeschichte anders? Dass wir nicht wissen können, welche Wirkung welche Ursache hat, und auch nicht, ob ein bestimmtes Familiengeschehen eine gravierende Auswirkung hat bzw. wer in der Familie sich welchen »Schuh« anziehen wird? Es ist jedes Mal ein neuer Suchprozess ohne »Wenn-dann-Gesetze«?

Ja. Bezogen auf unseren Fall können wir nur eines wissen: Diese Frau, die im Kämmerlein versteckt wurde, wird in der Familie früher oder später in einer nachfolgenden Generation vertreten.

VIII Erlebnisse mit alten Eltern – Wenn die Kräfte nachlassen, melden sich die Kinderschmerzen nochmal

In letzter Zeit kommen immer mehr Klienten und sagen: »Meine Mutter ist so schwierig, mein Vater wird so störrisch. Ich ruf sie an, ich bring Essen, ich kümmere mich und ich werde beschimpft.«

Sie sind in einem inneren Konflikt: »Was darf ich machen? Was darf ich ihnen zumuten? Bin ich eine schlimme Tochter?« Dann gibt es häufig auch Streit zwischen den Geschwistern: Der eine sagt: »Die Mama kommt ins Heim.« Der andere sagt: »Kommt überhaupt nicht in Frage.«

Jetzt kommen verdeckte Dinge hoch, und viele Eltern werden ja im Alter wieder wie Kinder. Sie wollen von den eigenen Kindern das bekommen, was sie von den eigenen Eltern nicht haben nehmen können.

Ein Standardsatz von vielen Kindern, die kommen, auch wenn sie schon 50 Jahre und älter sind, heißt: »Meine Mutter war immer so nett und lieb. Warum ist die jetzt so aggressiv? Mein Vater war ein tüchtiger, herzensguter Mann, und jetzt ist er nur noch biestig.« Selbst wenn das Verhältnis zu den Eltern immer schwierig war, fühlen sich die meisten Kinder ihren alten Eltern gegenüber verpflichtet. Sie leiden, wenn die Eltern ihr Engagement nicht würdigen.

Wie erklärst du dir dieses andere, neue Verhalten der Eltern?

Ich frage: Welche unerfüllten Bedürfnisse der alten Menschen zeigen sich hier?

Dann sehen die Klienten: Da bin gar nicht ich gemeint. Da werden im Alter bei den Eltern Bedürfnisse sichtbar, die sich eigentlich an deren Mütter oder Väter richten.

»Sie haben recht«, sagt mir eine Klientin. »Ich war ja für die Mama immer wie eine Mama, weil die Oma so kalt war.«

Oder eine andere: »Ich habe immer gedacht, ich muss auf die Mama Obacht geben.« Und jetzt kriegen sie von der Mutter das ab, was eigentlich der Oma oder dem Opa gilt.

Welche Schlüsse ziehen sie aus dieser Erkenntnis: »Ich bin nicht gemeint, wenn die Mama so böse ist«?

Es hilft ihnen schon, wenn sie diese Unterscheidung sehen können. Dann sagen sie: »Jetzt weiß ich, wo es hingehört, und jetzt trifft es mich weniger persönlich.« Sie haben dann auch eher den Mut, bestimmte Entscheidungen für die Eltern zu treffen, auch wenn die den Eltern nicht passen.

48. Geschichte: Die störrische Mutter und die hilflose Tochter

Eine Frau ist gekommen. Ihre Mutter lebte noch allein in ihrem Haus, der Bruder wohnte nebenan. Sie sagt: »Mein Bruder behauptet: ›Geht doch alles gut.‹ Er schaut bei der Mutter mal vorbei, aber er sieht gar nicht, wie es da ausschaut. Wie wackelig sie auf den Beinen ist.«

Sie kommt nur alle zwei Wochen vorbei. Sie hat Angst um die Mutter: »Wenn die Mutter stürzt, liegt sie da und niemand hilft ihr.«

Also für sie ist klar: Die Mama braucht jetzt Hilfe. Sie hat der Mama angeboten, dass sie jemanden für ihre Unterstützung besorgen könnte. Die aber sagt: »Ins Haus kommt mir niemand Fremdes rein.«

»Du willst mich loswerden«

Der Standardsatz ihrer Mutter hieß: »Ich habe immer alles alleine geschafft.« Sie wehrte sich auch gegen einen Notfallknopf. Die Mutter wirft ihrer Tochter vor: »Du willst mich loswerden, du willst nichts für mich tun. Schau mal, dein Bruder, der ist da, der trinkt mit mir Kaffee.«

Das tut der Frau sehr weh. Sie hat schlaflose Nächte. Ihre Freunde und auch ihr Mann sagen: »Dann lass es doch.«

Sie fürchtet: Eines Tages liegt die Mama tot in der Wohnung. Mir sagt sie: »Ich werde halb verrückt: Meinen Bruder kümmert das nicht. Mein Mann sagt: ›Da kann man nichts machen.‹ Und ich wälze mich nachts im Bett und denke: Was bin ich für eine Tochter! Ich muss doch was tun!«

Schlussendlich hat sie der Mutter vorgeschlagen, sie zu sich zu nehmen. Das fand die Mutter nicht schlecht. Aber der Mann meint: »Das kannst du machen, aber dann ist die Scheidung auch bald da.«

Sie hat so geweint: »Ich werd noch verrückt. Ich weiß, ich muss handeln, sitze zwischen allen Stühlen und kann nicht handeln.«

Dann hat sie aufgestellt: ihre Mutter, den Vater weiter weg von ihr, den Bruder stellt sie auch weiter weg. Sich selbst stellt sie ganz nahe zur Mutter, fast so, als würde sie die Mutter im Arm halten wollen.

Die tote Schwester der Mutter

Die Klientin erzählt: »Meine Mama hatte eigentlich mit meinem Vater ein gutes Leben.« Der Vater war vor 25 Jahren gestorben.

»Was ist in der Familie der Mama?«, frage ich.

Die Mutter heißt Maria. Sie hatte drei Geschwister. Sie war die Jüngste. Vor ihr ist ein Mädchen gestorben, sie hatte zwei ältere Brüder. Ihre Mutter, die Oma, wollte nur Mädchen haben. Dann kamen zwei Jungens. Das ersehnte erste Mädchen stirbt, dann kommt die Mutter der Klientin. Sie wächst im Krieg auf, ihr Vater war vermisst und kommt erst 1948 nach Hause. Die Mutter ist also auf die Welt gekommen und heißt Maria. Die tote Schwester, das erste ersehnte Mädchen, war vor ihr da und hieß auch Maria. Wie ging es diesem kleinen Mädchen wohl? Sie war die Prinzessin, sie hatte natürlich viel Nähe zu ihrer Mutter und heißt wie ihre tote Schwester.

»Das mit dem gleichen Namen ist doch nicht schlimm«, meint die Klientin.

Aber genau das ist das Schwere: Man sagt, sie sieht aus wie die gestorbene Maria, und dann heißt sie auch noch wie die tote Schwester – sie kann nie wissen: »Nimmt die Mama *mich* in den Arm oder denkt sie dabei an die andere Maria? Wer also bin *ich?*«

»Das tut mir so gut, wenn die tote Maria dabei ist«

Hebammen haben mir bestätigt, dass Mütter ihr Neugeborenes nach einem Totgeborenen nicht wirklich richtig in den Arm nehmen können. Sie haben oft Angst, es könnte auch sterben. Auch die nachfolgenden Kinder lassen sich oft nicht wirklich fallen, als würde eine innere Stimme sagen: »Wenn du gestorben bist und ich lebe, wie darf ich dann das Leben nehmen?«

Jetzt wird für die Klientin deutlich, warum die Mutter früher immer gesagt hatte: »Ich schaff alles alleine – von Kindheit an musste ich alles allein schaffen.« Sie hat das tote Geschwister vor sich und fühlt sich bei ihrer Mutter nie wirklich geborgen.

»Schauen Sie mal auf Ihre Mutter«, bitte ich die Klientin, »stellen Sie sich vor, die Oma nimmt Ihre Mama und die tote Maria gemeinsam in den Arm.«

Da hat sie so geweint. »Das tut mir so gut, wenn die tote Maria dabei ist, die geht mir richtig nahe.«

»Wenn Sie sich jetzt vorstellen, im Tod hat die Oma beide im Arm und Ihre Mama kann jetzt auch aufatmen, und der Opa legt den Arm auch um sie. Nehmen Sie das Bild mit, wenn Sie zu Ihrer Mutter gehen. Das erleichtert Ihnen, mit ihr umzugehen. Dann sehen Sie auch, was Ihre Mutter von der Oma nicht nehmen konnte, können Sie ihr nicht geben. Aber Sie können sagen: ›Mama, das und das ist notwendig.‹«

Reflexion:

Du sagst: »Was die Mutter von der Oma nicht nehmen konnte.« Viele würden eher denken: »Was die Mutter von der Oma nicht bekommen konnte.« Die Oma ist doch für das Wohlergehen ihres Kindes verantwortlich, nicht das kleine Kind für sich selbst.

Der Oma fiel es vermutlich anfangs schwer, ihr viertes Baby nach dem Tod des ersten Mädchens innig in den Arm zu nehmen. Und doch hat die Mutter als Kind bekommen, was sie gebraucht hat. Es ist oft eher das Kind, das sich nach einem toten Geschwister nicht traut, von den Eltern zu nehmen – so als dürfe es das nicht: »Wieso darf ich leben, wo doch meine Schwester gestorben ist?« Das ist die innere, seelische Dynamik. Wir kennen das ja auch als Erwachsene, wie schwer es für uns ist, angesichts des Unglücks von jemand anderem das eigene Glück zu nehmen. Beim kleinen Kind läuft das völlig unbewusst ab.

Wieso gehst du so selbstverständlich davon aus, dass das kleine Mädchen, auch wenn die Mutter durch den Tod der Schwester traumatisiert war, alles bekommen hat, was sie gebraucht hat?

Sie hat das Leben bekommen. Im Vorwurf: »Ich habe nicht genug bekommen« schneidet sie sich von ihrer Lebenswurzel ab. Um ins Leben gehen zu können gehört dazu, den Eltern zuzustimmen, so wie sie nun mal sind.

Der Bruder ist wie herausgefallen

Wir haben uns noch mit dem Bruder befasst.

Der stand ja in der Aufstellung ganz weit draußen. Was kam dabei heraus?

Der Vater der Klientin war das fünfte Kind. Er lebte mit der Familie auf einem Hof. Er hatte zwei ältere Brüder – es gab also schon Söhne. Deshalb hat man den dritten Sohn, ihren Vater, dem Onkel gegeben. Der hatte keinen Sohn. Ihr Vater ist aus der eigenen Familie herausgefallen und beim Onkel großgeworden.

Ich sage: »Ihr Bruder nimmt das alles, was Sie und die Mutter angeht, gar nicht so wahr. Der ist wie rausgefallen. Deshalb verhält er sich so, als ginge ihn das nichts an.«

Der Bruder stand ja weiter weg. Wohin hat der sich orientiert? Wo ist er gebunden?

Er ist mit den Kindergefühlen des Vaters verbunden.

Mit diesem Herausgefallensein aus der Familie?

Ja, er trägt dieses Gefühl, ausgestoßen zu sein, gewissermaßen weiter.

Was hat das der Klientin gebracht?

Sie hatte jetzt ein anderes Bild von ihrem Bruder. Sie konnte ihn leichter verstehen und fühlte sich durch sein Verhalten ihr und der Mutter gegenüber nicht mehr so persönlich betroffen.

Ich habe die Figur des Bruders neben sie gestellt. Hinter ihren Vater seine richtigen Eltern und den Onkel und dessen Frau, bei denen er aufgewachsen war.

»Nehmen Sie auch das als Bild mit. Sie sehen, wo Ihr Bruder hinschaut, und können jetzt mit ihm vielleicht anders reden. Vielleicht finden Sie ein Arrangement.«

»Ich war innerlich nimmer im Groll«

Etwa ein halbes Jahr später kam sie wieder. Es war immer noch schwer für sie.

»Ich würde von der Mama so gern hören: ›Danke, es ist schön, was du für mich machst.‹ Aber es tut mir nimmer weh. Ich habe mit meinem Bruder besser reden können. Ich war innerlich nimmer im Groll.«

Und es gab eine Lösung, die auch der Bruder unterstützt hat: Die Mutter blieb weiter im Haus wohnen, und im kleinen Appartement unterm Dach wohnt jetzt jemand, der die Mutter versorgt.

»Wenn ich komme, ist die Mutter immer noch böse und sagt: ›Gell, da kommen Fremde und sorgen für mich.‹ Damit sagt sie mir: Eigentlich müsste meine Tochter das machen. Aber es verletzt mich nicht mehr: Ich sage dann zu ihr: ›Schau, Mama, ich habe auch eine Familie.‹«

Reflexion:

Du sagst, die Eltern wollen von den Kindern, was sie bei ihren Eltern nicht bekommen konnten. Heißt das, wenn im Alter die Kräfte nachlassen, funktioniert auch Verdrängung nicht mehr so gut?

Ja. Mit den meisten Problemen aus der Kindheit kommen wir ja als Erwachsene ganz gut zurecht. Die Verdrängung hilft uns dabei. Aber wenn die Kräfte nachlassen, kommen die Kinderschmerzen wieder hoch. Ich beobachte, dass Leute mit 60 oder 65 Jahren nochmal mit Therapie anfangen.

Oder sie kommen mit 70+ in die Beratung. Da geht es um Abschiede: Wenn zum Beispiel der Partner stirbt und sie darüber nicht hinwegkommen. Aber sie kommen auch und sagen: »Wissen Sie, ich habe in meinem Leben so viel für meine Kinder gemacht. Ich komm nicht damit zurande, dass mein Sohn mich nicht mehr besucht und nicht mehr anruft. Der könnte doch wenigstens einmal die Woche anrufen.« Da kommen alte ungelöste Beziehungsprobleme in der Familie hoch, häufig aber auch Kindergefühle und Bedürfnisse von früher.

Die zwar durch das Verhalten des Sohnes ausgelöst werden, aber eigentlich alte Gefühle und Bedürfnisse sind ...

... die zu den eigenen Eltern von damals gehören, auch wenn der Sohn sie auslöst.

49. Geschichte: Die Enkelin und die unterernährte Tante

Enkelkinder sind ein großes Glück für die Großeltern. Und gleichermaßen Anlass zur Sorge. Da fällt der Oma bei der Enkelin etwas auf, aber der Sohn oder die Tochter nehmen das gar nicht so tragisch. Doch die Oma grämt sich! Über das Enkelkind kommt bei ihr etwas längst Vergangenes hoch – ohne dass sie es bemerkt.

Kennst du das auch aus deiner Arbeit?

Ja klar. Da kommt zum Beispiel eine ältere Frau zu mir. Sie braucht Unterstützung, weil die Tochter ihre Enkelin aus ihrer Sicht nicht richtig behandelt. Sie meint: Ihre Tochter und der Schwiegersohn sehen nicht, dass es dem Kind nicht gut geht.

»Die geht mit ihren fünf Jahren nicht gerne in den Kindergarten. Stellen Sie sich vor, sie *muss* in den Kindergarten gehen«, empört sie sich.

»Vielleicht tut ihr das ja gut«, wende ich ein.

»Meine Tochter konnte damals auch daheimbleiben«, sagt sie.

Das hört sich an wie ein veraltetes Rollenklischee, in dem die Oma gefangen ist.

Nein, das war nicht so. Sie hat immer gearbeitet, die Tochter war halt dabei.

Sie sagt: »Ich brauche und will gar keine Therapie, aber die Enkeltochter! Mir blutet das Herz!«

»Was genau ist denn mit Ihrer Enkeltochter?«, frage ich.

»Ja, die isst einfach zu wenig. Die Eltern merken das nicht. Das macht mir solche Sorgen. Bitte sagen Sie mir, wie ich mit meiner Tochter reden kann.«

Ich darauf: »Ich nehme Ihre Sorge ernst. Nur frage ich mich, warum sind Sie so in Sorge um Ihr Enkelkind?«

»Meine Güte, die war immer a bissel am krepier'n«

Ich frage nach ihrer Herkunftsfamilie: Ihre Mutter hatte eine Schwester. Die war unterernährt und war dann im Wachstum verzögert. Diese Schwester kam während des Krieges ins Kinderheim zum Aufpäppeln. Es ging ihr sehr schlecht. Sie hatte ihr Leben lang mit den Folgen zu tun. In der Familie der Oma hat man immer gesagt: »Meine Güte, die war immer a bissel am krepier'n.«

Sie selbst ist in der Gastwirtschaft der Großeltern großgeworden. »Ich bin halt immer mitgelaufen, aber gekümmert hat sich um mich niemand.«

Sie lief in die Küche, saß in der Gaststube, spielte zwischen den Gästen – alles überhaupt kein Problem.

Was war dein Bild?

Ich habe mich gefragt, wo gehört ihre Sorge hin? Jetzt wurde plötzlich klarer, was in ihr vorgeht, wenn sie auf das Enkelkind schaut: Die Enkelin wird in den Kindergarten gegeben, die isst zu wenig. Da kommt bei ihr die Vergangenheit in der Familie ihrer Mutter hoch.

Es war ja noch nicht mal ihre Vergangenheit, sondern die der Tante.

Ja, ja. Ich habe mich gefragt: Wo ist sie, wenn sie die Enkelin sieht? Damals war das so: Die Kinder laufen halt so mit, die gibt man nicht weg. Aber das genau ist der Tante passiert. Sie ist weggegeben worden. Die Oma hatte keine andere Wahl: Sie merkt, sie bringt das Kind sonst nicht durch. Es ist Krieg. Sie hat keine Zeit, sich um dieses Kind besonders zu kümmern. Da gibt man es weg, weil man denkt, das ist gut für das Kind.

»Dann geht's meiner Enkelin vielleicht gar nicht so schlecht?«

Ich sage zur Klientin: »Wenn Ihre Tochter Ihre Enkelin in den Kindergarten gibt, tut ihr das wahrscheinlich gut. Für Sie ist das ein anderes Thema. Sie sind noch ganz nah dran an etwas ganz anderem.«

»Um Gottes willen«, sagt sie, »Ist es das? Ja, meine Tante hat wegmüssen. Und der ging's nicht gut.« Da war für sie sofort klar, warum sie sich jetzt um die Enkeltochter sorgt. »Dann geht's meiner Enkelin vielleicht gar nicht so schlecht?«

Wie hast du weiter mit ihr gearbeitet?

Ich sage ihr: »Schauen Sie einfach mal Ihre Enkelin so an, wie sie ist. Und schauen Sie nochmal dieses kleine Mädchen an, die Schwester der Mutter. Sie können sie ja einfach mal anschauen und sagen: ›Jetzt sehe ich, wie schwer es für dich war. Ich habe immer auf dich geschaut, und jetzt guckt mich meine Enkelin mit deinen Augen an. Da verwechsle ich was.‹«

»Ja«, sagt sie, »das stimmt.«

Reflexion:

Die Hypothese war also, dass die Klientin mit der unterernährten Tante verbunden ist. Dann war gar nicht so sehr das Thema: Das arme Kind muss in den Kindergarten?

Nein, es ging nicht um das Klischee: »Eine gute Mutter kümmert sich selbst um ihr Kind und gibt es nicht weg.« Sie selbst ist ja eher nebenbei groß geworden. Der »guten Mutter« hat man damals nicht abverlangt, dass sie ständig um ihr Kind kreist. Es war einfach normal, dass die Kinder zu Hause groß wurden. Es war die Kombination aus dem Blick auf die Tante, »die isst nicht genug«, und der Tatsache, dass sie deshalb weggegeben wurde. Das kam bei der Klientin hoch.

Wie eine Doppelbelichtung. Vielleicht erinnerst du das von früher: Menschen fotografieren etwas und der Film läuft nicht weiter, sodass das nächste Foto sich über das vorhergehende legt?

Das geschieht oft: Man schaut auf etwas im Heute, und die Vergangenheit legt sich drüber und die Klientin oder der Klient »sieht« durch die Gegenwart auf längst Vergangenes.

IX Schuld und Ohnmacht

Manchmal kommen Menschen und sagen: »Ich möchte mich gern abgrenzen können, ohne ein schlechtes Gewissen zu haben.« Geht das überhaupt? Abgrenzen ohne einen Preis?

Zum Abgrenzen gehören Schuldgefühle – basta. Wenn ich einen Schritt rausgehe aus der Familie, geht es nur mit schlechtem Gewissen. Denn wir können das, was wir den Eltern verdanken, vor allem das Leben, nie an den Eltern ausgleichen. Aber die Frage ist ja: Gegenüber wem und wovon wollen sie sich abgrenzen?

Wie gehst du mit dem Thema Schuldgefühl konkret um?

Ich frage zuerst: Ist es ein Schuldgefühl, das real mit einer eigenen Schuld zu tun hat? Schulde ich jemandem Geld, habe ich was geklaut? Ich frage ganz konkret: »Sie haben Schuldgefühle. Sind Sie irgendwo schuldig geworden, persönlich?« Dann sagen die meisten: »Nein.« Vielleicht kommt jemand und sagt: »Ja, ich habe jemand überfahren, der mir vors Auto gelaufen ist. Aber ich wurde freigesprochen.«

Wenn es keine persönliche Schuld gibt, schaue ich, ob sich jemand stellvertretend für jemand anderen schuldig fühlt. Weil zum Beispiel jemand im System nicht zu seiner Schuld gestanden hat.

50. Geschichte: »Ich muss doch jetzt für meinen Bruder sorgen«

Eine Frau kam, die hatte von ihren Eltern ein großes Mietshaus geerbt. Sie mochte ihren Partner sehr. Aber sie sagt: »Es kann sein, dass die Beziehung auseinandergeht.« Ihr Bruder gilt als behindert, wobei sie nicht weiß, was er genau hat. Er arbeitet nichts. Der Vater ist gestorben. Die Mutter ist ins Altersheim gekommen, weil sie es allein im Haus nicht mehr geschafft hat.

Nun sagt die Klientin: »Ich muss doch jetzt für meinen Bruder sorgen.«

Sie wohnt mit ihrem Mann in diesem Mietshaus. Auch ihr Bruder wohnt da. Der Mann sagt: »Lass uns ausziehen. Seit wir hier wohnen, haben wir miteinander fast nichts mehr. Jetzt wären wir zum ersten Mal frei. Deine Mutter ist gut versorgt. Dein Bruder könnte ja in der oberen Wohnung bleiben.«

Sie sagt: »Wissen Sie, ich halte das fast nimmer aus. Ich habe hier meinen Vater gepflegt, und wenn wir hier mit dem Bruder wohnen bleiben, könnte ich nach ihm schauen. Ich will das Haus nicht verlassen. Ich habe mein ganzes Geld in das Haus reingesteckt. Aber mein Partner will da nicht mehr leben.«

»Warum?«

»Mein Bruder kommt jeden Tag einfach so in unsre Wohnung. Mein Mann ist stinkesauer und sagt: ›Mir reicht's jetzt, der kommt einfach rein, sitzt dann bei uns rum, das mach ich nicht mehr mit.‹«

»Sie stehen zwischen Baum und Borke. Jetzt müssen Sie sich wirklich entscheiden«, sage ich.

Sie darauf: »Ich kann's nur mit schlechtem Gewissen. Es fühlt sich an wie ein Verrat an meiner Familie.«

Hattest du eine Hypothese, als du diese Geschichte gehört hast?

Ich habe mich gefragt: Wen vertritt der Bruder? Und warum kann sie es sich nicht erlauben zu gehen, obwohl es eine Lösung gibt?

Also im System gibt es jemanden, den der Bruder vertritt, und es musste jemanden geben, der etwas schuldig geblieben ist?

»Ihr Bruder wird kein Euthanasieopfer«

Ja. Wir haben gesucht. Der Hintergrund lag in der väterlichen Linie.

Das Haus, das sie geerbt hat, kommt von ihrem Vater. Die Beziehung der Eltern war ganz normal. Der Vater hat vom Opa geerbt. Dessen Eltern hatten einen Bauernhof. Sie waren drei Kinder, der Opa war der zweite. Der ältere Sohn ist weggegangen, wurde Organist in einer anderen Gemeinde. Das hat man auch erlaubt.

Also nahm der Opa den Hof. Sein jüngster Bruder war Epileptiker und sollte auf dem Hof bleiben. Es war klar: Der kann nie allein leben, der bleibt auf dem Hof.

Der Opa hat die Oma geheiratet. Das ging auf dem Hof mit dem Bruder zwei, drei Jahre gut. Dann sagte die Oma: »Das geht nicht mehr. Der stellt mir nach, das halte ich nicht aus!«

Der Bruder des Opas hatte sich also in die Oma verliebt: Sie musste ihn sich ständig vom Leib halten. So hat der Opa entschieden, dass der Bruder in ein gutes Heim kommt. Und jetzt wird es tragisch: Es war zu Zeiten des Dritten Reichs. Dieser Bruder kommt in ein Heim und wird bald darauf ein Euthanasieopfer.

Ich habe zur Klientin gesagt: »Wenn Sie sich jetzt für Ihren Mann entscheiden, Ihr Bruder wird kein Euthanasieopfer. Das passiert nicht. Er ist gut versorgt.«

Sie sagt noch: »Der Opa ist zwar auf dem Hof geblieben. Aber ich glaube, er wollte immer weg und die Oma auch.«

Ich sage zu ihr: »Sie haben die Möglichkeit, Sie können gehen, und Ihr Bruder ist gut versorgt, er wird nicht umgebracht.«

Beim Gehen hat sie gesagt: »Mein Partner wird sich freuen, wenn ich mich mit ihm jetzt hinsetze und wir die Karten neu mischen.«

Reflexion:

Das heißt, du hattest die Hypothese, dass die Schwester mit dem Schuldgefühl des Opas verbunden ist, der einen Bruder weggegeben hat. Ist Schuld leichter zu ertragen als Ohnmacht?

Das taucht vor allem dort auf, wo man die Ohnmacht gegenüber dem Schicksal nicht aushält. Dann ist es leichter, sich schuldig zu fühlen. Das nährt die Illusion, man hätte das Unglück verhindern können.

Zum Beispiel: Ein Kind verunglückt, es spielt draußen mit anderen, der Ball rollt auf die Straße. Der Bub rennt hinterher. Das ist tragisch. Meistens kann man über so etwas nicht trauern, sondern fragt sofort: Wer ist schuld? Man beschuldigt jemand oder nimmt die Schuld auf sich.

Oder jemand fühlt sich schuldig, weil er als Kind gehört hat: »Wenn es dich nicht gegeben hätte, hätte ich deinen Vater nicht geheiratet.« Also: Ich werde selbst nicht schuldig, mir wird eine Schuld zugesprochen.

Oder aber dort, wo wirklich eine Schuld ist und sie nicht getragen wird. Dann übernimmt ein Späterer das Schuldgefühl oder wird selbst schuldig. Und so kommt es ans Licht.

Dann ist der Vorwurf so etwas wie ein Ausweg auf Zeit?

Vorwürfe verhindern, dass Menschen sich mit ihrer Ohnmacht, ihrem Schmerz, mit Trauer oder der wirklichen Schuld auseinandersetzen. Dafür ist die nächste Geschichte ein gutes Beispiel.

51. Geschichte: »Wir prozessieren bis heute gegen den Arzt«

Es kam ein Paar zu mir, weil ihr 17-jähriger Sohn selbstmordgefährdet war. Der hatte davon gesprochen sich umzubringen.

»Wahrscheinlich hat er den Tod seines Bruders nicht verkraftet«, vermuten die Eltern. Sie hatten ein erstes Kind, mit Herzklappenfehler und durchlässigen Darm. Es kam schwerbehindert zur Welt und ist mit acht Jahren gestorben.

»Wie kommen Sie über den Schmerz hinweg?«, habe ich gefragt.

Sie: »Wir prozessieren bis heute mit dem Arzt. Es war ein ärztlicher Fehler.«

Die Eltern stellen sich und den gefährdeten Sohn auf. Ich bitte sie, auch das verstorbene Kind und den Arzt dazuzustellen.

Der ältere Sohn schaut wirklich auf seinen Bruder

Was wird deutlich? Die Eltern schauen auf den Arzt, der gefährdete Sohn schaut auf seinen toten Bruder.

»Sie werden mir vielleicht böse sein, aber ich muss Ihnen jetzt etwas sagen: Sie sind so fixiert auf den Arzt. Sie prozessieren seit sechs Jahren. Ihr verstorbener Junge kommt nur mehr im Zusammenhang mit dem ärztlichen Kunstfehler vor. Da ist es schwer, zu trauern und Abschied zu nehmen. Ihr älterer Sohn will sterben. Er schaut hier *wirklich* auf seinen Bruder. Ich vermute, der will da auf etwas aufmerksam machen.«

Was war der »Kunstfehler«?

»Unser Sohn würde noch leben«, sagten sie, »wenn man ihn nicht operiert hätte.«

Ich darauf: »Jetzt erzählen Sie mir das bitte mal genau.«

Die Ärzte haben ihm am Anfang nur ein Jahr gegeben. Dann wurde er operiert und gerettet. Mit vier Jahren wurde er wieder groß operiert, weil er keine Luft mehr bekommen hat. Die Ärzte konnten mit einem Luftröhrenschnitt helfen. Er lebte noch weitere drei Jahre, bis er wieder Erstickungsanfälle bekam. Die Ärzte haben nochmal operiert. Dabei ist er gestorben.

Ich schaue sie beide an und sage: »Sie prozessieren seit sechs Jahren gegen den operierenden Arzt. Dabei haben die Ärzte ihr Kind doch acht Jahre am Leben erhalten, obwohl es nur die Chance auf ein Lebensjahr hatte. Haben Sie eigentlich mal Ihr Kind angeschaut und gesagt: ›Es ist schön, dass wir dich acht Jahre haben durften‹? Wenn Sie mit Ihrer ganzen Aufmerksamkeit bei der Schuld des Arztes sind, können Sie Ihren Sohn ja gar nicht anschauen.«

Sie waren ganz ruhig.

»Jetzt stellen Sie sich einfach mal vor, Sie sitzen beide und nehmen Ihren gestorbenen Sohn in den Arm.« Sie saßen eine Viertelstunde da. Beide. Der Mann hat den Arm um seine Frau gelegt, sie saßen ganz still – eine Viertelstunde.

Ich sage dann: »Nach diesem Abschied kann Ihr 17-jähriger Sohn vielleicht leichter im Leben bleiben. Sie können ihm mal innerlich sagen: ›Dein Bruder Benjamin ist gestorben. Es war schwer für uns. Wir freuen uns, dass es dich gibt. Vielleicht fühltest du dich bei unserer Sorge für deinen Bruder und unserem Kampf gegen den Arzt von uns nicht gesehen. Jetzt sehen wir dich.‹«

Es zieht den Sohn zum toten Bruder, während die Eltern kämpfen, statt zu trauern?

So ist es. Wenn etwas Schweres passiert und wir die Ohnmacht nicht aushalten, suchen wir nach einem Schuldigen. Das verhindert zu trauern und loszulassen. Die Mutter rief mich bald danach an, um mir zu sagen, dass sie die rechtlichen Schritte gegen den Arzt eingestellt haben.

52. Geschichte: Die Angst der Hebamme, zu spät zu kommen

In der Schweiz hielt ich im Rahmen einer Ausbildung für Hebammen einen Kurs.

Eine Teilnehmerin hatte immer ihr Handy so neben sich liegen, dass sie draufschauen konnte. Sie hielt sich nicht an die Regel, das Handy auszuschalten. Sie sagte, nein, das gehe nicht, weil sie könnte ja gerufen werden.

Der Kurs begann, und prompt läutete ihr Smartphone. Sie sprang auf: »Ich muss weg, ich muss weg«, und schon war sie draußen.

In der Gruppe war plötzlich so eine Aggression, und eine Teilnehmerin sagte: »Was soll das! Die glaubt wohl, sie sei was Besseres!

In jedem Kurs ist es das Gleiche. Immer springt sie auf und geht, als ob nur sie wichtig wäre.«

Diese Hebamme kam am nächsten Tag, und alle haben so hämisch gegrinst: »Na, war es wieder ein tragischer Fall?«

Sie setzt sich ganz kleinlaut hin und sagt: »Ich musste auf den Berg fahren, bei diesem Eis und Schnee. Als ich oben angekommen bin, ging es gar nicht um die Geburt, sondern nur um ein paar Fragen. Die hätten mich gar nicht gebraucht.«

Schallendes Gelächter in der Gruppe. Sie war ganz betreten – sowas habe ich selten erlebt. Ich sage: »Anita macht das sicher nicht aus Jux und Tollerei. Willst du daran arbeiten?«

Die Oma stirbt bei einer Hausgeburt

Was kommt heraus? Sie ist ja Hebamme geworden. Die Mutter ihrer Mutter, also ihre Oma, starb nach einer 14-stündigen Hausgeburt auf dem abgelegenen Hof.

Was war passiert? Die Oma war Erstgebärende. Sie wollte, dass ihr bei der Geburt eine Hebamme zur Seite steht. Der Opa hat das abgelehnt: »Geburt ist doch etwas Normales. Meine Mutter ist doch da. Das reicht.«

Die Geburt geht los, es gibt Komplikationen, man holt schließlich doch die Hebamme – zu spät. Sie konnte das Mädchen noch holen. Aber die Oma ist gestorben. Man gab der Hebamme die Schuld.

Ich sage zu ihr: »Und dann wirst du Hebamme und springst bei jedem Telefonat auf! Schau die Hebamme mal an und sag ihr: ›Jetzt sehe ich dich, du bist nicht schuld, dass die Oma gestorben ist. Du bist zu spät geholt worden. Ich bin Hebamme geworden, als könnte ich dich, Oma, am Leben halten. Ich lass jetzt die Angst los, ich könnte als Hebamme zu spät kommen, damit niemals mehr eine Mutter bei der Geburt sterben muss.‹

Dann schau zum Opa: ›Hallo Opa, hallo Uroma. Dass ihr aus eurer bäuerlichen Kultur gedacht habt, bei der Geburt braucht man keine fremde Hilfe, ist tragisch. Aber da ziehe ich mich zurück und urteile nicht.‹«

Dann hat sie richtig durchgeatmet und ganz ruhig gesagt: »Es ist so. Es kommt ein Anruf und ich springe los. Ich frag nicht mal am Telefon, ob man mich wirklich braucht. Ich fahr einfach los.«

Damit hat sich auch das Klima in der Gruppe gegenüber dieser Teilnehmerin sofort verändert.

Wie schwer ist der Tod einer Frau im Kindbett für ein Familiensystem?

Wenn eine Mutter bei der Geburt stirbt, bei der Weitergabe des Lebens, ist das kaum auszuhalten. Es ist das Schlimmste, was in einer Familie passieren kann. Es wird fast immer mit Schuld verbunden. Wir sprechen jemanden schuldig oder fühlen uns schuldig. Das ist immer noch besser, als diesen furchtbaren Schmerz und die Ohnmacht aushalten zu müssen.

X Vom Erben

Nirgends kommen die alten verdrängten Geschichten so hoch wie beim Erben. Als wenn alles, was unter der Decke war, hochgespült wird: Unrecht, Verrat, Betrug, untergeschobene Kinder. Und das geht mehrere Generationen zurück. Das Ergebnis ist Verbitterung, Hass, Unverständnis, ewige Fehden und Vorwürfe.

Das geschieht in Familien und in großen Wirtschaftsdynastien, in Familienunternehmen und bei den Schmidts von nebenan. Otto von Bismarck soll mal über Familienunternehmen gespottet haben: »Die erste Generation verdient das Geld, die zweite verwaltet das Vermögen, die dritte studiert Kunstgeschichte und die vierte verkommt vollends.« Biografen, die sich mit Wirtschaftsdynastien beschäftigen, können sich nicht erklären, warum es bei den einen gut weitergeht und bei den andern Bismarcks Dekadenzgesetz greift. In dem Fall könnte sinnvoll sein, die »Klatschgeschichten« der Regenbogenpresse genauer unter die Lupe zu nehmen. Dann würde vielleicht mitunter zum Vorschein kommen, dass ganz andere Hintergründe als »Inkompetenz«, »Verschwendungssucht« oder »Dekadenz« eine Rolle spielen, wenn das Firmenerbe verspielt wird.

Einige Geschichten aus der Praxis sind hier nur eine Kostprobe.

53. Geschichte: »Dann siehst du halt die Enkelkinder nicht mehr«

Du sprichst ja davon, dass Menschen ihr Erbe »nicht nehmen« können: Heißt das immer, das sie das Erbe verweigern? Oder gibt es auch anderen Arten von »Nicht-nehmen-Können«?

Ja, zum Beispiel, dass Erben das Geld verschleudern.

Ein Mann kam in die Beratung, 75 Jahre alt, sehr reich, aber so was von unglücklich, weil er seine Firma zu verlieren drohte.

»Ich habe eine große Baufirma, die habe ich von meinem Vater übernommen. Wir haben sehr, sehr gut verdient. Ich habe einen Sohn, und der Sohn bringt alles durch. Er hat bestimmt schon zwei Ferraris zu Schrott gefahren und verlangt von mir immer wieder Geld. Jetzt ist er verheiratet, hat zwei Kinder. Er baut gerade ein riesiges Haus, das er nicht bezahlen kann. Ich muss zahlen. Ich habe zu ihm gesagt: ›Du hast jetzt schon zwei Millionen in den Sand gesetzt. Es gibt jetzt kein Geld mehr.‹ Mein Sohn darauf: ›Dann siehst du halt die Enkelkinder nie mehr wieder.‹ Ich bin ein gebrochener Mann. Wenn ich meinem Sohn das Geld für sein Haus gebe, weiß ich, dass ich meine Firma bald nicht mehr halten kann und meine Frau und ich in ein paar Jahren nichts mehr haben.«

»Wir waren und sind ehrliche Handwerker«

Ich frage: »Gibt es ein Unrecht an Ihrem Besitz? Gab es früher Zwangsarbeiter?«

»Nein«, sagt er, »mein Vater war einfacher Maurer. Er und meine Mutter haben die Firma aufgebaut.

»Entschuldigen Sie, wenn ich das frage: Gab es vielleicht Schiebereien mit Baumaterialien oder ist der Betrieb sonst durch Unrecht belastet?«

»Nein, wir waren und sind ehrliche Handwerker, glauben Sie mir.«

»Bitte. Das glaube ich sofort. Haben Sie vielleicht ein uneheliches Kind? Dann könnte es sein, dass Ihr Sohn für dieses Kind fordert und droht, Ihre Firma gleichzeitig in den Ruin zu treiben – als wenn da etwas gerächt werden müsste.«

Daraufhin sagt er wie in Trance: »Ich war 18 Jahre alt und hatte eine Freundin, die war 17 Jahre. Sie wurde von mir schwanger. Meine Mutter und mein Vater haben gesagt, die passt nicht ins Geschäft.«

»Oh Gott, ich hab noch ein Kind! Mein Kind!«

»Was ist dann passiert?«

»Meine Eltern haben meiner Freundin 2000 D-Mark gegeben.«

»Für eine Abtreibung?«

»Darüber haben wir nicht geredet.«

»Was ist aus dieser Frau geworden?«

»Ich habe damals von einem Freund gehört, sie habe das Kind auf die Welt gebracht, ein Mädchen.«

»Da haben Sie ja noch eine Tochter!«

»Eine Tochter?« Er fängt so zu weinen an. »Ich habe noch nie daran gedacht, dass das meine Tochter ist. Sie haben recht. Oh Gott, ich habe noch ein Kind! Mein Kind!«

»Weiß Ihr Sohn davon?«

»Nein, ich habe das auch meiner Frau nie erzählt.«

Der Mann saß eine Weile still da.

Ich sage: »Sie haben eine Tochter, und die Tochter bekommt nichts – wird abgespeist mit 2000 D-Mark, und jetzt ist Ihr Vermögen Millionen wert. Das geht nicht. Wenn Ihr Sohn nicht erfährt, dass er eine Halbschwester hat, und wenn sie nichts bekommt, bringt er alles durch.«

Dann saß der Mann zehn Minuten da. Plötzlich guckt er mich an: »Und was mach ich jetzt?«

»Wenn Sie wollen, dass es nicht so weitergeht, müssen Sie dazu stehen. Suchen Sie diese Tochter und erzählen sie Ihrer Frau und Ihrem Sohn davon. Die muss furchtbar wütend auf Sie und Ihre Eltern gewesen sein. Schaffen Sie für dieses Kind und ihre Mutter einen Ausgleich. Sonst macht Ihr Sohn diesen Ausgleich, indem er so viel nimmt, dass er Sie finanziell ruiniert.«

»Wenn ich jetzt heimkomme und das meiner Frau erzähle, erklärt die mich für verrückt.«

»Dabei kann ich Ihnen nicht helfen. Ich weiß, dass Ihre Lage schwer ist. Wie Sie entscheiden, das kann ich Ihnen nicht abnehmen.«

Reflexion:

Nachdem du gefragt hattest, ob irgendwo Unrecht passiert ist, hast du ja sofort gefragt: Gibt es ein uneheliches Kind? Wie kamst du dazu? Was war die Hypothese?

Dass der Sohn das Erbe nicht nehmen kann, weil vielleicht ein Kind verschwiegen wird. Normalerweise würde er vielleicht ins Geschäft einsteigen oder sonst etwas arbeiten. Aber ich fahr doch nicht den dritten Ferrari zu Schrott und komme immer zum Vater: »Ich brauche Geld für dies und das« und bau ein zu großes, teures Haus. Er holt und holt vom Vater und sagt: »Du musst mir geben, geben, geben. Sonst siehst du mein Kind nicht mehr.«

Er verschleudert das Geld und weiß nicht warum? Er kann es ja gar nicht wissen. Und steht da wie ein Nimmersatt.

Ich habe mich gefragt: Wer hätte ein Recht, zum Vater zu sagen: »Du musst mir was geben?« Er übernimmt die Forderungen der frühen Freundin seines Vaters, die abgespeist wurde. Das tut er so im Übermaß, dass er den Vater zu ruinieren droht.

Vertritt der Sohn auch seine verschwiegene Halbschwester, von der er nichts weiß?

Ja klar. Auch das hier ist eine Form, sein Erbe nicht nehmen zu können. In diesem Fall gibt es Gewinner und Verlierer. Das Schlimme ist wieder nicht, dass sowas geschieht, sondern dass die Tochter verschwiegen wird, dass die überhaupt nicht vorkommt, dass sie wie ausradiert ist. Der Mann hatte das total vergessen.

54. Geschichte: Wenn sich zwei Gründer streiten und der eine getilgt wird

Wie ist es beim Erben, wenn Gründer sich zerstreiten?

Bei Firmen frage ich immer: »Wer hat sie gegründet? Wer war bei der Gründung dabei? Ist jemand nach der Gründung ausgeschieden? Gibt es an oder von einem Gründer ein Unrecht?«

Die Dekanin einer größeren Privatuniversität war bei mir. Nach dem Ausscheiden ihres Vorgängers wurde sie mit Mehrheit als Nachfolgerin gewählt. Sie hat sich über die neue Aufgabe gefreut, traute sie sich auch zu. Aber nach der Phase der Einarbeitung war ihr Elan dahin. Sie kam zu mir: »Ich weiß nicht, was mit mir los ist. Warum fehlt mir der Schwung und die Arbeitsfreude?«

Sie hat aufgestellt: eine Figur für sich, den Lehrkörper, die Verwaltung, die Studenten und den Gründer der Universität. Wie sie den Gründer dazustellen will, zögert sie, dreht die Figur in ihrer Hand, stellt sie mal hierhin, mal dorthin – findet keinen Platz für den Gründer, kann sich nicht entscheiden. Das war auffällig.

»Eigentlich gab es ja zwei Gründer …«

Ich frage sie: »Wie genau ist die Uni denn gegründet worden? Wer war dabei?«

Sie darauf: »Eigentlich gab es ja zwei Gründer. Aber hier wird immer nur von dem einen gesprochen.«

Ich darauf: »Und welche Rolle hat er gespielt?«

Sie: »Das war der Ideengeber, er hat das Konzept gemacht.«

»… und wer hat das bezahlt?«

Sie darauf: »Na ja, der andere hat das Geld mitgebracht. Aber dann haben sie sich überworfen und der Geldgeber ist ausgestiegen. Aber er ist total fair und fordert nichts zurück – sonst könnte die Uni leicht pleite gehen.«

Ich sage: »Stellen Sie doch mal beide Gründer dazu.«

Das fällt ihr ganz leicht: »Jetzt stimmt's. Jetzt schaut die Sache ganz kraftvoll aus.«

Sie verändert sofort ihre Körperhaltung, richtet sich auf, so als bekäme sie jetzt Kraft von hinten.

Sie hat danach an der Uni durchgesetzt, dass in der Aula das Foto von dem einen Gründer abgehängt und stattdessen eine Gründertafel mit den Namen beider Gründer angebracht wurde.

55. Geschichte: Der »großzügige« Bruder

Eine Frau kommt und sagt: »Ich verstehe es nicht, ich arbeite gut, aber ich kriege nie das Geld, was mir eigentlich zusteht. Das Schlimme ist, auch im Erbe habe ich nix bekommen. Meine Schwester hat alles geerbt.«

Ich hatte plötzlich eine Geschichte im Kopf: Ein Bauer geht jede Nacht auf seinen Acker und verschiebt den Grenzstein minimal und vergrößert damit sein Land.

Ich frage sie nach ihrer Geschichte.

»Mein Opa hatte einen Bruder. Beide erben. Es gab verschiedene Grundstücke. Mein Opa hat mit der Gemeinde zu tun gehabt und hat, als es ums Erbe ging, zum Bruder gesagt: ›Du hast dich um die Eltern gekümmert‹ – ganz großzügig hat er gesprochen – ›dann nimm doch du das Land hier. Die Äcker liegen schön und sind groß. Ich nehm hier das Brachland. Ich habe einen guten Job und Sicherheit.‹«

Der Großonkel wurde betrogen

Der Bruder war ganz selig, dass er so großzügig war und so anständig.

Diese »Selbstlosigkeit« des Großzügigen zahlte sich aus: Er wusste, dass das Brachland Bauland werden würde, und hat sich eine goldene Nase verdient.

Nachdem wir das aufgestellt hatten, sage ich: »Du bist verbunden mit dem Großonkel, der betrogen worden ist.« Das Gleiche passiert dir gerade mit deiner Schwester.«

56. Geschichte: »Mein Bruder kriegt alles, ich kriege nichts!«

Eine andere Frau kam: »Ich habe einen Bruder, er ist evangelischer Pfarrer. Ich kümmere mich um meine Eltern und mache alles für sie. Ich bin ja nur Hausfrau und Architektin, mein Bruder ist Pfarrer – das zählt natürlich viel mehr in der Familie!«

Sie hatte die Bankvollmacht. Die Briefe gehen erst an die Eltern und dann an sie, damit sie alles regeln kann. Da landet versehentlich ein Brief bei ihr.

Sie wusste, dass das Haus der Eltern noch da war. Der Bruder hat ein Grundstück bekommen, sie bekam nichts, weil sie ja viel verdient und der Pfarrer wenig. »Damit war ich damals einverstanden.«

Was steht in den Brief? Der Bruder hat auch das Elternhaus bekommen.

»Es war alles aufgeschrieben: Er kriegt das Haus geschenkt, ich bekomme nichts. Ich hab's nicht glauben können!«

»Dass du so eifersüchtig bist und deinem Bruder nichts gönnst!«

Sie rief die Mutter an: »Mama, was ist los? Ich kümmere mich um euch. Ich bin nicht aufs Geld aus, aber das gibt's doch nicht, dass mein Bruder alles kriegt. Und er sagt es mir nicht einmal.«

Die Mutter: »Ich hätte nie gedacht, dass du so eifersüchtig bist und deinem Bruder nichts gönnst.«

Sie war verzweifelt, als sie zu mir kam. »Das gibt's doch nicht. Bin ich denen überhaupt nichts wert?«

»Ja«, sage ich, »das ist ein Unrecht. Und keiner hat mit Ihnen darüber gesprochen.«

Was ging dir in diesem Fall durch den Kopf?

Ich habe mich gefragt: Für wen im System nimmt der Bruder alles, ohne einen Hauch von Unrechtsgefühl? Und andererseits: Mit wem könnte die Schwester verbunden sein, dass sie nichts bekommt. Ich habe der Klientin angeboten, genau danach zu schauen, damit sie aus ihrer Verzweiflung heraus und wieder frei durchatmen kann.

Ich vermute, du hast das auch aufgestellt. Wohin hat denn sie und wohin hat der Bruder geschaut?

Sie hat sich so vor die Eltern gestellt, dass sie an ihrem Vater vorbei auf etwas dahinter schaut. Der Bruder steht nah bei der Mutter, blickt aber genau in dieselbe Richtung wie seine Schwester. Ich bitte die Klientin, eine Figur für das Unrecht, was ihr passiert ist, zu wählen. Sie nimmt eine Frauenfigur und stellt sie hinter den Vater. Daraufhin frage ich nach der Geschichte der Großeltern.

Da erzählt sie: »Mein Großvater hatte vor der Oma schon eine Liebesbeziehung. Sie hatten ein Kind zusammen.«

Was hat das mit Erben zu tun?

Sehr viel. Das ganze Vermögen, um das hier gestritten wird, kommt von der väterlichen Seite. Der Vater war mit der Mutter verheiratet. Alles korrekt, alles gut. Der Opa hatte ein Kind mit einer Frau, die er nicht geheiratet hat. Das ist fürs Erben richtig bedeutsam.

Das Vermögen des Opas kam aus seiner Familie. Und er hat sein Testament so wasserdicht gemacht, dass diese erste Frau und das uneheliche Kind vom Erbe niemals etwas abkriegen. Das heißt, der Vater der Klientin erbte alles.

Ein bisschen vergiftet ist das ja dann schon?

Es ist ein Unrecht, das der nächsten Generation auf die Füße fällt.

»... damit du nicht immer so motzig bist«

Ich sage zu ihr: »Schauen Sie her, Sie vertreten dieses Kind Ihrer unbekannten Großtante, und Ihr Bruder bekommt wie Ihr Vater alles und hat das Gefühl, es steht ihm zu. Er hat da gar kein Unrechtsgefühl.«

Sagt sie: »Das leuchtet mir sofort ein. Es tut zwar immer noch weh, aber jetzt bin ich wenigstens persönlich nicht mehr so gekränkt. Mir geht es nicht schlecht, ich komme durch, auch ohne Erbe. Nur die Verletzung bleibt. Jetzt merke ich, wo es hingehört. Das trennt mich von meinem Bruder. Das werde ich auch den Eltern sagen. Jetzt soll er sich um sie kümmern.«

Drei Wochen später ruft sie mich an: »Ich bin aufs Grab vom Opa gegangen und habe mit meinem Bruder geredet. Und was kriege ich von meinem Bruder? Eine Überweisung mit 300.000 Euro und einem Brief: »... damit du nicht immer so ›motzig‹ bist und glaubst, du würdest ungerecht behandelt.«

Reflexion:

Du hast ja in diesem Fall gezielt gesucht danach, wer hier wen vertritt. Hattest du dabei im Kopf, dass es um die Frage geht: Wer zahlt den Preis und wer hat den Gewinn? Reicht hier die kognitive Einsicht? Es sieht ja so aus, als konnte sich die Klientin, nachdem sie das erkannt hat, besser von der Familie abgrenzen?

Insofern ja, als sie durch Aufstellung gesehen hat, dass sie auf diese Frau und das Kind schaut. So konnte sie spüren, dass sie mit denen verbunden und solidarisch ist, indem sie nicht bekommt, was ihr zusteht

Aber dass sie nichts bekommt, hat ja nicht sie in der Hand?

Natürlich, das stimmt. Nur sie ist es, die durch dieses Geschehen die Frau und das Kind wieder in den Blick bringt. Das entlastet sie, weil sie die Gründe für dieses »komische« Verhalten der Eltern und des Bruders jetzt in einem viel größeren Kontext sieht, und es nimmt ihr das Gefühl: Ich bin nichts wert.

Zugleich versteht sie jetzt ihren Bruder besser. In der Aufstellung hat er ja auch zu der Frau und dem Kind geschaut – wie sie. Seinem Verhalten liegt eine ganz andere Dynamik zugrunde: Er nimmt alles, ganz selbstverständlich, als ob er sagen würde: »Ich nehm's auch für dich (das Kind) mit.«

Das versteh ich nicht. Das sind ja ganz unterschiedliche Art und Weisen, wie Erben mit einem gleichen Geschehen agieren? Heißt das, dass auch beim Bruder eine »gute Absicht« dahintersteckt?

Ja, er nimmt selbstverständlich mehr für dieses Kind – kein Wunder, dass er da kein schlechtes Gefühl hat.

In dem Fall ist also seine Solidarität mit dem Kind größer als mit der Schwester.

Genau. Dazu hat er, wie sein Opa, überhaupt kein Unrechtsbewusstsein.

Dann ist er ja doch »böse«?

Es ist beides – erben ist immer vielschichtig. Das Spannende ist, es ist nicht auf der Ebene der Gegenwartsfamilie zu lösen.

Also die Tochter kann noch so sehr gegen die Ungerechtigkeit protestieren, die Mutter wird dabei bleiben: »Du gönnst dem Bruder nichts.«

Ja genau. Sie hat verstanden, und innerlich hat sich bei ihr etwas verändert. Sie konnte ohne Bitterkeit für sich Konsequenzen ziehen. Der Clou dabei war: Sie geht raus aus dem Streit. Diese vergessene Frau und das Kind haben einen Platz im System, und zwei Wochen später schickt der Bruder ihr 300.000 Euro.

So als ob die Aufstellung auch bei ihm etwas bewirkt hätte.

Was die Aufstellung bewirkt hat, können wir nicht wissen. Aber verblüffend war es schon.

57. Geschichte: Warum verkaufen sich die Häuser nicht?

Ein Mann kam mit seiner Frau. Sie haben gesagt: »Wir sind am Ende, wir haben überhaupt keine Kraft mehr, wir wissen nicht, wie es weitergehen soll.«

Er war Architekt und hatte in einem renommierten Villenviertel an einem großen See zwei schöne Häuser gebaut, auf einem Grundstück, was aus seiner Familie kommt. Das Paar wollten beide Häuser verkaufen. Ihr Ziel war es, auf einem kleinen Restteil des Grundstücks für ihren bevorstehenden Ruhestand ein Haus zu bauen. Zum andern hätten sie mit dem Rest des Geldes für ihr Alter mehr als gut ausgesorgt.

Es waren traumhaft schöne Häuser, große, moderne Villen, die er gebaut hatte. Aber sie bekamen die Häuser nicht verkauft. Sie hatten schon den dritten Makler – es passiert nichts. Kein Käufer!

Sie sagten: »Wenn wir die Häuser nicht bald verkaufen können, haben wir kaum mehr was zum Leben, geschweige denn für den Hausbau.«

Was ging dir durch den Kopf?

Wenn so etwas Unerklärliches passiert, vermute ich, es gibt in der Familiengeschichte einen Hintergrund, ein Ereignis, das irgendwie den Verkauf der Häuser blockiert. Ich denke sofort: Was ist die Schuld? Wo gibt es ein Unrecht? Warum können sie die Häuser nicht verkaufen?

Was kommt raus?

Die Oma erbt, der Halbbruder und die Halbschwester gehen leer aus

Die Oma des Mannes hatte das Grundstück am See von ihrem Vater zur Hochzeit geschenkt bekommen. Die Oma hatte einen Bruder. Der geht nach Kanada und bekommt nichts, mit der Begründung, er habe nicht geheiratet und daher seien keine Enkel zu erwarten. Das ist seltsam. Warum bekommt die Oma dieses wertvolle Grundstück und ihr Bruder erbt überhaupt nichts?

Meine Klienten hatten das Grundstück der Oma abgekauft. Sie brauchte Geld, also hat sie es ihnen günstig verkauft, nicht geschenkt.

Dazu kam noch: Der »Vater« der Oma war gar nicht Ihr leiblicher Vater. Die Mutter der Oma hat sie, das Kind, in die Ehe mitgebracht. Also bekommt die Oma das Erbe vom Pflegevater, und ihr Halbbruder geht leer aus. Das Tragische war: Als die Mutter in dieser Ehe wieder schwanger ist, kommt es zu einem schweren Streit zwischen den Eheleuten. Danach verliert sie das Kind und stirbt selbst kurz darauf an den Folgen der Totgeburt.

Wir wissen es nicht, aber es kann natürlich sein, dass der Bruder der Oma dem Vater Vorwürfe gemacht hat und deshalb nichts von ihm geerbt hat – vielleicht ist er auch deshalb nach Kanada ausgewandert.

Aber damit nicht genug: Der Pflegevater der Oma hatte schon vor der Ehe mit der Mutter eine Tochter mit einer anderen Frau. Auch die geht beim Erbe leer aus – wieder mit der Begründung, da sie ledig sei, gäbe es keine Enkelkinder.

Erben können altes Unrecht nicht gut machen, aber ...

So bekommt die Großmutter alles von ihrem Pflegevater. Der übergeht seine erste Tochter und seinen Sohn aus der Ehe mit der tragisch verstorbenen Frau.

Eigentlich steht ihr das geerbte wertvolle Grundstück nicht zu, zumindest nicht allein. Wie konnte sie es nehmen?

Das habe ich auch gesagt, und zu den Eheleuten: »Sie können das nur verkaufen, wenn Sie die rechtmäßigen Erben anerkennen, vielleicht sogar finden, oder sonst wie einen Ausgleich schaffen für die, die nichts bekommen haben.«

Die Eheleute besuchten nach der Beratung das Grab der Oma und des Urgroßvaters. Sie haben beim Urgroßvater Blumen hingelegt für die Kinder, die von ihm beim Erbe übergangen wurden.

Nach einiger Zeit haben sie die Häuser sehr gut verkauft. Aber nach der Aufstellung war für sie klar: »Jetzt suchen wir erstmal nach den Vorfahren, die erbberechtigt gewesen wären.« Die gab es nicht mehr.

Wir haben nochmal telefoniert, und sie sagten: »Wir werden von unserem Gewinn etwas abgeben. Wir spenden für ein Kinderheim.«

Reflexion:
War das als Ausgleich gedacht? Als Würdigung der Übergangenen und Ausgeschlossenen? Das klingt ja fast magisch?

Erklären, begründen, warum das so gewirkt hat, lässt sich das nicht. Ich kann nur sagen, dass nicht nur ich solche Erfahrungen in der Arbeit mit Erbangelegenheit immer wieder mache: Erben können altes Unrecht nicht gut machen. Aber sie können angesichts dessen etwas Gutes machen. Wenn etwas nicht rechtmäßig erworben wurde oder Menschen, denen es eigentlich nicht zusteht, auf Kosten anderer erben, hat das eine Wirkung. Es wirkt vor allem auf diejenigen weiter, die etwas gewinnen. Und viele können so ein Erbe auch schwer nehmen, ohne dass sie wissen oder verstehen, warum das so ist.

58. Geschichte: »Entweder sind Sie Prostituierte oder Sie vertreten eine Prostituierte«

Eine Frau kommt zu mir: Sie hat lange, grell gefärbte Haare, ist auffällig geschminkt, zeigt ein aufreizend tiefes Dekolleté, trägt einen mehr als kurzen Minirock und hochhackige Schuhe. So geht jemand normalerweise nicht in eine Beratung.

Sie sagt, sie wolle den Beruf wechseln.

»Das glaube ich«, sage ich. »Ich unterstütze Sie da gerne.«

Sagt sie: »Wieso?«

Ich: »Entweder sind Sie Prostituierte oder Sie vertreten eine Prostituierte.«

Sagt sie: »Bingo! Ich habe einen Stundenlohn von 1200 Euro.«

»Dann sollten Sie gut überlegen, ob Sie den Beruf wechseln.«

Wir haben beide gelacht.

Sie kam aus einem sehr bekannten, reichen Haus. Sie war tatsächlich Prostituierte, aber schon auf hohem Niveau – 1.200 Euro pro Stunde sind nicht schlecht. »Sie können sich bestimmt vorstellen, wie die ganze Familie kopfgestanden hat«, sagt sie, als ich genauer nachfrage. »Aber das war mir gerade recht.«

Was war ihre Geschichte? Ihr Opa hatte in München ein Grundstück geerbt, weil er sich verlobt hatte. Es war das Verlobungsgeschenk der Familie der Frau für ihn. Aber der Opa hat sich von der Verlobten wieder getrennt, weil er sie knutschend mit seinem Freund antrifft. Er ist so schockiert, so enttäuscht, dass er die Verlobung löst und aus lauter Verzweiflung drei Wochen später eine andere Frau heiratet. Die Familie hat sich so für ihre Tochter geschämt, dass sie ihm das Grundstück gelassen haben – den Grundstein für sein späteres Vermögen.

»Das riecht nach einer linken Tour des Opas«, sage ich. »Als wenn sich der Opa in Ihre Oma verliebt hat und durch den Freund elegant aus der früheren Beziehung rauskam.«

Da lacht sie so schallend: »Wissen Sie, ich erinnere noch gut, wie das an Silvester war: Der Opa hat an Silvester, wenn die Erwachsenen mit Sekt angestoßen haben, immer gesagt: ›Das größte Lob ist ein guter Freund.‹«

Der Freund hat ihm offenbar einen guten Dienst erwiesen. Er kommt elegant aus der Beziehung und kriegt noch das Grundstück, ohne schuldig zu werden.

Und was ist aus der Frau geworden? Die Familie hat ihre Tochter verstoßen, sie war »die Schlampe«. Na ja, und die treue Enkelin schaut auf die »Schlampe« und wird Prostituierte.

Unrecht ausgleichen, ohne »Schlampe« werden zu müssen

Wir haben das aufgestellt, und ich habe zu ihr gesagt: »Schauen Sie die Verlobte des Opas mal an und sagen Sie ihr: »Ich bin die Einzige, die auf dich schaut, und darum soll es mir nicht anders gehen als dir.«

»Wie schaut sie Sie an, wenn Sie das sagen?«, frage ich die Klientin.

»Die ist stinkesauer.«

»Sie tragen das freiwillig«, sage ich zu ihr. »Wie geht es Ihnen, wenn Sie sagen: ›Du hast den Platz als erste Frau vom Opa. Ich sehe, was man dir angetan hat. Ich kann da nichts für dich tun. Ich werde jetzt mein Leben ändern und das tun, was ich eigentlich schon immer wollte. Ich ehre dich jetzt, indem es mir mit einem neuen Leben gut geht.‹«

Die Frau hat wieder Kontakt mit ihrer Familie aufgenommen. Sie hat darauf bestanden zu erfahren, wer diese Verlobte des Großvaters war. Sie hat sie gesucht und gefunden. Sie war tatsächlich Prostituierte geworden, aber schon vor längerer Zeit gestorben. Es war nicht ganz klar, ob sie sich umgebracht hat oder eines natürlichen Todes gestorben ist.

Die Klientin hat angefangen zu studieren. Sie wusste, dass sie von ihrer Mutter sehr viel vom Vermögen des Opas erben würde. »Einen Teil dieses Erbes werde ich an eine soziale Einrichtung für Prostituierte geben«, sagte sie.

So gleicht sie im Guten das Unrecht an der früheren Verlobten des Opas etwas aus, ohne selbst »die Schlampe« sein zu müssen.

Reflexion:

Hast du hier im Hinterkopf, dass Unrecht ausgeglichen werden muss, damit das Geben und Nehmen in einem Familiensystem wieder stimmt? Wenn das nicht der Fall ist, »opfern« sich Enkel oder Urenkel – leitet dieser Hintergrund deinen Suchprozess?

Ja. Kinder, oder Enkel holen alle wieder herein, die ausgeschlossen, reingelegt oder betrogen wurden. Sie können den Gewinn, Geld, Reichtum, das Leben nicht oder nur schwer nehmen, wenn jemand anderes einen Preis gezahlt hat.

Meist wird der Preis des Betrogenen dann nochmal gezahlt. Das wirkt wie ein größeres Gesetz: Ich kann mein Leben oder einen Reichtum nicht nehmen, wenn da jemand anderes dafür bezahlt hat. Diese Dynamik von Preis und Gewinn in ganz vielen Variationen ist eine der grundlegenden Vorannahmen, mit denen wir im Familienstellen arbeiten.

59. Geschichte: »Das war so ein tiefes Bedürfnis, dazuzugehören«

Ich habe mit vielen Sanyasin gearbeitet und da ist mir aufgefallen: Diejenigen, die immer gesagt haben: »Wir sind hier verteufelt worden. Ich habe da alles verloren«, die sind nicht mehr in ihre Kraft gekommen. Sie haben in dieser Community die bessere Familie gesucht, weil es vielleicht in ihrer Familie Schuld oder was Tragisches gab. Wenn sie das angeschaut haben, konnten sie nach der Sanyaszeit wieder Fuß fassen.

Eine von ihnen hatte ihr ganzes Erbe dort investiert und wollte den Weg der Erleuchtung gehen. Sie hatte eine Kanzlei am Englischen Garten, hat alles aufgegeben.

Als dann in Indien alles zusammengebrochen ist, kam sie und sagte: »Ich war knapp vor der Erleuchtung, und jetzt habe ich nichts mehr. Andere haben ihr Haus und Kinder.«

Ich habe geantwortet: »Während Sie auf ihrem Pfad der Erleuchtung tanzten, sind andere in der Früh um sechs Uhr aufgestanden, haben Kinder versorgt und waren um acht Uhr im Büro.«

Sie kam beruflich wieder einigermaßen auf die Beine, dann hat sie wieder gewechselt, haderte aber mit ihrem Schicksal: »Warum musste das mir passieren?« Sie fühlte sich als Opfer.

Überlebt das Kind oder nicht?

Wir haben zusammen aufgestellt: Sie kommt von einem Bauernhof und war das siebte Kind – ganz schwächlich. Was hat man mit schwächlichen Kindern damals auf den Höfen oft gemacht? Man hat sie im Winter ans offene Fenster gestellt. Zum Test: Überlebt das Kind oder nicht? Man hat gesagt, wenn es das überlebt, dann hat es genug Lebenskräfte, und wenn es stirbt, dann ist es halt so.

Ihre Geschwister haben diese Geschichte alle bestätigt. Sie lag am Fenster im Bettchen, die Familie ging aufs Feld, und ein Kind musste ab und an zurückkommen und gucken, ob sie noch lebt.

Also: Es war weit und breit niemand, der auf dieses Kind fürsorglich geguckt hätte. Wie geht es so einem Kind? Es ist dramatisch, innerlich nie das Gefühl gehabt zu haben: Du hast einen Platz. Mit diesem persönlichen Trauma, »Niemand ist für mich da«, ist sie aufgewachsen.

Das restliche Erbe: Alles weg

Dann geht sie in eine Community und sagt sich: Wenn ich hier alles mache, habe ich eine Chance. Ich werde endlich geliebt. Ich habe endlich den Platz. »Das war so ein tiefes Bedürfnis, irgendwo dazuzugehören. Jetzt versteh ich es«, sagt sie.

Sie hatte wieder einen Job, das ging erst mal ganz gut. Was macht sie dann? Sie nimmt das Erbe an, was ihr noch zustand. Vorher hatte sie gesagt: »Von denen will ich nichts mehr.« Ich habe sie überzeugt, es zu nehmen.

Ein halbes Jahr später kommt sie wieder: »Es ist alles Scheiße. Warum läuft bei mir wieder alles schief?« Sie hatte das Geld in einen Fonds angelegt, aber an der Steuer vorbei. Alles war weg.

»Dabei hätte ich hellwach sein müssen. Ich bin Juristin. Wie kann denn mir sowas passieren, dass ich da mein ganzes Geld anlege?«

»Vielleicht hat das nochmal was mit Ihrer Familie zu tun«, sage ich.

»Wenn du unterschreibst, dass du nie mehr auftauchst, kriegst du 300 Mark«

Was kam raus: Der Opa hatte mit einer netten Frau ein Kind. Aber sie hat – wie das halt oft so war – nicht auf den Hof gepasst. Er hatte es lange vor den Eltern verheimlicht. Als sie es erfuhren, hieß es: Das kommt gar nicht in Frage: Sie wurde weggeschickt, und er heiratete dann ihre Oma.

Aber diese Frau ist noch einmal aufgetaucht, mit dem Kind. Der Opa war nicht da. Die Oma lässt sie gar nicht rein und hat gesagt: »Wenn du mir den Zettel unterschreibst, dass du und dein Kind nie mehr auftauchen, kriegst du von mir 300 Mark.« Wahrscheinlich kam sie mit dem Kinde aus Not. Da wird dieses Kind also mit 300 Mark abgespeist. Es hätte ja als erstes Kind den Hof geerbt.

»Sie haben da was wiederholt.«

Zuerst war sie ganz stark in der Opferrolle: Allen geht es gut, nur mir nicht. Ich habe dann gesagt: »Diese Frau und ihr Kind waren wirklich Opfer, aber wenn Sie jetzt so tun, ist es ein bisschen anmaßend.« Das hat sie lange beschäftigt, dann hat sie irgendwann mal gesagt: »Ich habe eine Sozialwohnung bekommen, ich habe eine feste Stelle – im Vergleich zu anderen Sanyasins geht's mir doch gut« – sie war raus aus der Opferrolle.

Reflexion:

Hier spielen ja zwei Dinge eine Rolle: Das persönliche Trauma als kleines Mädchen und daraus das Bedürfnis nach Zugehörigkeit, wofür sie alles gibt. Und als zweites ein Trauma der Partnerin des Großvaters und seines un-

ehelichen Kindes. Mit welchem Suchfokus bist du in die zweite Aufstellung gegangen, nachdem sie das Erbe verloren hatte?

Ich habe mich gefragt: Warum verliert sie wieder? Denn sie kann's ja wieder nicht nehmen. Das erste Mal gibt sie alles an ihre Community, beim zweiten Mal verlässt sie sich offenbar blind auf die falschen Berater. So habe ich mich gefragt: Gibt es noch jemanden, der ein Recht gehabt hätte? Gibt es jemanden in der Familie, der ähnlich wie sie immer am Existenzminimum lebt? Und siehe da: Es gab diese Frau, die abgespeist wurde und vermutlich – das ist ja bis heute oft so – als alleinerziehende Mutter immer am Existenzminimum gelebt hat.

Was hatte das für sie für Konsequenzen, das zu sehen und zu wissen?

Sie geht raus aus der Opferrolle. Sie jammert nicht mehr, wie ungerecht die Welt zu ihr ist. Sie hadert nicht mehr. Und zugleich hatte sie plötzlich die Energie, sich erneut auf eine Stelle zu bewerben. Obwohl es reichlich jüngere Bewerberinnen gab, hat sie die auch bekommen. Sie hat Freude gefunden an dieser Arbeit, statt wie früher ihre Jobs immer nur als notwendiges Übel unter ihrem Niveau zu betrachten.

60. Geschichte: Die »soziale« Urgroßmutter

Ich habe eine Ärztin gekannt. Die hat immer wieder gesagt: »Ich kann daheim nicht sein. Ich halte es da nie lange aus. Dann muss ich wieder aufs Schiff.«

Da hat sie als Ärztin gearbeitet. Sie wohnte auf einem wunderschönen Anwesen, zwei Bauernhöfe nebeneinander. Sie hatte den Hof von ihrer Großtante geerbt.

Sie kam, weil sie nicht sicher war, ob ihr Vater wirklich ihr Vater ist. Trotz eines Tests, der das bestätigte, sagte sie: »Spinne ich jetzt? Ich schaue doch so anders aus als die Geschwister.«

Ich sage: »Also dein Vater ist dein Vater. Aber du bist verwirrt. Schauen wir uns doch mal die Familie an. Warum hast du eigentlich den Hof von deiner Tante geerbt?« Das sind ein großer Bauernhof und ein kleines Häuschen auf dem Gelände. »Wer hat da gewohnt?«, frage ich. »Warum erbst du das alles?«

Ihre Tante wollte nie heiraten und hatte auch keine Kinder. Die Großeltern, also die Eltern der Tante und ihres Vaters, lebten auf dem Hof.

Als sie das erzählt, frage ich mich: Warum will die Tante nicht heiraten?

Darauf geht sie erst einmal gar nicht ein. Stattdessen schwärmt sie von ihrer Urgroßmutter: »Das war eine sehr imposante Frau, toll war die und so sozial. Die war zur Ausbildung für ein Jahr weg, auf der Haushaltsschule. Dann ist sie zurückgekommen und hat ein Waisenkind mitgebracht.« Sie hat den Urgroßvater geheiratet. Das »Waisenkind« wächst auf dem Hof auf und bekommt später dieses kleine Haus und einen Teil vom Grundstück dazu.

Es war kein Waisenkind, es war das Kind der Urgroßmutter

Ich fang so an zu lachen. »Wenn deine Urgroßmutter ein gutes Jahr weg war, dann war das kein Waisenkind. Es war das Kind deiner Urgroßmutter.«

Diese Linie des angeblichen Waisenkindes hätte den Hof eigentlich erben müssen.

»Vielleicht ist das der Grund, warum ich hier nicht wohnen kann«, erwidert sie.

Die Uroma muss den Uropa heiraten. Sie bekommen einen Sohn, den Opa der Klientin. Der will den Hof nicht, geht weg. Seine Tochter, das Enkelkind der Uroma, sagt: Ich heirate nicht.

Die Klientin erzählt von der Tante: »Sie hat immer gesagt: ›Den Mann, den man will, kriegt man eh nicht.‹« So war es ja der Urgroßmutter ergangen. Sie bekommt noch ein zweites Kind, den Opa. Der hätte eigentlich den Hof geerbt. Aber er geht weg. Er will keinen Hof. Genauso wie der Vater der Klientin. Er heiratet eine Frau, die nicht Bäuerin werden will. Deshalb erbt die unverheiratete Tante alles.

Das klingt verworren. Was ist die Dynamik?

Da ist das »Waisenkind«. Alle sagen: »Wie ist sie sozial, nimmt sich eines Waisenkindes an.« Das Waisenkind ist ihr Kind und hat einen anderen Vater. Sie heiratet den Uropa. Der gemeinsame Sohn soll erben, kann es aber nicht nehmen. Er geht weg.

Dieser gemeinsame Sohn hat wieder zwei Kinder: Die Tante, die nicht heiraten will, und ihren Bruder (den Vater der Klientin), der auch keinen Hof will. So bleibt alles bei der Tante, und dann erbt Elisabeth, die Nichte, von der Tante den Hof. Aber es geht ihr genauso wie dem Vater und dem Großvater, die beide nicht bleiben konnten.

Was macht sie? Sie muss immer aufs Schiff – obwohl das ein toller Hof ist. In dem Austragshäuschen gibt es keine Nachfahren mehr. Eigentlich wäre ja das »Waisenkind« rechtmäßiger Erbe gewesen. Das war die Ungerechtigkeit.

Reflexion:

Das »Waisenkind« ist quasi aus der Familie gelöscht bzw. mit dem Austragshäuschen abgespeist worden?

Ja genau. Deshalb wollen auch der Opa und der Vater nichts mit dem Erbe zu tun haben. Nachdem ihr diese Dynamik klar war und sie das Waisenkind in Blick genommen hat, konnte sie sich auf dem Hof niederlassen und tatsächlich eine Praxis einrichten.

Das kleine Häuschen, in dem das »Waisenkind« gelebt hatte, hat sie als Ausgleich Familien zur Verfügung gestellt, die eine Bleibe brauchen.

Beim Erben kommt offenbar vieles zusammen: mögliche Schuld, Unrecht, tragisches Geschehen, Vorwürfe, übergangen werden, ausgeschlossen sein und vieles mehr. Gleichwohl: Ob ich erbe oder nicht – Kinder haben doch keinen Anspruch aufs Erben? Oder? Was ist so kompliziert am Erben?

So kompliziert ist es gar nicht. Systeme drängen nach Ausgleich. Das wirkt manchmal unweigerlich – auch auf die, die gar nichts vom Hintergrund wissen. Wer dazugehört, muss dazugehören können, mit allen Folgen, sonst hat das, gerade beim Erben, oft fatale Wirkungen.

Würdest du also sagen, dass Erben kein »good will« der Eltern ist und Kinder doch einen gewissen Anspruch darauf haben?

Als Kind bekomme ich von den Eltern, was ich brauche, um groß zu werden. Aber Erben ist ein Geschenk. Kein Kind hat einen Anspruch darauf, vom Geld oder Besitz der Eltern etwas zu bekommen. Aber wenn vererbt wird, muss es gerecht sein.

Warum ist das so?

Einfach, weil es sonst Unfrieden gibt. Alte Ungerechtigkeiten tauchen spätestens beim Erben wieder auf: Familiengeheimnisse werden gelüftet – alles, was bisher unter den Teppich gekehrt werden konnte, taucht auf.

Da kommt eine Frau aufgelöst und schockiert, dass der Vater sie beim Erben nicht bedacht und die Mutter sich offenbar auch nicht für sie eingesetzt hat. Was kommt raus? Sie ist ein Kuckuckskind.

Eine andere Frau erlebt ihren Ausschluss aus dem Erbe so, »als ob es mich nicht gibt« und denkt erstmal, »der Vater hat mich nie gesehen.« Was kommt raus? Es gab in der Familie ein behindertes Kind, über das nie gesprochen wurde.

Ein Mann verliert sein Erbe durch Spekulationen und falsche Berater. Er geißelt sich für seine Dummheit, auf Betrüger reingefallen zu sein. Was kommt raus? Der Reichtum des Opas kam nur zustande, weil der Opa einem anderen seinen Besitz abgeluchst hat.

Manchmal sagen ja Eltern: Der Sohn hat keine Kinder, deshalb bekommt die Tochter mehr.

Das ist ganz schwierig, weil hier das Erbe an Bedingungen geknüpft wird: Du kriegst das Grundstück nur, wenn du heiratest. Du kriegst nur was, wenn du Kinder zeugst. Du hast die falsche Frau – deshalb wirst du enterbt.

Aber viele wissen ja gar nicht, dass ihnen ein Erbe zusteht. Eine uneheliche Tochter, die verschwiegen wird, oder ein Onkel, der nach Amerika gegangen ist …

Das spielt im System überhaupt keine Rolle. Es geht hier immer wieder um Preis und Gewinn. Wenn der Opa in unserem Fall bei der ersten Frau geblieben wäre, gäbe es die anderen Erben ja gar nicht. Jeder, der dazugehört, muss auch dazugehören dürfen.

Weil sonst das »Sippengewissen« im Unbewussten des Familiensystems rumort – völlig egal, ob die rechtmäßigen, aber übergangenen Erben davon wissen?

Wissen spielt hier gar keine Rolle. Das System ist einfach nicht in Ordnung – deshalb gibt es Unfrieden, unerklärliche Verhaltensweisen, Familienkriege – das ganze Konfliktrepertoire, was wir so kennen.

Vorüber ist nicht vorbei

Wenn man jetzt in die Gegenwart guckt und sagt: Alles, was ich tue, als Mensch, als Mutter, was ich mitbringe aus der Familie, hat systemisch Auswirkungen auf meine Enkel und Urenkel. Dann heißt das ja auch: Wenn ich durchs Leben gehe und schlimme Ereignisse einfach wegdrücke und nicht hinschaue, dann kommt das in der nächsten bzw. übernächsten Generation in irgendeiner Weise wieder hoch? Könnte man etwas dafür tun, dass das nicht passiert?

Wir sind Teil unserer Familie, das prägt uns. Wir haben mehr oder weniger Anteil an den Folgen all der Schicksale, und die schleppen wir mit uns herum. Aber: Wo Schweres ist, wo Not ist, entwickeln sich auch Kräfte. Es ist ja erstaunlich, was Menschen alles durchstehen können und wie viel Gutes sie aus dem Schlimmen heraus machen.

Es ist wohl auch nicht sinnvoll, immer mit der bangen Frage herumzulaufen: Was könnten ich oder meine Mutter verdrängt haben, was bei meinen Kindern oder Enkelkindern vielleicht hochkommen könnte? Da steckt ja auch die Vorstellung drin, man könne alles kontrollieren.

Jeder trägt, was er tragen kann. Das Leben bekommen wir geschenkt, und das meiste, das wir zum Leben brauchen, haben uns unsere Eltern und auch unser Umfeld gegeben. Was uns dann immer noch fehlt, das schaffen wir aus eigener Kraft. Das ist in allen Generationen so.

Deine Variante der Conditio humana?

Natürlich brauchen wir oft Unterstützung und Hilfe. Ich sehe meine Arbeit mit Aufstellungen als Hilfe, dass wir trennen können: Wann, wo und bei wem ist wirklich Schweres oder Schlimmes geschehen, und wie kann ich das trennen von den Problemen und Nöten, in die ich durch meist kindliches Mitgefühl oder blinde Schicksalsverbundenheit geraten bin, ohne wirklich selbst in dieser Not zu sein?

In vielen unserer Probleme sind wir in Not ohne Not.

Dazu kommt: Wir können leichter die Verantwortung für unser Leben übernehmen, wenn die Vergangenheit in unseren Familien mit den wesentlichen Schicksalen am Licht und nach Möglichkeit befriedet ist.

Wenn zum Beispiel ganz drastisch ein Vater gesagt hat: »Ich war im Krieg, ich habe Leute erschossen, ich habe gesehen, wie Juden umgebracht wurden, ich habe meine Kameraden verhungern und verbluten gesehen«, dann ist das ausgesprochen, dann ist es am Licht. Und die Kinder haben das Gefühl, der Vater steht dazu.

Wenn jemand ausgegrenzt ist, wenn es Tabus gibt, Geheimnisse, dann wirkt es anders, als wenn jemand sagt: »Ja, ich habe jemanden totgefahren und weiß um meine Verantwortung.« Dann hat es auch nicht diese gravierenden Auswirkungen.

Anders ist es, wenn Kinder nur fühlen können, da belastet den Vater etwas schwer. Er spricht nicht darüber. Es ist da etwas Dunkles, an das man nicht rankommt, sodass man nicht damit umgehen kann. Da kommen die Erlebnisse des Vaters an kein Ende, wirken einfach unterschwellig weiter. Oder jemand übernimmt keine Verantwortung, verbirgt, was er anderen angetan hat, oder spielt es herunter. Oder er entschuldigt seine Taten mit den Umständen oder stellt sich gar als Opfer dar, ohne Blick auf die, an denen wirklich schwerstes Unrecht verübt wurde. Dann sind die Opfer nicht in Frieden und wirken über eine Art unbewussten Gewissens in den Späteren weiter.

Und doch kann man überhaupt nicht wissen, wie es im System genau wirkt, wer was übernehmen wird und in welcher Form?

Ja, deshalb können wir nicht prophylaktisch arbeiten. Das Beste, was wir für Kinder tun können, ist, selbst mit unserer Herkunftsfamilie und unserem Leben in Frieden zu kommen, so gut es geht und ohne schlechtes Gewissen den Kindern gegenüber. Das ist ja oft eine Lebensaufgabe. Die Kinder sollen wissen, das ist unsere Aufgabe, nicht ihre. Aber es passiert so viel in Familien, im Leben. Wir sind nun mal in diese eine, bestimmte Familie hineingeboren und da aufgewachsen. Das hat immer Auswirkungen. Sonst wäre ich ja nicht, wie ich bin. Wir wissen nicht, was Kinder da übernehmen.

Wenn meine Mutter nach zwei toten Kindern als drittes Kind auf die Welt kommt und in der Familie wurde um die zwei toten Kinder getrauert, deren Namen stehen auch auf dem Grab und die Mutter kann auch sagen: »Oh ja, ich merke, manchmal ist es schon schwer, manchmal habe ich das Gefühl, ich muss für meine Geschwister mitleben«, dann ist es ausgesprochen. Es hat vielleicht eine Auswirkung, die wir nicht kennen, aber vielleicht ist sie nicht mehr so gewichtig.

Es ist ein Unterschied, ob es Geheimnisse gibt, Menschen ausradiert werden, Unrecht ungenannt bleibt, Kinder untergeschoben sind, es Tabus gibt und so weiter, oder ob offen über diese Dinge gesprochen wird – nicht nur in Form von Anekdoten oder geheimnisumwitterten Anmerkungen, sondern einfach so, wie es war. Es geht darum, dass wir *anerkennen* können, *was ist*, um einen Buchtitel von Bert Hellinger zu zitieren.

Wir fangen nicht bei null an.

Ja, wenn wir zustimmen können, dass wir aus dieser unserer Familie kommen und dass die uns geprägt hat, wenn ich das ohne Urteil anschauen kann, wenn ich das Leben nehmen kann, das für sich genommen ja nicht mit dem Schicksal identisch ist, dann kann ich mich verabschieden, dann kann ich die Vergangenheit hinter mir lassen und freier nach vorne schauen.

Über die Autorinnen

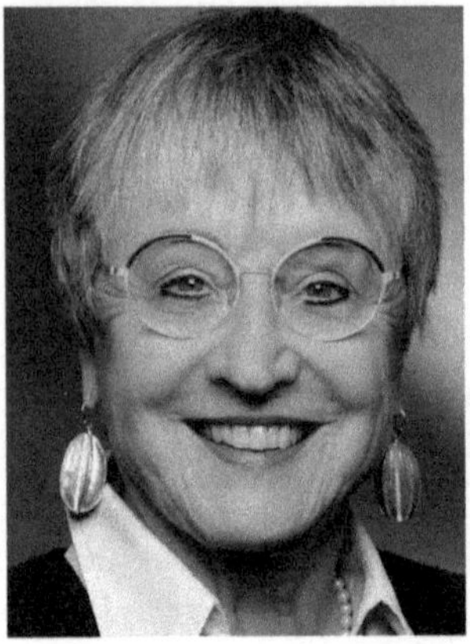

© studioline München/Mayya

Sieglinde Schneider, Studium der Germanistik und Theologie; 24 Jahre Berufstätigkeit als Lehrerin und Schulberaterin; Trainerin für Familienaufstellungen in der Individual- und Paartherapie; Einzel- und Paarberatungen mit Familienstellen in eigener Praxis, Fortbildungen und Supervisionen.

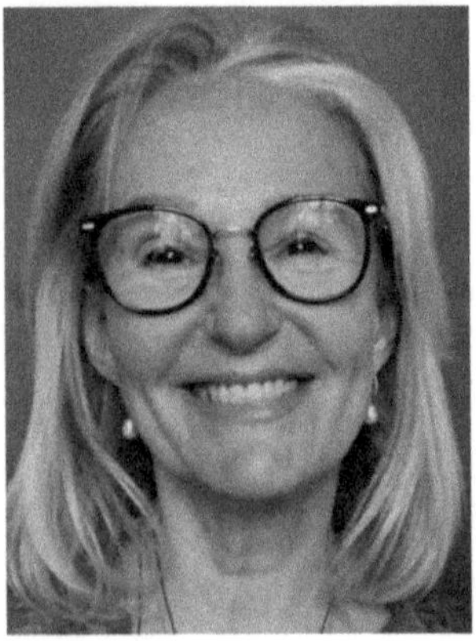

© Petra Goelnitz

Gabriele ten Hövel, Dipl.-Politologin; Studium der Politik, Psychologie, Philosophie und Geschichte; Aus- und Weiterbildungen als Therapeutin und systemische Beraterin; langjährige Tätigkeit als Autorin bei Print, Funk und Fernsehen; seit 20 Jahren Trainerin und systemische Beraterin in Firmen und Verwaltung.